GENSCHOREK

ROBERT KOCH

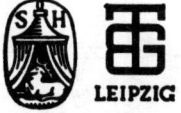

Humanisten der Tat

Hervorragende Ärzte im Dienste des Menschen

Herausgegeben von Wolfgang Genschorek und Albrecht Gläser

ROBERT KOCH

Selbstloser Kampf
gegen Seuchen und Infektionskrankheiten

VON DR. SC. WOLFGANG GENSCHOREK

Mit 96, zum Teil farbigen Abbildungen

1987

S. HIRZEL VERLAG LEIPZIG
BSB B. G. TEUBNER VERLAGSGESELLSCHAFT

Die Neubearbeitung wurde von Frau Medizinalrat Gertraude
Genschorek vorgenommen

Genschorek, Wolfgang:
Robert Koch : selbstloser Kampf gegen Seuchen u.
Infektionskrankheiten / von Wolfgang Genschorek.
[Neubearb. von Gertraude Genschorek]. – 7. Aufl. –
Leipzig : Hirzel; BSB Teubner, 1987. –
208 S. : 96 zum Teil farb. Abb.
(Humanisten der Tat : hervorragende Ärzte im
Dienste des Menschen)
NE: Genschorek, Gertraude [Bearb.]; GT

ISBN 3-322-00437-6

© BSB B. G. Teubner Verlagsgesellschaft, Leipzig, 1985
7. Auflage
VLN 294-375/109/87 · LSV 2008
Lektor: Dr. Hans Dietrich
Gesamtgestaltung: Egon Hunger, Leipzig
Printed in the German Democratic Republic
Lichtsatz:
INTERDRUCK Graphischer Großbetrieb Leipzig – III/18/97
Druck und buchbinderische Verarbeitung: Grafische Werke Zwickau
Bestell-Nr. 665 948 4
01400

Inhaltsverzeichnis

Kindheit und Jugend 7

Elternhaus und Schulzeit 7
Studium in Göttingen 13
Promotion und Staatsexamen 17

Als praktischer Arzt und Kreisphysikus 24

Beginn der ärztlichen Tätigkeit 24
Heirat und Existenzsorgen 26
Als Kreisphysikus in Wollstein (Wolsztyn) 30

Beginn der wissenschaftlichen Arbeit 35

Zum Entwicklungsweg der Bakteriologie 35
Der Nachweis des Milzbranderregers –
Auftakt des genialen Lebenswerkes 48
Schwierigkeiten bei der bakteriologischen Forschung 55
Enttäuschte Hoffnung auf bessere wissenschaftliche Arbeits-
möglichkeiten 68
Berufung an das Kaiserliche Gesundheitsamt 72
Die bakteriologischen Untersuchungsmethoden werden verbessert 75
Begründung der experimentellen Desinfektionslehre 80

Kampf gegen die Tuberkulose 83

Die Tuberkulose, eine Geißel der Menschheit 83
Die Entdeckung der Tuberkelbakterien 85
Tuberkulin – ein Heilmittel gegen die Tuberkulose? 93

Sieg über die Cholera   109

Als Leiter der Choleraexpedition in Ägypten und Indien   109
Die neuen Erkenntnisse bewähren sich 118

Tätigkeit als Hochschullehrer
Berufung zum Direktor des Instituts
für Infektionskrankheiten   127

Die Hygiene setzt sich als Wissenschaft durch 127
Professor der Hygiene 129
Schwere Monate der Schaffenskrise   138
Berufung zum Direktor des Instituts für Infektionskrankheiten 143

Forschungsreisen   149

Als Leiter der Pestexpedition in Indien und Ostafrika 149
Als Leiter der Malariaexpeditionen in Italien, auf Java und in
Neuguinea 158
Forschungsarbeiten im Institut 166
Wieder in Südafrika 171
Robert Koch legt die Leitung des Instituts nieder 175
Große Schlafkrankheitsexpedition in Ostafrika 181
Eine kurze „Weltreise" 188
Bis zum Lebensende im Dienste des Menschen   190

Die Schüler Robert Kochs   192

Ausblick (Prof. Dr. P. Steinbrück)   196

Literaturauswahl   202

Personenregister   206

Kindheit und Jugend

Elternhaus und Schulzeit

Das anmutige Harzer Bergstädtchen Clausthal, in dem Robert Koch am 11. Dezember 1843 geboren wurde, schien vom Weltgeschehen wenig berührt zu werden, doch erfaßten die ökonomischen Krisenerscheinungen der dreißiger und vierziger Jahre auch den Clausthaler Bergbau. Der kostspielige unrentable Abbau veranlaßte die Grubenbehörden zu drastischen Einschränkungen, die sich folgenschwer auf die Lebensverhältnisse der Bevölkerung auswirkten.

Nach Aussage der Familienchronik gingen die Kochs seit Generationen dem schweren Bergmannsberuf nach. Auch Robert Kochs Vater mußte hart in den Gruben arbeiten. Obwohl sich Hermann Koch zum Steiger und schließlich zum Leiter des Oberharzer Bergbaus emporgearbeitet hatte, konnte der Lebensunterhalt der kinderreichen Familie, Robert Koch war das dritte unter dreizehn Geschwistern, bei dem geringen Verdienst nur unter größten Schwierigkeiten bestritten werden. Dem großen Fleiß der aufopferungsvollen Mutter, einer Frau voller Liebe und Güte, die sich vom frühen Morgen bis zum späten Abend dem Haushalt und der Erziehung der Kinder widmete, ist es vor allem zu danken, daß der Hunger dem Tische fern blieb. Schwarzbrot, Milch, Hülsenfrüchte und Obst waren die Hauptnahrung der Familie.

Zur Aufbesserung des Etats betrieb die Mutter eine kleine „Meierei". Auch die Kleidung der Kinder, welche die älteren jeweils an die jüngeren Geschwister weitergaben, wurde von ihr oft bis in die Nachtstunden hinein genäht. Die äußerste Bescheidenheit der Lebensführung, die die Kindheit Robert Kochs prägte, sollte auch für sein weiteres Leben bestimmend sein.

Trotz aller Einschränkungen verlebte er durchaus glückliche Kinderjahre. Er durchstreifte Feld und Flur, und gewiß haben auch die vielen Haustiere, mit denen er aufwuchs, seine Liebe zur Natur gefördert. Natürlich hatte jedes Kind auch kleine Pflichten, um die Mutter zu entlasten. Robert war der „Hühner- und Kaninchenmeister" der Familie und erfüllte diese Aufgabe sehr gewissenhaft, wie ein Bericht an seine Mutter, die zu ihren Eltern verreist war, aus dem Jahre 1857 zeigt:

„Du wolltest gern wissen, wie es meinen Küken geht, sie sind noch alle munter, außer daß 4 Küken von den jüngsten weg- gekommen und 2 chinesische vorgestern ertrunken sind. Das kleine englische Huhn ist kluksch geworden, und ich habe ihm 13 englische Eier untergelegt, von denen die ersten schon näch- sten Sonnabend auskommen müssen. Vor 14 Tagen hat die eine Kuh gekalbt, das Kalb war ein kleiner Ochse, und deshalb ist es am vorigen Sonnabend geschlachtet. Ich hoffe (und die anderen auch), daß Du bald wiederkömst, denn Tante Doris streicht nicht dick genug auf und knört immer, daß du schilst, wenn Du wiederkömst, und es ist so viel aufgegessen. Von unserem Kalb bekömst Du nicht mehr, oder Du mußt Dich sehr beeilen, wenn Du noch etwas haben wilst. Dein lieber Sohn   R. Koch."

Großen Einfluß auf die Entwicklung des wißbegierigen Jungen hatte der humorvolle und naturverbundene Großvater Heinrich Andreas Biewend, der ihm viele Anregungen gab.

In der Schule fanden die naturkundlichen Neigungen und Interessen Robert Kochs jedoch kaum Förderung. Das Gym- nasium, das er bereits seit seinem 7. Lebensjahr besuchte, war einseitig auf eine „humanistische Bildung" orientiert, unter der man zu damaliger Zeit vor allem Religion, Latein, Griechisch sowie Geschichte des Altertums und des Mittelalters verstand.

Das fortschrittliche Bürgertum, das in seine Emanzipations- bestrebungen auch bildungspolitische Zielstellungen einbezog, forderte eine Reform des überlebten Schulsystems. Dieses Streben, dem sich vor allem Gymnasialvereine widmeten, hatte in den sich herausbildenden industriellen Zentren durchaus Erfolge. Das Gymnasium des kleinen Harzstädtchens Clausthal wurde von dieser Entwicklung jedoch noch nicht erreicht. Hier mußte Robert Koch noch fleißig in erster Linie seinen Katechis- mus lernen und griechische, lateinische und hebräische Vokabeln pauken.

Mit um so größerer Freude stürzte er sich nach Schulschluß in die Natur, um mit Feuereifer Gräser, Pflanzen, Steine, Käfer und Insekten zu sammeln. Feld, Wald und Flur waren sein Reich. Die Natur war ihm der beste Lehrmeister. Seine Beobachtungsgabe entwickelte sich, Ausdauer und Zielstrebigkeit prägten sich aus.

Das Kinderzimmer war zugleich Raritätenkabinett, Herbarium, Mineraliensammlung und zoologischer Garten, in dem Meerschweinchen, Mäuse, Frösche und andere Tiere umherliefen. Da seine Brüder diese Leidenschaft zur Natur nicht im gleichen Umfang teilten und so nach und nach vergrault wurden, hatte Robert Koch bald sein kleines Reich für sich allein, wo er ungestört nach Herzenslust beobachten konnte. Allerdings war die Mutter über die nicht ausbleibende Geruchsbelästigung nicht gerade begeistert, und es bedurfte mancher Fürsprachen von Großvater und Vater, um das drohende Verbot abzuwenden.

Natur und Bücher waren die Welt des Jungen. Als er ein kleines Vergrößerungsglas geschenkt bekam, hatte seine Entdeckerfreude keine Grenzen. Schließlich tauschte er, um noch besser forschen zu können, seine Briefmarkensammlung gegen eine Lupe ein. Mit ihrer Hilfe eroberte er sich Schritt für Schritt eine neue kleine Welt. Ein Stubenhocker war er keinesfalls, doch waren gegenüber den Mitschülern, aufgrund seines ichbezogenen Verhaltens, gewisse Kontaktschwächen nicht zu übersehen. Er war traurig, daß sie so wenig Interesse für „seine Welt" hatten, und freute sich sehr, daß ein kleines Mädchen, die Tochter des Clausthaler Generalsuperintendenten, Emmy Fraatz (1847–1913), ihn auf seinen Streifzügen begleitete und alle seine Forschungen aufmerksam verfolgte.

Das gastfreundliche Elternhaus hatte häufig den Onkel Eduard Biewend zu Gast, der seinen Sohn Robert — dieser wuchs in der Familie Koch auf — besuchte. Der Onkel, ein promovierter Chemiker, war begeisterter Anhänger der kürzlich erfundenen Daguerreotypie, die nach dem Erfinder Louis-Jacques-Mandé Daguerre (1789 bis 1851) genannte Vorstufe der Fotografie. Von ihm erhielt Robert Koch manche Anregung und Anleitung, die ihm später nützlich wurden. Während der Gymnasialzeit war Robert Koch ein fleißiger, wissensdurstiger Schüler, doch erstrebte er kaum den Höhenflug eines „Primus omnium". Daran hinderten ihn eine Reihe Fächer, die nur bedingt sein Interesse fanden, was auch in der Methode der Wissensvermittlung seine Ursache gehabt haben mag.

Mit fünfzehn Jahren erlebte oder besser durchlitt Robert Koch seine erste „große Liebe". Sie ist deshalb erwähnenswert, weil die mit dem übersteigerten Gefühl frühreifer Jugendliebe Ersehnte in späteren Jahren als Mutter eines seiner bedeutenden Schüler, Wilhelm Kolle (1868–1935), erneut mit ihm zusammentraf. Auf Bitten von Agathe Kolle beeinflußte Robert Koch den Bildungsweg seines späteren Schülers wesentlich, indem er ihn zur Aufnahme des Medizinstudiums veranlaßte und ihn schließlich 1893 in sein Institut als Assistenten aufnahm.

Der Fünfzehnjährige verliebte sich in das Mädchen Agathe Goedicke, das sich zeitweilig in Clausthal aufhielt, und schrieb innige Liebesbriefe. Ihre Mutter, eine Freundin von Frau Koch, wußte den jugendlich-frühreifen Gefühlsüberschwang zu dämpfen und empfahl dem Heißsporn, sich mehr dem Lernen zu widmen, das Leben kennenzulernen, um später nach gewissenhafter Prüfung seiner Neigungen, von Verstand und Gefühl geleitet, die richtige Wahl seiner Lebensgefährtin zu treffen. Doch scheint diese notwendige Konsequenz Robert Koch, wie ein Brief zeigt – der für einen Fünfzehnjährigen zweifellos eine erstaunliche Gefühlstiefe verrät – doch in eine zeitweilige psychische Krise geführt zu haben: „Ich wollte mich von allen Menschen abschließen und nur noch den Wissenschaften leben. Mein Geist war willig, aber der Körper nicht, und der geschwächte Geist mußte unterliegen, denn ich hatte ja schon lange keine Willenskraft mehr. So, indem bald der Geist, bald der Körper siegte, habe ich über ein halbes Jahr gerungen und den Kampf der Verzweiflung gekämpft. In einem Augenblick fühlte ich eine Kraft in mir, die alles zu Stand bringen könnte, und ich fühlte in solchen Augenblicken, daß ich einen Geist besaß, mit dem nicht viele Menschen begabt sind; aber im nächsten Augenblick wurde ich wieder durch meine Leidenschaft von jener Höhe in den tiefsten Staub hinabgeschmettert. So wechselte oft in kurzer Zeit Mut und Unentschlossenheit und Verzweiflung."

Natur und Bücher ließen ihn jedoch die Trennung verschmerzen, um so mehr, da er seine Freundschaft bald der kleinen Emmy Fraatz widmete, die eifrig seine Naturstudien bewunderte.

Im Oktober 1862 bestand Robert Koch das Abitur. Die Prüfungen hatten völlig im Zeichen der bisherigen humanistischen Bildung gestanden. So lautete das Deutsch-Aufsatzthema „Wie

Odysseus den Streit um die Bestattung des Ajas entscheidet". Offensichtlich fand diese Aufgabe nicht gerade Roberts größtes Interesse, so daß die Einschätzung des Lehrers lautete: „Diese Arbeit erscheint im Vergleich zu früheren Schulaufsätzen dem Koch minder gelungen, namentlich was die Sicherheit und das richtige Maß im Urteile betrifft. Auch der Ausdruck zeigt nicht überall die wünschenswerte Sorgfalt. Jedoch sieht man ein hinreichendes Verständnis und die Fähigkeit, besseres zu leisten, und insofern wollen wir das Prädikat befriedigend vorschlagen."

Auch der Lateinaufsatz über Plutarchs „Timoleon" fand nur mäßigen Beifall des Lehrers: „Wie die Schularbeiten des Abiturienten noch häufig, so ist auch dieser Aufsatz nicht mit der Sorgfalt und dem Fleiße gearbeitet, welche einen erwünschten Erfolg solcher Übungen bedingen. Die Ausführung der gegebenen Dispositionen hätte reicher sein können. Die Wahl der Worte und Wendungen ist öfters nicht angemessen. Da jedoch bedeutende Fehler gegen die Grammatik nicht häufig vorkommen und die Arbeit Bekanntschaft mit der lateinischen Sprache im ganzen zeigt, so kann sie noch als befriedigend bezeichnet werden."

Völlig anders waren hingegen Roberts Leistungen in den mathematisch-naturwissenschaftlichen Fächern, in denen er Klassenprimus war.

Den Auftakt der mündlichen Prüfungen bildete ein Gespräch über religiös-philosophische Fragen, zu deren Beantwortung man formal erlernte Dogmen erwartete. Weitere Prüfungsfächer waren die Geschichte und Übersetzungen von Sophokles, Plutarch und Livius, die Robert Koch erneut kein Lob einbrachten. Gut war sein Wissen bei mathematisch-naturwissenschaftlichen Fragen, und auch bei Übersetzungen aus dem Französischen und Englischen stellte er beachtliche Kenntnisse unter Beweis.

„Unter Berücksichtigung aller Schul- und Prüfungsleistungen" erhielt Robert Koch folgendes Reifezeugnis:

Religion:	befriedigend
Deutsch:	recht gut
Lateinisch:	befriedigend
Griechisch:	befriedigend
Hebräisch:	befriedigend

Französisch:	befriedigend
Englisch:	recht gut
Geschichte und Geographie:	recht gut
Mathematik:	recht gut
Physik:	recht gut

Nach dem Abitur stand die Frage der weiteren Entwicklung des begabten Jungen auf der Tagesordnung. Auch hier konnten leider nicht die Wünsche, Neigungen und Fähigkeiten den Weg bestimmen, denn Bildung war das Privileg der Reichen.

Der Vater hatte bereits 1850 für seine Söhne einen Erziehungsplan konzipiert, der festlegte, daß jeder von ihnen, selbst wenn er studieren würde, unbedingt ein Handwerk erlernen sollte. Für Robert Koch war eine kaufmännische Ausbildung vorgesehen, daneben aber sollte er das Schuhmacherhandwerk erlernen. Da bei der Verwirklichung des väterlichen Plans jedoch auch die Söhne ein gewichtiges Wort mitzureden hatten, realisierten sich die „Planvorhaben" nur bei dem ältesten Sohn. Bei Robert Koch wurden glücklicherweise erhebliche Korrekturen erforderlich.

„Am liebsten", so schildert sein Onkel, „hätte Robert Koch sich wohl ganz dem Studium der Naturwissenschaften gewidmet, und bei seiner ausgesprochenen Neigung, fremde Länder zu bereisen und zu studieren, würde er wohl einen ausgezeichneten Forschungsreisenden abgegeben haben. Aber hierzu fehlten die Mittel."

Die kärgliche finanzielle Lage im Elternhaus hatte bereits die Grenzen der Entwicklungsmöglichkeiten für vier Brüder Robert Kochs eindeutig markiert. Sie hatten gleich vielen anderen in der Flucht in die „neue Welt", nach Amerika, den einzigen Ausweg gesehen. Hier erhofften sie sich, fern von den bedrückenden Zuständen der Heimat, mit Fleiß und Zielstrebigkeit eine dauerhafte Existenzgrundlage aufbauen zu können.

Ihre Briefe klangen nach Auffassung Roberts recht verheißungsvoll. So entstand auch in ihm der Wunsch, sein Glück in Amerika zu suchen. Es bedurfte großer Überredungskunst, ihn davon abzubringen. Das wurde letztlich dadurch erreicht, daß die Familie ihren ohnehin spärlichen Etat weiter verkürzte, um Robert das Studium zu ermöglichen. Freilich konnten die von ihm ersehnten Naturwissenschaften kaum in Betracht kommen.

Es mußte ein Studienziel sein, das recht bald einen Broterwerb versprach. Am ehesten schien das erfahrungsgemäß der Beruf des Lehrers zu sein.

So finden wir in der Charakteristik des Abiturienten Robert Koch die Bemerkung: „Robert Koch hat erklärt, Philologie studieren zu wollen, während es bisher schien, als werde er sich dem Studium der Medizin oder der Mathematik und Naturwissenschaften widmen. Er hat eine Anlage, die ihm als Gymnasiallehrer allerdings zustatten kommen würde: die des mündlichen Vortrags, den ein sehr treues Gedächtnis unterstützt; wenigstens konnte man einzelne Leistungen dieser Art ‚sehr gut' nennen. Die Vorbereitung gerade zum philologischen Fach könnte man etwas vollständiger wünschen." — Kein Wunder, denn nie hatte Robert auch nur im entferntesten erwogen, Lehrer, schon gar nicht Sprachlehrer zu werden!

Studium in Göttingen

Im April 1862 begann Robert Koch das Studium in Göttingen an der Landesuniversität des Königreichs Hannover. Noch in dieser Zeit verdunkelten die Schatten der Niederlage der bürgerlich-demokratischen Revolution von 1848/49 das gesellschaftliche Leben. Die Konterrevolution hatte nach ihrem Sieg in ganz Europa ein System der Reaktion errichtet, das die vollständige Wiederherstellung der von der Revolution teilweise eingeschränkten Privilegien und Machtpositionen der Feudalklasse sowie die Beseitigung aller von der Volksbewegung errungenen demokratischen Rechte zum Ziele hatte. Die Teilnehmer und Anhänger der Revolution wurden rücksichtslos verfolgt, alle freiheitlichen Bestrebungen brutal unterdrückt.

Als Hort der Reaktion wirkte mehr und mehr Preußen, mit dessen Truppenhilfe in einer Reihe von deutschen Mittel- und Kleinstaaten das reaktionäre System restauriert wurde. So u. a. auch in Robert Kochs Heimat, dem Königreich Hannover, das unter den zahlreichen Staaten des damaligen Deutschlands zu den größeren Mittelstaaten zählte. Eine Besonderheit seiner Geschichte war die Personalunion mit dem vereinigten Königreich Großbritannien und Irland seit dem Jahre 1714. Dieser Umstand war für die historische und sozialökonomische Entwicklung Hannovers bedeutungsvoll. Allerdings wäre es ein Trugschluß anzunehmen, die Verbindung mit dem gesellschaftlich und wirtschaftlich weiterentwickelten England hätte automatisch auch für Hannover auf alle Bereiche positive Auswirkungen gezeigt. Seit 1837 war Ernst August, ein gewalttätiger Autokrat, König von Hannover. Als engstirniger tyrannischer Sachwalter königlicher Legitimität war er nicht nur ein erklärter Feind des politischen Fortschritts und freiheitlicher Ideen, sondern zugleich auch ein bornierter, dünkelhafter Verächter von Kunst, Kultur und Wissenschaft.

Die Landesuniversität war ihm besonders der „Demagogie" verdächtig. Erst 1737 gegründet, war sie im Gegensatz zu den scholastisch beeinflußten älteren Universitäten ein Bollwerk des Neuen. Aufgrund dieser Geisteshaltung nahm sie unter den deutschen Universitäten eine hervorragende Stellung ein: Im Gegensatz zu dem vielerorts noch vorherrschenden Einfluß der theologischen Fakultäten dominierten hier die progressiven Ideen der Aufklärung. Die Wissenschaften, vor allem die Naturwissenschaften, konnten sich entfalten. Voller Stolz beging die Universität im Jahre 1837 ihre Säkularfeier im Geiste der humanistisch-aufklärerischen Tradition. Man konnte zurückblikken auf hundert Jahre fruchtbare Entwicklung, in deren Zeichen die Neugründung, Verbreitung und Spezialisierung von naturwissenschaftlichen Disziplinen standen. Diese Erfolge hatten das bürgerliche Selbstbewußtsein gestärkt und gefestigt.

Da beseitigte der König die Verfassung. Das hatte einen Sturm des Protestes zur Folge. Die Wortführer waren die berühmten „Göttinger 7": der Germanist und Jurist Wilhelm Eduard Albrecht (1780–1876), der Historiker Friedrich Christoph Dahlmann (1785–1860), der Orientalist Georg Heinrich A. Ewald (1803–1875), der Historiker Georg Gottfried Gervinus (1805–1871), die Germanisten Jacob (1775–1863) und Wilhelm Grimm (1786–1859) und der Physiker Wilhelm Eduard Weber (1804–1891). Sie ließen sich auch durch ihre Entlassung – Dahlmann, Gervinus und Jacob Grimm wurden sogar ausgewiesen – nicht einschüchtern.

Diesem progressiven Geist sowie hervorragenden naturwissenschaftlichen Traditionen – es sei aus der Fülle der Beispiele nur erinnert an den Physiker Georg Christoph Lichtenberg (1742–1799), der zugleich als bedeutender, kluger, tiefgründiger

Aphoristiker unsere Nationalliteratur repräsentiert, und an Carl Friedrich Gauß (1777–1855), einen der größten Mathematiker aller Zeiten – wußte sich die Universität Göttingen verbünden, als Robert Koch 1862 sein Studium begann.

Sich auf den Lehrerberuf vorzubereiten, lockte ihn noch immer wenig. Es war wenigstens ein Trost, Mathematik und Naturwissenschaften zu studieren, um nicht Sprach- sondern Naturkundelehrer zu werden. Vom zweiten Semester an konnte er jedoch zum Medizinstudium wechseln, wobei sein Interesse für die naturwissenschaftlichen Grundlagenfächer dominierte. Für seine weitere Entwicklung war es von großer Bedeutung, daß er von akademischen Lehrern Anregungen erhielt, die für ihre Zeit bahnbrechende wissenschaftliche Leistungen vollbrachten.

Chemie hörte er bei Friedrich Wöhler (1800–1882), der seit 1835 die Professur für Chemie und Pharmazie innehatte. Bereits 1828 war ihm mit seiner Harnstoffsynthese der Nachweis gelungen, daß organische Stoffe aus anorganischen aufgebaut werden können. Das war nicht nur eine epochale naturwissenschaftliche Entdeckung, sie hatte auch entscheidende weltanschauliche Konsequenzen. Die idealistische Irrlehre des Vitalismus, nach der das Leben, mystifiziert durch eine wissenschaftlich nicht erkennbare besondere „Lebenskraft" bestimmt würde, erhielt einen entscheidenden Schlag. Der Naturwissenschaft waren neue Wege gewiesen. Auch die Medizin, die unter dem vitalistischen Einfluß stagniert hatte, bediente sich mehr und mehr naturwissenschaftlicher Erkenntnisse.

Es waren nicht nur die wissenschaftlichen Leistungen Wöhlers, die den jungen begeisterten Studenten in ihren Bann zogen. Die Vorbildwirkung des hochgeachteten Hochschullehrers hatte für Robert Kochs gesamte Persönlichkeitsentwicklung weitgehende Konsequenzen. Bei Wöhler erlernte er die präparative Technik zielstrebigen Experimentierens, erwarb er die Fähigkeit, das Entdeckte als neue Erkenntnis in den Gesamtzusammenhang einzuordnen, vor allem aber das Kriterium der Praxis als Prüfstein der Wahrheit zu sehen. Seine Forschungen dem wissenschaftlichen Fortschritt zu widmen und damit in den Dienst des Menschen zu stellen, war die oberste Devise für Friedrich Wöhler – eine Orientierung, die auch für das Werk Robert Kochs bestimmend wurde!

Osteologie und systematische Anatomie belegte er bei Jakob Henle (1809–1885). Im Ergebnis intensiver mikroskopischer Forschungen hatte dieser erstmals die Gewebearten des menschlichen Körpers wissenschaftlich beschrieben und damit die mikroskopische Histologie begründet. Diese Erkenntnisse trugen ebenfalls dazu bei, die sogenannte „unerkennbare, spezifische Lebenskraft" aus dem menschlichen Organismus zu verdrängen. Henles Einfluß dankt Robert Koch die Orientierung auf die Notwendigkeit geduldiger, exakter mikroskopischer Kleinarbeit. Nicht ohne Wirkung wird auch die politische Haltung des großen Forschers, der ein enger Freund des revolutionären Dichters Georg Herwegh (1817–1875) war, gewesen sein. Die preußische Reaktion hatte ihn wegen seiner fortschrittlichen Haltung im Vormärz 1837 zu sechs Jahren Festung verurteilt. Nur dem Einfluß Alexander von Humboldts (1769–1859) war es zu danken, daß er schließlich begnadigt wurde und außerhalb der preußischen Despotie seine wissenschaftliche Arbeit fortsetzen konnte. Henle zählte zu den Wegbereitern der Bakteriologie. Bereits 1840 hatte er in seiner Schrift „Von den Miasmen und Contagien und von den miasmatischen contagiösen Krankheiten" vermutet, daß pathogene Lebewesen Erreger von epidemischen Krankheiten sein können, und eine zielgerichtete Forschung angeregt. Es wäre jedoch falsch anzunehmen, daß Robert Koch von ihm unmittelbar zu seinen bakteriologischen Experimenten angeleitet worden sei. Als Koch sich bei ihm als Student im wesentlichen histologischen Arbeiten widmete, waren seit Erscheinen des Buches mehr als zwei Jahrzehnte vergangen, und Henle arbeitete jetzt ausschließlich in der Anatomie. Eine seiner Grundforderungen aber hat Robert Koch zur Richtlinie seiner Forschung gemacht, die Notwendigkeit, Erreger dreifach nachzuweisen: mikroskopisch, durch Züchtung und im Tierexperiment. Von dieser Forderung nach strengster Wissenschaftlichkeit und Exaktheit der Forschung ist Robert Koch nie abgewichen. Vor jeder Behauptung hat er tausendfach und abertausendfach geprüft und selbstkritisch immer wieder aufs neue kontrolliert. Diese Grundhaltung verdankte er seinem Lehrer; in der wissenschaftlichen Forschung mußte er eigene, neue Wege gehen. Einer seiner Professoren, Karl Ewald Hasse, hat das in seinen Lebenserinnerungen deutlich ausgesprochen:

„Leider können wir in Göttingen uns nicht rühmen, in der von ihm eingeschlagenen Richtung seine Lehrer gewesen zu sein. Ich selbst stand am Anfang der sechziger Jahre der Lehre von der Bedeutung der Mikroorganismen noch ziemlich skeptisch gegenüber. Zwar hatte ich vom Anfang meiner Lehrtätigkeit an die Forderung einer wohlbegründeten Ätiologie betont und die Überzeugung ausgesprochen, daß die bekannten scharf gezeichneten Krankheiten, insbesondere die ansteckenden, nicht anders als durch ganz eigenartige (spezifische) Ursachen entstehen können. Es schien mir jedoch vorschnell, überall Bakterien so ohne weiteres als das Wesentliche der Entstehung der Krankheiten hinzustellen. Die betreffende Theorie zeigte mir noch zu viele Lücken für eine überzeugende Erklärung der gesamten Krankheitsvorgänge. Und nun waren es erst die schlagenden Beweisführungen Kochs und der Nachweis, daß es die durch die Mikroben erzeugten giftigen Zersetzungsprodukte seien, welche die Krankheitserscheinungen hervorrufen, was mich vollständig bekehrte. So kann ich mich nicht den Lehrer, sondern einen überzeugten Schüler Kochs nennen. Was Koch wirklich bedeutet, das ist er ganz durch sich selbst, und so unser aller Lehrer geworden. In meiner Klinik kann er höchstens das ehrliche Suchen nach Wahrheit bei pathologischen Fragen gelernt haben."

So wurde Robert Koch wissenschaftlich und menschlich geformt. Mit großem Eifer und starker Energie vertiefte er sich ganz im Gegensatz zu vielen seiner Kommilitonen, die in studentischen Verbindungen Zeit und Geld verjubelten – und sich diesen Lebenswandel auf Grund des elterlichen Vermögens und guter Beziehungen zum Lehrkörper auch leisten konnten –, in die Vorlesungen und Übungen. Sein Leben war äußerst bescheiden. In einem Brief an die Mutter stellte er fest: ,,An Frühstück und Nachmittagsbrot darf ich nicht denken, weil sonst mein Brot nicht ausreicht."

Promotion und Staatsexamen

Neben dem Studium nahm Robert Koch bereits ab 1864 an der wissenschaftlichen Arbeit des anatomischen Instituts teil. Seine guten Leistungen ließen die Professoren auf ihn aufmerksam werden. So kam es, daß Robert Koch bereits im 3. Studienjahr als Anerkennung eine Assistentenstelle am Pathologischen Institut erhielt.

Einer Gepflogenheit der deutschen Universitäten entsprechend, stellte auch die Göttinger Universität alljährlich anläßlich ihres Gründungsjubiläums Preisaufgaben, deren Lösung nicht selten beachtliche wissenschaftliche Leistungen waren. Das von der medizinischen Fakultät 1864 ausgeschriebene Thema forderte auf „... festzustellen, ob und in welcher Verbreitung die Nerven des Uterus Ganglien enthalten".

Robert Koch beschloß, sich an dem Preisausschreiben zu beteiligen. Ein wesentlicher Ansporn war für ihn, daß sein ehemaliger Schulkamerad, Adolf Polle, zu den Mitbewerbern zählte. Unmittelbar nach dem Weihnachtsfest 1864 machte er sich an die Arbeit, deren experimentellen Teil er hauptsächlich in Henles Institut durchführen konnte. Mit dem Kennwort „Nunquam otiosus" (Niemals müßig) versehen, reichte er sein Manuskript ein und konnte schließlich am 17. Juni gemeinsam mit Adolf Polle als Lohn seiner Mühen den Preis entgegennehmen. Das Urteil lautete:

„Die von der Medizinischen Fakultät vorgeschlagene Aufgabe über die Nerven des Uterus ist in zwei Bewerbungsschriften behandelt und in jeder zu einem Teil gelöst worden.

Die Abhandlung mit den Kennworten Nunquam otiosus setzt den Ursprung und die Lage des Plexus vaginalis sehr gut auseinander, lehnt es aber ab, daß die Nerven, die in die Wandungen des Uterus und der Vagina eintreten, Ganglien enthalten.

Der Verfasser der Abhandlung mit den Kennworten Suchet so werdet ihr finden hat die Schicht des Genitaltraktus genauer durchforscht und daher in der Vagina Nervenganglien und Vatersche Körper nachgewiesen. Was er über die Physiologie der Ganglien beibringt, ist sehr unbefriedigend; doch soll darüber hinweggesehen werden, da es über den Rahmen der Aufgabe hinausgeht.

Unter diesen Umständen hat im Hinblick auf die Vorzüge, die jede Arbeit besitzt, die Medizinische Fakultät laut der ihr vom Universitätskuratorium erteilten Vollmacht beide Abhandlungen mit dem Preis gekrönt."

Beide Arbeiten wurden veröffentlicht. Robert Kochs, mit aussagekräftigen Abbildungen versehene, einen Druckbogen umfassende Abhandlung hatte den Titel „Über das Vorkommen von Ganglienzellen an den Nerven des Uterus". Sie trug die Widmung „Dem geliebten Vater widmet als Ausdruck seiner Zuneigung und Dankbarkeit diese erste Frucht seiner Studien der Verfasser".

Neben dem Befähigungsnachweis zur selbständigen wissenschaftlichen Arbeit waren die mit der Auszeichnung verbundenen 80 Taler für den jungen Studenten von großer Bedeutung. Sie ermöglichten es, den Speisezettel etwas aufzubessern und dringend benötigte Lehrbücher zu erwerben. Einen Teil des Geldes verwendete er, um sich einen großen Wunsch zu erfüllen: die Teilnahme an der 49. Versammlung der Gesellschaft deutscher Naturforscher und Ärzte in Hannover.

Hier wurde man nicht nur über den neuesten Stand der Naturwissenschaften und Medizin informiert, sondern sah zugleich die bedeutendsten Vertreter des Fachgebietes. Besondere Hochachtung hatte Robert Koch für Rudolf Virchow (1821—1902), der während der Beratung in Hannover der führende Kopf war.

Seine ganze Kraft widmete Robert Koch dem Studium. Wenn es ihm irgend möglich war, besuchte er die Eltern, wobei er besonders zu der Mutter ein inniges Verhältnis hatte. Sie charakterisiert ihn während seiner Studienzeit: „Ein Trost, Stütze und lieber Gesellschafter ist mir Robert; mit seiner klaren, ruhigen Anschauung hilft er mir freundschaftlich ratend über manches hinweg. Er wurde förmlich von meinen vielen lieben Bekannten in Grund (Nachbarort von Clausthal, W. G.) gefeiert. Hier las er vor, mit jenem spielte er Schach, dort mußte er eine Wunde verbinden, den jungen Mädchen buk er Spiegeleier im Walde, dann mußte er mit einem Herren spazieren gehen, der sich an einer sinnigen Unterhaltung erfreute und gegen alle war er gleich gefällig."

Nachdem Robert Koch durch Teilnahme am Preisausschreiben seine erste selbständige wissenschaftliche Arbeit abgeschlossen hatte, drängte es ihn, sich neben seinem Studium einem neuen medizinisch-wissenschaftlichen Problem zu widmen. Dazu bot sich in dem Physiologischen Institut Gelegenheit. Hier war die Bildung von Bernsteinsäure im tierischen Organismus experimentell untersucht worden. Robert Koch nahm sich vor, den entsprechenden Nachweis im Selbstversuch auch beim Menschen zu führen. Das Ergebnis des Experiments wurde im

Sommer 1865 in der „Zeitschrift für rationelle Medizin" unter dem Titel „Über das Entstehen der Bernsteinsäure im menschlichen Organismus" veröffentlicht.

Robert Koch hatte immer mehr seine Neigung und Fähigkeit zur wissenschaftlich-analytischen Arbeit unter Beweis gestellt. Doch entschieden über die akademisch-wissenschaftliche Laufbahn letztlich die finanziellen Möglichkeiten, die den Mittellosen zum baldmöglichen Broterwerb zwangen. Robert Koch mußte schweren Herzens auf eine wissenschaftliche Qualifikation und Laufbahn verzichten und praktischer Arzt werden. Die Möglichkeit, damit bald eine Familie gründen zu können, mag ihm diesen schweren Entschluß leichter gemacht haben. Anfang Januar reichte er den Antrag zur Promotion ein. (Die Medizinstudenten legten im 19. Jahrhundert meist die Promotion oder wie diese noch genannt wurde, das Fakultätsexamen, vor dem Staatsexamen ab.) Da er mit zwei wissenschaftlichen Veröffentlichungen bereits seine Fähigkeit zum selbständigen wissenschaftlichen Arbeiten bewiesen hatte, wurde ihm die Dissertationsschrift erlassen. Nach Bestehen der mündlichen Prüfungen „cum laude" erhielt Robert Koch am 16. Januar 1866 das Diplom zum Dr. med.

Nun bereitete er sich intensiv auf das ärztliche Examen vor. Von großem Nutzen erschien ihm die Möglichkeit, an der Berliner Universität sein Wissen zu erweitern, wo der berühmte Rudolf Virchow wirkte. Am 22. 1. 1866 traf er in Berlin ein und gab sogleich dem Vater tief beeindruckt einen Bericht: „Vorgestern Abend langte ich um 8 Uhr ganz wohlbehalten hier in Berlin auf dem Potsdamer Bahnhof an. Am gestrigen Tage habe ich mir die Stadt angesehen, mit ihren wunderschönen Straßen, Plätzen, Palästen und anderen prachtvollen Gebäuden, ferner die vielen Statuen, Monumente und dergl., die Freskogemälde am Museum, kurz eine Menge von herrlichen Gegenständen, die meine frühere Vorstellung von der Schönheit Berlins, die ich mir nach Maßgabe von Hannover und Hamburg gemacht hatte, weit übertreffen ließen. Gestern Abend gingen F. und ich in den Zirkus Renz, der mir außerordentlich gefallen hat. Heute will ich zu den Professoren gehen, deren Kliniken ich besuchen will, und heute Abend gehen wir in die Oper."

Dieses Schreiben legt Zeugnis davon ab, daß Robert Koch, musisch begabt und vielseitig interessiert, sich nicht nur einseitig auf das Studium orientierte, sondern vor allem auch die vielfältigen kulturellen Möglichkeiten, die ihm Berlin bot, zu nutzen verstand. Es sollte sich bald herausstellen, daß die Bereicherung seiner kulturellen Erlebnissphäre für ihn der Hauptnutzen des Aufenthalts war.

Ohne Zweifel zählte die damalige Berliner Friedrich-Wilhelm-Universität zu den größten Universitäten Deutschlands, deren Vorzug es im Gegensatz zu vielen anderen Universitäten war, bereits große naturwissenschaftliche Institute zu besitzen. Andererseits hatte aber der preußische Ungeist, der das Land der Hohenzollern als Nabel der Welt betrachtete, auch vor den Toren der Universität nicht halt gemacht. Von seinem „ersten Garderegiment Wissenschaft" erwartete das Haus Hohenzollern die Ausbildung routinierter, blind gehorsamer Beamter, die sich in den Dienst des Preußentums stellten – eine Hoffnung, die allerdings dank der Wirksamkeit hervorragender progressiver Hochschullehrer, in der Medizin vor allem durch Virchow, der in Lehre und Forschung die soziale Determiniertheit der Medizin bekundete, durchkreuzt wurde.

Robert Koch, an eine kleinere Universität gewöhnt, konnte sich in den Massenbetrieb der Ausbildung in Berlin nicht einfügen. In bezug auf seine Weiterbildungsabsichten teilte er enttäuscht seinem Vater mit, daß die „Erwartungen über den Nutzen, welche ich in wissenschaftlicher Beziehung hier zu finden hoffte, bei weitem nicht erfüllt werden". Der einzelne verschwinde völlig, von Anschauung könne keine Rede sein, „welche doch bei unserem Studium die Hauptsache bildet, denn nur ein Praktikant bekommt die Untersuchung, die übrigen 200 stehen und sitzen in weiter Entfernung ... Viele suchen diese Lücken durch Privatissima auszufüllen, doch kosten dieselben heilloses Geld und erfüllen auch nicht immer ihren Zweck."

Robert Koch lernte in Berlin wenig Neues hinzu. Die Alternative für ihn war, nun möglichst bald das Examen abzulegen, um seinen Beruf ausüben zu können. Doch hierzu hatte er wenig Neigung, so sehr ihn auch die finanzielle Lage drängte. Wie ein Brief an den Vater zeigt, war er noch immer eifrig bemüht, dieses Los – wenigstens vorerst noch – von sich abzuwenden: „Jetzt schon als praktischer Arzt in irgend ein Dorf zu gehen, das ist mir ein unerträglicher Gedanke, und würde mich eine solche Stelle unglücklich machen. Um diesem zu entgehen, habe ich meinen schon früher geäußerten Plan verfolgt, als Militärarzt in eine größere Stadt eines fremden Staates zu gelangen; ich bin zu diesem Zweck bei der russischen Gesandtschaft gewesen, habe vielfach Erkundungen eingezogen von hier studierenden fremden Medizinern, aber überall war das Resultat meiner Nachfrage, daß es jetzt in Friedenszeiten außerordentlich schwierig sei, eine solche Stelle zu bekommen. Ich habe deswegen diesen Plan aufgegeben und einen anderen ins Auge gefaßt, nämlich einige Zeit als Schiffsarzt auf einem großen Dampfschiff zu fungieren, um als solcher Verbindungen anzuknüpfen und mir eine meinem Zwecke entsprechende Stellung zu verschaffen. Es ist mir gerade zu diesem Wege hier von mehreren Seiten geraten. Sollte ich später diese Hoffnung nicht erfüllen, dann bleibt mir als ultimum refugium noch immer eine Anstellung in Hannover, und ich hätte außerdem den Vorteil, daß ich nicht zu jung in eine größere Praxis komme und schon ein Stück von der Welt gesehen und manche Erfahrungen gesammelt habe."

Doch diese Erwartungen erwiesen sich alle als aussichtslos, und er mußte schließlich froh sein, dank der Vermittlung seines Hamburger Onkels eine Assistentenstelle am „Allgemeinen Krankenhaus" zu Hamburg in Aussicht gestellt zu erhalten. Da noch eine Reihe weiterer Bewerber sich um diese Stelle bemühte, reichte Robert Koch sofort das Gesuch um Zulassung zum ärztlichen Examen ein. Hals über Kopf stürzte er sich in die Prüfungen. Seine Mutter teilt darüber mit: „Die Eile und vielleicht auch etwas Unlust überhaupt zu diesem Examen (denn Robert hatte oftmals geäußert, daß er nicht in Hannoversche Dienste gehen möchte, sondern auswärts eine Stelle suchen wollte, und dann war ja ein Hannoversches Staatsexamen nicht nötig, wogegen aber Papa sehr entschieden protestierte) haben vielleicht veranlaßt, daß Roberts Examen zwar vollständig genügend, aber nicht glänzend, wie Papa es erwartete, ausgefallen ist. Das hat nun Papa, der durch Roberts frühere glänzende Erfolge verwöhnt ist, verletzt, außerdem auch, daß Robert bei dem Wunsche blieb, nach Amerika gehen zu wollen. Ich habe bei meiner Rückkehr von Hamburg möglichst die streitenden Parteien geeinigt und sind sie dahin übereingekommen, daß Robert sich hier im Hannoverschen um Stellen, von denen mehrere offen sind, und auch andere noch aufkommen, bewerben soll, bis er eine bekommt (es sind eben nicht viele Ärzte da), und wenn er sich selbst

Geld erworben und ist dann noch so Amerika wütend, dann nach Amerika gehen kann. Papa will ihn dann nicht hindern. Ich hoffe sehr, daß diese Unebenheiten zwischen Papa und Robert sich wieder ausgleichen. Roberts Examina und Aufenthalt in Berlin und Hannover usf. hat diesen Winter über 500 Taler gekostet."

Es war keineswegs „Halsstarrigkeit", die den Vater veranlaßte, Robert Koch nachdrücklich auf die baldige Übernahme einer Praxis zu drängen. Es fehlten der Familie ganz einfach die finanziellen Mittel, dem Sohn eine weitere kostspielige Ausbildung zu ermöglichen. Vernunft und Verantwortungsgefühl des Vaters setzten der Auslandsschwärmerei in Robert Kochs „Sturm- und Drangperiode" notwendige Grenzen.

Am 12. März 1866 erhielt Robert Koch nach bestandenem Examen von dem Königlich Hannoverschen Ober-Medicinal-Collegium folgende Urkunde:

„Nachdem der zu Göttingen promovierte Herr Doctor medicinae Herr Heinrich Herrmann Robert Koch, aus Clausthal gebürtig, bescheinigt hatte, daß er alle die gesetzlichen Bedingungen erfüllt hatte, welche die Zulassung zum medizinischen Staatsexamen erfordert, so ist derselbe am 12. März 1866 von Uns geprüft worden.

Wir bezeugen ihm demnach auf Grund seiner nach Unserer Aufgabe verfaßten schriftlichen Ausarbeitungen und der mündlichen Prüfung, ihn genügend unterrichtet befunden zu haben, so daß Wir ihn für fähig erklären, die Heilkunst mit Einschluß der Geburtshülfe auszuüben."

Nach kurzem Ferienaufenthalt bei den Eltern, wo er sich von dem entbehrungs- und arbeitsreichen Studium erholte, nahm er, nachdem er sich mit seiner langjährigen Jugendfreundin Emmy Fraatz verlobt hatte, am 20. Juni 1866 die Assistententätigkeit am Hamburger Krankenhaus auf. Wenn die Eltern auch von der unerwarteten Verlobung überrascht wurden, so kam sie ihren Wünschen doch entgegen, denn in der Schwiegertochter fanden sie eine tatkräftige Unterstützung, um die Auslandspläne ihres Sohnes zu zerstreuen.

Als praktischer Arzt und Kreisphysikus

Beginn der ärztlichen Tätigkeit

In den Tagen, da Robert Koch seine Abreise nach Hamburg vorbereitete, vollzogen sich bedeutsame politische Ereignisse, die auch seine persönliche Entwicklung wesentlich beeinflußten.

Seit Beginn der 60er Jahre hatten sich die Auseinandersetzungen um die Lösung der nationalen Frage verstärkt. Dafür gab es zwei Möglichkeiten: entweder eine vom revolutionären Proletariat geschaffene gesamtdeutsche Republik, oder aber ein durch dynastische Kriege Preußens vereinter Nationalstaat.

Mit Hilfe des preußischen Militarismus wurde der von Bismarck angestrebte Weg einer „Revolution von oben" beschritten. Nachdem bereits im Krieg gegen Dänemark 1864 die erste Etappe dieses Weges bewältigt worden war, sollte 1866 in einem neuen dynastischen Krieg gegen den Hauptrivalen Österreich die preußische Vorherrschaft in Deutschland weiter vorbereitet werden.

Hannover, das von einem preußischen Sieg die Schmälerung seiner Landeshoheit befürchtete, stellte sich, ebenso wie andere deutsche Klein- und Mittelstaaten, auf die Seite Österreichs. Die preußische Armee marschierte am 16. Juni in Hannover ein und siegte nach hartnäckiger, aber kurzer Gegenwehr am 29. Juni bei Langensalza. Bereits am 3. Juli 1866 errang die preußische Kriegsmaschine schließlich bei Königgrätz den Gesamtsieg in dem ungerechten dynastischen Krieg. Damit waren die äußeren Schwierigkeiten zur preußischen Hegemonie in Deutschland weitgehend beseitigt. Preußen besaß die eindeutige politische und militärische Vorherrschaft, die es ermöglichte, mit geringem Aufwand die deutschen Territorialstaaten von der Zweckmäßigkeit eines „Bündnisses" im Norddeutschen Bund zu „überzeugen". Dieses „verlängerte Preußen" war ein weiterer Schritt zur Vereinigung und Annexion Deutschlands durch Preußen. Für die Heimat Robert Kochs bedeutete die Niederlage von 1866 das Ende des selbständigen Königreichs. Hannover wurde preußische Provinz.

Wegen starker Kurzsichtigkeit vom Kriegsdienst befreit, hatte Robert Koch am 20. Juni 1866 in Hamburg seine ärztliche Tätigkeit angetreten. Die Kriegsereignisse erforderten in Hannover die Einrichtung eines Lazaretts, in dem Robert Koch, der kaum am Allgemeinen Krankenhaus seine Arbeit begonnen hatte, eingesetzt werden sollte. Die schnelle Niederlage Hannovers machte aber den Wechsel nicht erforderlich.

Schon zu Beginn des ärztlichen Wirkens wurde er voll beansprucht; mit nur einem weiteren Assistenten trug er die Verantwortung für eine große Krankenstation, in der sich vor allem die Opfer der im Sommer 1866 um sich greifenden Choleraepidemie befanden. Bereits in dieser Zeit war Robert Koch mit Hilfe eines Mikroskops bemüht, die Ursache der Erkrankung zu finden. Wie Bleistiftskizzen zeigen, scheint er schon in Hamburg den Erreger gesehen zu haben, ohne jedoch daraus weitere Schlüsse zu ziehen. Von vornherein hatte Robert Koch seine Tätigkeit in Hamburg nur als Übergang angesehen und sich noch in weiteren Orten beworben.

Anfang September kehrte er nach Hause zurück, um hier den Erfolg seiner Bewerbungen abzuwarten. Noch immer wollte er möglichst eine Landarzttätigkeit vermeiden, und seine größte Hoffnung galt einer Bewerbung als Anstaltsarzt. Er hatte Glück: Anfang Oktober 1866 erhielt er eine Anstellung als Arzt in der „Erziehungs- und Pflegeanstalt" für geistesschwache Kinder in Langenhagen bei Hannover. Bei dem geringen Jahresgehalt von 250 Talern mußte er sich gleichzeitig um den Aufbau einer Landpraxis bemühen.

Von der Anstalt erhielt er zwei Zimmer zugewiesen, deren Mobiliar er sich, wie ein Brief vom 19. 10. an die Eltern zeigt, ausborgen mußte: „Eigentlich sollte ich mir die Möbel selbst halten: aber ich habe mir ein paar Stühle, Tisch, Kommode und ein Bett von der Anstalt geliehen, so daß ich mir nur erst ein Sofa gekauft habe ... Die übrigen Möbel lasse ich mir nach und nach hier am Orte selbst machen, da sie hier sehr billig sein sollen. Essen, Feuerung, Öl für meine Lampe, Wäsche etc. erhalte ich vorläufig ebenfalls unentgeltlich von der Anstalt und ich will hoffen, daß das Comité diese Einrichtung so läßt. Aber wie alles

Angenehme auch seine Schattenseiten hat, so auch hier, meine Privatpraxis existiert noch gar nicht, es klagen augenblicklich freilich alle Ärzte über geringe Beschäftigung, aber der Dr. M. hat mich auch überdies etwas bedenklich gemacht, er sagte, daß in Langenhagen die Praxis immer gering gewesen sei; doch ich will das Beste hoffen."

Heirat und Existenzsorgen

Allmählich vergrößerte sich sein Patientenkreis. Als sich Robert Koch von seinem Onkel das Geld lieh, um ein Pferd zu kaufen, erwies sich diese Anschaffung als äußerst kluge Investition. Ihm wurden nicht nur lange mühsame Fußwege erspart, sondern der Pferdebesitzer Dr. Koch war auch schlagartig im Ansehen der Bauern gestiegen. Die Folge war eine umfangreiche Landpraxis, die es ihm schließlich ermöglichte, im Juli 1867 zu heiraten. Als er von seinen Ersparnissen schließlich auch noch einen Pferdewagen erwerben konnte, um bei seinen Hausbesuchen der Witterung nicht länger ungeschützt ausgesetzt zu sein, war er mit seiner bescheidenen Lebenslage zufrieden und bereit, sich in Langenhagen ständig niederzulassen.

Doch die Hoffnung auf eine gesicherte Existenzgrundlage erwies sich als unberechtigt. Am 26. Mai 1868 schrieb er voller Resignation an seine Eltern: „Eurer Meinung nach sitze ich ganz sicher und wohlbehalten hier in Langenhagen. Bisher glaubte ich das auch, und dachte ich noch manches Jahr hier zu bleiben, doch scheint es anders zu kommen, als wir geglaubt haben. An der Anstalt war man gezwungen, Ersparungen zu machen und mutete mir daher einen bedeutenden Abzug an meinem Gehalte zu; — natürlich ging ich nicht ein, und die Folge davon war, daß man einen neuen Direktor anstellt, der zugleich Arzt ist, und mir dagegen gekündigt werden soll; ich verliere damit nicht allein den Gehalt von der Anstalt, sondern erhalte dadurch einen zweiten Konkurrenten. Für einen Arzt würde die Praxis in Langenhagen recht passend sein, aber für zwei Ärzte ist sie zu klein, und da ich derjenige bin, welcher kein Vermögen und keinen festen Gehalt hat, so muß ich wohl weichen."

Dieses wirtschaftliche und moralische Debakel traf Robert Koch um so härter, da seine Frau unmittelbar vor der Entbindung des ersten Kindes stand. Fieberhaft bemühte er sich um eine neue Anstellung, die sich ihm in Braetz, einem kleinen Städtchen östlich von Frankfurt an der Oder zu bieten schien. Seine Frau brachte er bei den Schwiegereltern in Clausthal unter, da sich die Wohnverhältnisse in der neuen Praxis für die Hochschwangere als unzumutbar erwiesen.

Leider verlosch auch bald der Hoffnungsfunke, daß die Einnahmen der Landpraxis Existenzgrundlage einer Familie sein könnten. Erneut mußte sich Robert Koch auf die Suche nach einem Lebensunterhalt begeben; getrieben von der Notwendigkeit, seine Familie zu ernähren, blieb ihm dazu wenig Zeit.

Im August 1868 nahm er seine neue Tätigkeit in Niemegk, bei Potsdam auf, konnte jedoch auch hier, da die Patienten ausblieben, nur knapp das Existenzminimum für seine Familie sichern. Nach der Geburt der Tochter Gertrud war ihm seine Frau an den neuen Wohnort gefolgt. Von der bedrückenden Lebenslage legt ein Brief der jungen Frau vom Frühjahr 1869 an ihre Eltern ein deutliches Zeugnis ab: „Es geht uns ungeheuer schlecht, wir müssen uns furchtbar einschränken und dabei doch noch sorgen, ob wir durchkommen. Ich berede Robert immer, von hier fortzugehen, denn es muß doch noch bessere Stellen geben, aber Robert hat allen Glauben daran verloren und hat wieder die Idee, ins Ausland zu gehen."

Die Not des Alltags trieb Robert Koch erneut auf Stellensuche. Im Juli 1869 versuchte er schließlich, zunächst allein, damit seine Familie nicht allzusehr von dem häufigen Wohnungswechsel belastet wurde — es war nun bereits der dritte innerhalb eines Jahres —, sein Glück in Rakwitz (Rakoniewice), in der ehemaligen Provinz Posen (Poznań).

Offensichtlich hat hier der Umstand, daß die preußische Regierung an der Ansiedlung deutscher Ärzte in den polnischen Gebieten interessiert war, „um die dort vorherrschende polnische Intelligenz durch deutsche zu ersetzen", [33, S. 52] zu seinem Erfolg beigetragen.

Doch Robert Koch erfüllte keineswegs die nationalistischen Erwartungen seiner Auftraggeber. Der überwiegende Teil seiner Patienten waren Polen, mit denen er im besten Einvernehmen lebte. Um die menschlichen Kontakte, die zu vertiefen er als Landarzt ständig bemüht war, weiter auszubauen, lernte er sogar die polnische Sprache. So erwarb er sich als Deutscher uneingeschränktes Vertrauen und hat sich durch Können und Pflichtbewußtsein als Arzt bald einen guten Namen gemacht, so daß er für sich und seine Familie den bescheidenen Lebensunterhalt sichern konnte. Wie hart er dafür arbeiten mußte, berichtet seine Frau: „Robert hat es augenblicklich sehr sauer, den ganzen Tag und selbst nachts ist er angestrengt. Gestern am Sonntage hoffte er einen freien Nachmittag zu haben. Er bestellte also einen Schlitten, um mit mir nach einem benachbarten Städtchen zu fahren; aber kaum fährt derselbe vor, als ein Fuhrwerk erscheint und ihn zu einem Kranken entführt. Erst um 10 Uhr abends kehrte er zurück, aber auch jetzt sollte er noch keine Ruhe finden, ein zweites Gespann erwartete ihn schon. Diese Tour dauerte bis 3 Uhr nachts. Früh um 7 Uhr folgte eine dritte Fahrt, an welche sich eine vierte schloß. Von letzterer ist Robert noch nicht zurückgekehrt, vor unserem Haus aber wartet schon wieder ein Wagen auf ihn. So geht es nun freilich nicht immer, aber doch sehr oft."

Trotz dieser Belastungen fand Robert Koch neben der täglichen Praxis noch Zeit für wissenschaftliche Arbeiten, denen nach wie vor seine Neigungen galten. In einem äußerst bescheiden eingerichteten Behelfslabor widmete er sich bakteriologischen Untersuchungen. Mit diesem anspruchslosen Leben war Robert Koch zufrieden, doch währte seine Tätigkeit auch in Rakwitz wiederum nur kurze Zeit. Der Deutsch-Französische Krieg von 1870/1871 riß ihn, der sich wenig um die politischen Ereignisse gekümmert hatte, unvermutet heraus.

Nachdem Preußen im Ergebnis des Krieges von 1866 den Rivalen Österreich verdrängt und die Mittel- und Kleinstaaten nördlich des Mains im Norddeutschen Bund zu seinen Vasallen gemacht hatte, sollte jetzt der lange vorbereitete entscheidende Schritt zur dynastischen Vereinigung Deutschlands auf dem Wege einer „Revolution von oben" vollzogen werden. Das Ziel bestand darin, das bonapartistische Frankreich, das an einer Zersplitterung Deutschlands interessiert war, auszuschalten. Darüber hinaus erschienen die Bodenschätze Elsaß-Lothringens den profithungrigen Industriellen als erstrebenswertes Kriegsziel. Nun galt es, für den geplanten Krieg einen Vorwand zu finden, der sowohl aggressive Absichten der französischen Regierung verdeutlichte als auch sicherte, daß die anderen europäischen Mächte wohlwollend neutral blieben.

Auch Napoleon III. war seinerseits bemüht, einen Ausweg aus der innenpolitischen Krise zu finden. Außenpolitische Erfolge, wie ein Sieg über Preußen, die Annexion des linken Rheinufers, schienen das rechte Rezept dafür zu sein, den wankenden Thron zu stützen. So wurde sowohl von Preußen als auch von Frankreich der Krieg planmäßig vorbereitet, jeweils im Interesse der herrschenden Klassen, die sich von einem Sieg einen Extraprofit errechneten. Als willkommener Anlaß diente der Streit um den spanischen Thron.

Bei Kriegsausbruch war Robert Koch wie viele andere zunächst in das Fahrwasser eines falschen Patriotismus geraten. Obwohl wegen starker Kurzsichtigkeit erneut vom Militärdienst befreit, ließ ihn der „Ruf zu den Waffen" nicht ruhen. Unverzüglich meldete er sich freiwillig bei der Heeresverwaltung und erhielt, ungeduldig wartend, schließlich im August 1870 den Marschbefehl. Er kam in den Kämpfen um Metz im 11. Feldlazarett der X. Armee zum Einsatz und wurde im Dezember 1870 zum Typhuslazarett Neuf-Chateau abkommandiert.

Sein anfänglicher, von der chauvinistischen Welle beeinflußter Hurra-Patriotismus wich angesichts der Schrecken des Krieges bald einem tiefen Abscheu vor dem Völkermorden: „Leider habe ich oft genug Szenen mit ansehen müssen, welche den Beweis dafür gegeben haben, daß Menschenleben im Krieg fast gar nicht geachtet werden, auch wo man durch geringe Rücksichten dieselben erhalten könnte. Alles Romantische, was der Krieg für denjenigen hat, der ihn nur aus Büchern kennt, verliert sich gegen die unzähligen Schattenseiten desselben, die man nur auf dem Kriegsschauplatze selbst zu erfahren Gelegenheit hat." Hilflos stand er als Arzt den Seuchen Cholera und Typhus sowie dem Wundstarrkrampf gegenüber.

Neben den Entbehrungen und der Not des Krieges, die Robert Koch erlebte und selbst erleiden mußte, hatte er ständig zu fürchten, daß inzwischen seine Praxis in Rakwitz durch die Stadtverwaltung — trotz gegenteiliger Versprechungen des Bürgermeisters — anderweitig vergeben würde. So bat er um baldige Entlassung vom Lazarettdienst und kehrte bereits im Januar 1871 in die Heimat zurück.

Das im Ergebnis des Krieges entstandene preußisch-deutsche

Reich hatte einen zutiefst zwiespältigen Charakter. Einerseits wurde der Prozeß der bürgerlichen Umgestaltung gefördert. Die deutsche Arbeiterklasse wuchs infolge der wirtschaftlichen Entwicklung weiter an und konnte ihre selbständige Organisation auf nationaler Grundlage festigen. Andererseits dominierte Preußen in dem neugegründeten Nationalstaat, der damit zum Hort des Militarismus und einem ständigen Kriegsherd in Europa wurde. Die Verpreußung des Lebens wirkte sich auch auf den weiteren Lebensweg von Robert Koch aus.

Als Kreisphysikus in Wollstein (Wolsztyn)

Auf die Dauer vermochte ihn die Tätigkeit als praktischer Arzt, deren Umfang ihm kaum die Möglichkeit zu wissenschaftlichen Studien bot, nicht zu befriedigen. Da ihm die wissenschaftliche Laufbahn, der nach wie vor seine Neigung galt, aus finanziellen Gründen verschlossen blieb, sah er in der Tätigkeit als Kreisphysikus eine mögliche berufliche Weiterentwicklung. Das erforderte jedoch zusätzliche Examen. Kochs Antrag auf Zulassung zur Prüfung mußte durch den königlichen Landrat befürwortet werden. Dieser bestätigte, daß Robert Koch nicht nur ein guter und geachteter Arzt sei, sondern daß er – und das war offensichtlich besonders wichtig – „auch sonst sich so geführt habe, daß ihm ein öffentliches Amt ohne Bedenken anvertraut werden kann".

Der preußische Obrigkeitsstaat wollte sich absichern, daß nicht gar „unzuverlässige Elemente" in den Staatsdienst Eingang fanden. Da gab es bei Robert Koch keine Einwände. Aus dem Krieg zurückgekehrt, hielt er sich von politischen Aktivitäten, die nicht nur die erstarkende Arbeiterklasse, sondern auch Kreise des Kleinbürgertums und der Intelligenz erfaßt hatten, fern. Er widmete sich ausschließlich der fachlichen Arbeit und war um seine berufliche Weiterentwicklung bemüht.

Robert Koch erhielt nach Zulassung zur Physikatsprüfung von der „Königlich Wissenschaftlichen Deputation" für das Medizinalwesen folgende Themen zur schriftlichen Bearbeitung:

1. Über die Commotio cerebri (Gehirnerschütterung) und ihre gerichtsärztliche Begutachtung im Vergleich zu verwandten Zuständen.

2. Über die Stellung des Gerichtsarztes in Beziehung auf die Entscheidung der Frage über Zurechnungsfähigkeit.

Mit großem Eifer ging Robert Koch an die Arbeit und konnte diese bis zum Jahresende abschließen. Dabei erwies sich die Abgeschiedenheit seines Wohnortes, die eine Bibliotheksbenutzung oder wissenschaftliche Konsultationen fast unmöglich machte, als sehr erschwerend.

Die Gutachter wiesen in ihrer Einschätzung der Arbeit auf diesen Mangel hin: „In formeller Beziehung machen die Arbeiten des Dr. Koch keinen vorteilhaften Eindruck. Abgesehen von dem ungewöhnlichen Format und der wenig kultivierten Handschrift derselben, fehlt den Literatur-Verzeichnissen die genaue Angabe der Titel, wie auch im Text selbst die spezielle Quellenangabe fast durchweg vermißt wird."

In der Sachbeurteilung wurden selbständiges kritisches Urteil sowie klare und korrekte Darstellung bestätigt, so daß die Gutachter abschließend einschätzten: „Hiernach nehmen wir nicht Anstand, den Arbeiten trotz ihrer formellen Mängel das Prädikat ,sehr gut' zu erteilen und die Zulassung des Dr. Koch zu weiteren Prüfungen zu beantragen." In diesen mußte der Kandidat gerichtsmedizinisches und hygienisch-sanitätspolizeiliches Spezialwissen unter Beweis stellen. Nachdem alles mit „sehr gut" überstanden war, kehrte Robert Koch am 16. März 1872 glücklich nach Hause zurück. In seiner Tasche befand sich das Zeugnis:

„Dem praktischen Arzte, Wundarzte und Geburtshelfer
Dr. Robert Koch zu Rakwitz
wird hiermit bescheinigt, daß derselbe in der für Kreisphysiker vorgeschriebenen Staatsprüfung ,sehr gut' bestanden hat und daher zur Verwaltung einer Kreis-Physikats-Stelle qualifiziert ist."

Bei den Prüfungen hatte Robert Koch in großem Zeitdruck gestanden, denn Anfang Februar war die Stelle eines Kreisphysikus des Kreises Bomst, mit Amtssitz im benachbarten Wollstein (Wolsztyn), wo er bereits als Arzt praktiziert und sich großes Vertrauen erworben hatte, frei geworden. Der Magistrat der Kreisstadt sowie der Landrat setzten sich für seine Bewerbung ein, so daß er unmittelbar nach bestandener Prüfung die neue Tätigkeit aufnehmen konnte. Erstmals stand ihm damit in seiner bisherigen beruflichen Entwicklung das Glück zur Seite. Im April siedelte die Familie nach Wollstein über und bezog in der Straße Biala Gora 12 (sie trägt seit dem 23. März 1957 den Namen Robert Kochs) ein ansehnliches Haus, in dem der Familie acht Räume zur Verfügung standen. Das große Sprechzimmer wurde durch einen Vorhang geteilt. „In der ersten Abteilung war Koch", wie seine Frau berichtet, „als Arzt und in der zweiten als Forscher tätig. Ganz besonders schwierig war es für Koch, den Arzt mit dem Forscher zu verbinden." Er nutzte jede freie Minute, um wissenschaftliche Forschungen zu betreiben — oft standen ihm dafür allerdings nur die Nachtstunden und auch diese selten ungestört, zur Verfügung. Das Gehalt als Kreisarzt betrug fünfundsiebzig Mark monatlich. Davon konnte die Familie nicht leben, so daß er gezwungen war, zusätzlich eine umfangreiche Praxis auszuüben. Es ist erstaunlich, wie Robert Koch die unterschiedlichen Aufgaben koordinierte und welche hervorragenden Leistungen er trotz aller Belastungen, insbesondere in seiner „Nebenbeschäftigung", erzielte.

Als Kreisarzt war er auch für die ärztliche Betreuung des Kreiskrankenhauses zuständig. Es war weiterhin seine Aufgabe, die kommunalhygienischen Zustände zu überwachen und erforderliche Maßnahmen durchzuführen, umfangreiche Gutachten zu erarbeiten sowie die Ärzte seines Amtsbezirkes anzuleiten. Als der zweite in Wollstein ansässige Arzt verzog, hatte Robert Koch zusätzlich ein konfessionelles Krankenhaus zu betreuen, mit einer größeren Bettenzahl als das Kreiskrankenhaus. An eine Gehaltserhöhung wurde dabei allerdings nicht gedacht.

Zur Sicherung der Existenzgrundlage mußte in erster Linie die umfangreiche Praxis, die mit seiner ständig wachsenden Beliebtheit immer größer wurde, dienen. Kochs Frau berichtete darüber: „Ganz besonders schwer war die Praxis nach den Dörfern. Der Wagen, welcher dem Arzt geschickt wurde, war für gewöhnlich ein Leiterwagen mit einem Bund Stroh oder einem anderen primitiven Sitze. Auf dieses jämmerliche Gefährt mußte Koch sich setzen, und oft, wenn er müde und mürbe nach Hause kam, stand schon wieder ein ähnlicher Wagen vor der Tür." Wenn das ausnahmsweise nicht der Fall war, stürzte sich Robert Koch in seine wissenschaftliche Arbeit, die ihn mehr und mehr in ihren Bann zog. Welcher Tatendrang, welche Liebe zur Wissenschaft gehörten dazu, eine solche Leistung zu vollbringen! Zugleich ist dies Ausdruck der Liebe zu den Menschen, denn nie übte Robert Koch seine Forschung als Selbstzweck oder aus egoistisch-karrieristischen Motiven aus. Sie stand seit Anbeginn im Dienste der Gesundheit des Menschen.

Bei den mit einfachen Hilfsmitteln ausgeführten Forschungen zählte der Pole Jozef Knechtel zu Kochs „ersten wissenschaftlichen Mitarbeitern". Darüber informiert ein Schreiben der Witwe Walerya Knechtel an den preußischen Staatsminister Studs, in dem sie sich bereit erklärt, eine noch bei ihr befindliche Anzahl von Präparaten sowie einen Apparat zum Ausführen von Mikroskopaufnahmen, die noch von Robert Koch stammten, zur Verfügung zu stellen. „Diese Korrespondenzbruchstücke zeugen", wie Andrzej Skrobacki während des Hallenser Robert-Koch-Symposiums 1982 feststellte. „in beredter Weise von den engen Kontakten des Gelehrten mit Polen sowie von dem Angedenken, das er in Wolsztyn zurückließ." [33, S. 58]

In Kochs Sprechzimmer stand das Heiligtum des Hausherrn, ein Schreibtisch, den niemand anrühren durfte. Auf ihm türmte sich nicht nur eine große Anzahl Bücher und Zeitschriften, sondern er war auch bedeckt von einer Unmenge kleiner und kleinster Notizzettel, die, nur dem Organisationsprinzip des Urhebers erkenntlich, in sortierten Häufchen verstreut lagen. Wehe, wenn die Hausfrau etwas verändern wollte. —

Ein Zettelstoß war auch der Ur- und Frühgeschichte vorbehalten, der Robert Kochs Interesse galt. Im Gebiet von Wollstein waren in Überresten altslawischer Siedlungen reichlich Funde von Menschen- und Tierknochen sowie von allerlei Gerätschaften geborgen worden. Robert Koch wirkte bei den Untersuchungen aktiv mit und regte an, daß Rudolf Virchow, der ihm nicht nur als hervorragender Pathologe, sondern auch als Mitbegründer der modernen Anthropologie bekannt war, eine Anzahl Fundstücke zugeschickt wurde. Das gemeinsame Interesse an urgeschichtlicher Forschung sollte die beiden bedeutenden Mediziner 1875 erstmals zusammenführen. Virchow berichtete in der „Berliner Gesellschaft für Anthropologie, Ethnologie und Urgeschichte", deren Vorsitzender er war, über die Wollsteiner Funde und begab sich an Ort und Stelle, um sich von der großen Ergiebigkeit der Fundstätte zu überzeugen. Koch blieb·im Anschluß an den Besuch mit Virchow in Verbindung und berichtete ihm über weitere Entdeckungen. Obwohl es keine Quellen darüber gibt, kann angenommen werden, daß dieser erste Kontakt mit Rudolf Virchow, einem der bedeutendsten deutschen Mediziner dieser Zeit, Robert Koch in seinem Streben zu wissenschaftlicher Arbeit bestärkt hat. Gewiß haben in den Gesprächen der beiden Mediziner nicht nur urgeschichtliche Funde eine Rolle gespielt. Jedenfalls hat Robert Koch nach Virchows Abreise nicht nur seine Forschungen aktiviert, er suchte zugleich in verstärktem Maße Verbindung zu wissenschaftlich arbeitenden Fachkollegen. Zu diesem Zwecke unternahm er im Herbst 1876 eine Reise, um die Tagungen der „Deutschen Gesellschaft für öffentliche Gesundheitspflege" in München und der „Gesellschaft deutscher Naturforscher und Ärzte" in Graz zu besuchen. Das sorgfältig geführte Reisetagebuch legt zugleich von seinen vielfältigen kulturellen Interessen Zeugnis ab. Insbesondere zogen ihn Malerei, Architektur und Musik in ihren Bann. Während der Münchner Tagung hörte Robert Koch u. a. einen Vortrag des Begründers der modernen Hygiene, Max von Pettenkofer (1818–1901). Auch in der Grazer Zusammenkunft besuchte Robert Koch vor allem die Vorträge der hygienischen Sektion.

Durch viele Impulse bereichert, kehrte er nach Wollstein zurück, wo sein kleines Laboratorium, das durch den Erwerb neuer technischer Hilfsmittel bessere Arbeitsmöglichkeiten bot, sein liebster und wichtigster Aufenthaltsort wurde.

Beginn der wissenschaftlichen Arbeit

Zum Entwicklungsweg der Bakteriologie

Der erste, seit etwa 1873 von Robert Koch systematisch bearbeitete Forschungsgegenstand war die Milzbranderkrankung, die zu dieser Zeit in seinem Wirkungsgebiet häufig bei Schafen, Rindern und Pferden, zuweilen aber auch bei Menschen auftrat.

Vor den Ergebnissen der wissenschaftlichen Forschungen Robert Kochs auf diesem Gebiet soll der sich bereits anbahnende Formierungsprozeß der Mikrobiologie betrachtet werden, um so den qualitativ neuen Beitrag Robert Kochs bei der Fundierung der bakteriologischen Wissenschaft zu verdeutlichen.

Machtlosigkeit und Ohnmacht hatten die Haltung gegenüber Seuchen und Infektionskrankheiten in vergangenen Jahrhunderten bestimmt. Gegen diese scheinbar unüberwindliche Mauer des Unwissens kämpften die Menschen bereits seit dem Altertum mutig an. Hippokrates (um 460–377 v. u. Z.), der Begründer der wissenschaftlichen Medizin im alten Griechenland, wies in zahlreichen Abhandlungen über epidemische Krankheiten alle überirdischen Einflüsse zurück und orientierte auf natürliche Umwelteinflüsse als Ursache des Übels. Die Tradition medizinischer Wissenschaft wurde im antiken Rom fortgesetzt: Marcus Terentius Varro (117–26 v. u. Z.) entwickelte erstmals die Vorstellung von den kleinsten Tierchen als Erreger ansteckender Krankheiten.

Das von Unwissenheit bestimmte Gefühl des Ausgeliefertseins an überirdische Mächte machte sich die Kirche seit dem Mittelalter in ihrem dogmatischen Verharren in einer sich überlebenden Gottesvorstellung zunutze. Sie predigte das menschliche Leiden als Strafe Gottes für begangene Sünden. Krankheit und Schmerzen sollten als unabwendbare Buße zur Läuterung durchlitten werden.

Während in der Antike alle Hinweise auf mögliche natürliche

Krankheitsursachen Vermutungen bleiben mußten, war die Beschreibung von Infektionskrankheiten, die der Arzt Girolamo Fracastoro (1478–1553) in seinem umfangreichen Werk „Über Ansteckung, ansteckende Krankheiten und ihre Heilung" bot, das Ergebnis intensiver langjähriger Beobachtungen. Er beschrieb nicht nur die Ansteckungsmöglichkeiten durch Berührung und Einatmung, sondern auch erstmalig die verschiedenen Infektionskrankheiten. Seine Theorie von den „Contagien" hatte auf das weitere Erforschen dieser Krankheiten großen Einfluß.

Mitte des 17. Jahrhunderts erweiterte der Arzt Thomas Sydenham (1624–1689) die Theorie der Infektion durch ansteckende Stoffe mit dem Hinweis auf Ausdünstungen der Erde, die sogenannten „Miasmen". Im weiteren Verlauf entbrannte der Streit zwischen den Anhängern der Contagienlehre, nach der lebende Krankheitserreger durch unmittelbare Kontakte von Mensch zu Mensch die Infektionserkrankungen verursachen sollen und den Verfechtern der Miasmalehre, nach der Krankheitserreger vor allem durch Fäulnis und Gärung in Bodenausdünstungen entstehen und durch die Luft übertragen werden.

Entscheidende Voraussetzung für das zielstrebige Erforschen der vermuteten Krankheitserreger war deren sinnliche Wahrnehmung. Dem Bedürfnis, die Welt des Mikrokosmos zu erschließen, wurde mit der Erfindung des Mikroskops entsprochen. Diese schien allerdings zunächst weniger sensationell zu sein als der etwa zur gleichen Zeit mit dem Fernrohr ermöglichte aufsehenerregende Blick in die Weiten des Weltalls.

Mit Hilfe von Linsen winzige Dinge vergrößert zu sehen, war bereits im Altertum von größtem Interesse. Allerdings bildete eine Vergrößerung um etwa das 30fache lange Zeit die obere Grenze. Eine weitere Vergrößerung erforderte ein zusammengesetztes Mikroskop, dessen einfachste Form Ende des sechzehnten Jahrhunderts die holländischen Glasschleifer Zacharias und Johannes Janssen (gest. 1619) entwickelten, indem sie zwei Konvex- bzw. Konvex- und Konkavlinsen kombinierten.

Mit einem derartigen einfachen Hilfsmittel ausgerüstet, forschte Athanasius Kircher (1601–1680) nach Contagien. Veranlassung dazu gab ihm eine schreckliche Pestepidemie, die Italien Mitte des 17. Jahrhunderts heimsuchte. Im Blut Pestkranker glaubte er schließlich, wie er es beschrieb, „lauter kleine

Würmchen" zu sehen; doch es dürfte sich hierbei nicht um den Pesterreger gehandelt haben, der mit der bescheidenen Vergrößerungsfähigkeit seines Instruments schwerlich sichtbar gemacht werden konnte.

Die Erforschung des Mikrokosmos erforderte die weitere Vervollkommnung der optischen Hilfsmittel. Im Ergebnis technisch-handwerklicher Verbesserungen, die insbesondere auf der Beseitigung von Linsenfehlern beruhten, baute Robert Hooke (1635–1703) 1665 ein neues verbessertes Mikroskop, dessen Tubus, an einem Stativ befestigt, verstellbar war. Mit seiner Hilfe sah er beim Betrachten einer Korkscheibe eine Vielzahl kleinster wabenartiger Kämmerchen und entdeckte damit den Zellaufbau der Pflanzen.

Eine bedeutende technische Verbesserung der mikroskopischen Technik stellte die Ablösung des Schiebtubus durch ein Fokussiergewinde dar. Ein Spitzengerät damaliger Zeit war das von Giuseppe Campani (1635–1715) etwa 1695 konstruierte Mikroskop.

Das Wirken des experimentierfreudigen Holländers Antony van Leeuwenhoek (1632–1723) stellte einen Wendepunkt der weiteren Entwicklung dar. Der von seinen Zeitgenossen als Sonderling angesehene Gemischtwarenhändler hatte keinerlei wissenschaftliche Vorbildung. Die ganze Freizeit widmete er seiner Liebhaberei, dem Erforschen kleiner Dinge. So konstruierte er mit unendlicher Geduld mit Hilfe selbstgeschliffener Linsen mehr als 400 Mikroskope und erzielte eine Vergrößerung um das 250fache. In einem Tropfen fauligen Regenwassers und im Zahnbelag stellte er „levende dierksens" fest und sah damit erstmals Bakterien.

Nicht von ungefähr war das Vordringen in die Welt kleinster Lebewesen in den Niederlanden gelungen. Die Residenz des Prinzen von Oranien hatte sich im revolutionären Freiheitskampf der ersten siegreichen bürgerlichen Revolution von den hemmenden Fesseln Spaniens und des Katholizismus befreit. Damit war der weiteren kapitalistischen Entwicklung der Weg geebnet. In der „kapitalistischen Musternation des 17. Jahrhunderts" (K. Marx) entwickelte sich zugleich eine hohe Blüte der Wissenschaft und Kultur. Bürgerliches Selbstbewußtsein und Wissensdrang entfalteten sich nicht nur an den Universitäten. Sie erwachten, wie das Beispiel Leeuwenhoeks zeigt, auch in den vom Gewerbefleiß geprägten Bürgerhäusern. Leeuwenhoek war es im Vergleich mit seinen Vorgängern nicht nur gelungen, höhere, sondern auch deutlichere Vergrößerungen zu erzielen.

Auf Anregung des holländischen Wissenschaftlers Reignier de Graaf (1641–1673) übermittelte Leeuwenhoek der Royal Society in London seinen „Bericht über einige Beobachtungen, gemacht von Mr. Leeuwenhoek mittels eines von ihm erfundenen Mikroskops, über den Schmutz der Haut, auf dem Fleisch usw., über den Stachel einer Biene usw." Diesem Bericht folgten noch zahlreiche „Sendbrieven", die schließlich sieben Folianten füllten. Die Akademie ernannte den Autodidakten nach gewissenhafter Prüfung seiner Ergebnisse zu ihrem Mitglied. Wohlweislich hatte Leeuwenhoek in den Berichten jeweils nur die Resultate seiner neuen, immer sensationelleren Entdeckungen mitgeteilt. Über die Linsenkombinationen der Mikroskope und die Methoden seiner Arbeit hüllte er sich in Schweigen. Darüber sollte erst sein Nachlaß Aufschluß geben.

In der weiteren Entwicklung wurden die technisch-mechanischen Ausrüstungen des Mikroskops verfeinert und vervollkommnet. Die optische Leistungsfähigkeit der Leeuwenhoekschen Linsen blieb jedoch bis Ende des 18. Jahrhunderts unübertroffen. Das von ihm begründete technische Prinzip bahnte den Weg des Erkennens der Mikrowelt, die in engem Zusammenhang mit der Perfektionierung der technisch-optischen Hilfsmittel zu ständig neuen Erkenntnissen führte.

Ein großer Schritt voran war die Herstellung achromatischer Systeme. Die Richtung zu dieser Neuerung hatte John Dolland (1706–1761) mit seinem Dreilinsen-Objektiv-Mikroskop gewiesen, das eine 275fache Vergrößerung ermöglichte. Eine Höchstleistung waren zu dieser Zeit die Objektive des Italieners Giovanni-Battista Amici (1786–1863), dem es gelungen war, deren Öffnungswinkel auf 160° zu erweitern und sie chromatisch und sphärisch zu korrigieren. Ernst Haeckel (1834–1919), der eines dieser leistungsfähigen Instrumente benutzte, charakterisierte dessen Vorzüge:

„Es ist dies ein sogenanntes ‚Immersionsinstrument', wie sie bisher nur dieser ausgezeichnete Optiker anfertigen konnte. Die mechanische Arbeit, Schrauben usw., wie die ganze Einrichtung sind sehr unpraktisch, roh und mangelhaft, die Linsen aber – die Hauptsache – ganz ausgezeichnet. Die stärkste Objektivlinse ist aber nur brauchbar, wenn sie in Wasser getaucht ist und ohne einen Luftzwischenraum direkt mit dem zu untersuchenden Objekt in Verbindung steht. Von dieser Einrichtung rührt auch der Name dieser Eintauchmikroskope her. Das Arbeiten damit ist sehr unbequem, und das zutretende Licht, welches nicht wie gewöhnlich durch einen Konkavspiegel, sondern durch ein sphärisches Prisma gesammelt wird, ist nur sparsam zugemessen. Allein alle diese Nachteile werden bei weitem aufgewogen durch die außerordentliche starke Vergrößerung, welche mittels derselben möglich und welche für gewisse Objektive allerfeinster Art von unschätzbarem Wert ist. Während die gewöhnliche Linearvergrößerung, welche die besten Mikroskope ... gewähren, nur bis zu 300–400, höchstens 500 steigen darf, wenn sie noch wissenschaftlich brauchbar sein soll, gewährt dieses merkwürdige Amicische Instrument noch bei der stärksten Vergrößerung – 1 000 linear! – ein vollkommen klares, scharfes und sicheres Bild. Also fast noch um das Doppelte vergrößert!"

Mit einem Meßschrauben-Okular ausgerüstet und damit in der mechanischen Konstruktion noch vollkommener, waren die Mikroskope von Edmund Hartnack (1826–1891).

Dank den neuen optischen Hilfsmitteln nahm die Erforschung der Bakterien einen erfolgreichen Verlauf. Mit Hilfe der verbesserten Mikroskope konnten innerhalb der Bakterien Einzelheiten wahrgenommen werden. Die schrittweise Erschließung der Kompliziertheit der Bakterienwelt enträtselte mehr und mehr den Bau der Mikroorganismen. Diese bildeten nicht, wie ursprünglich angenommen, einheitliche undifferenzierte Protoplasmaklümpchen, sondern erwiesen sich in Gestalt, der Art und Weise ihrer Teilung und Fortbewegung als grundverschieden. Zahlreich und mannigfaltig waren auch ihre Bauelemente. Diese Feststellungen warfen neue Fragen auf, deren Lösungsversuche den Erkenntnisfortschritt ständig weiter vervollkommneten.

Leeuwenhoek hatte seine Entdeckung „levender dierksen" noch keineswegs mit einer Vorstellung der „contagia animata", jenen vermeintlichen Krankheitserregern, verbunden. Das war auch bei Lazzaro Spallanzani (1729–1799) noch nicht der Fall, der mit dem Nachweis, daß sterilisiertes Wasser keine „Infusionstierchen" enthält, unbewußt einen ersten schweren Schlag gegen die die weitere Entwicklung hemmende Theorie der spontanen Urzeugung richtete.

Den Gedanken eines Zusammenhangs zwischen Bakterien und möglichen Krankheitserregern griff der Lehrer Kochs, Jakob Henle, wieder auf. Er vermutete, daß die Erreger belebt seien (contagium vivum) und entwickelte konzeptionell die Methodik ihres experimentellen Nachweises. Damit begründete er die theoretische Ausgangsposition der Bakteriologie. Experimentelle Beweise seiner Theorie gab es noch nicht. Jedoch wurden, auf Erfahrungen und Beobachtungen gestützt, in der medizinischen Praxis bereits Maßnahmen gegen Infektionen durchgeführt. Schon im Altertum hatte man festgestellt, daß Pestkranke ohne Gefahr von solchen Pflegern betreut werden konnten, die die Krankheit überstanden hatten, da offensichtlich eine wiederholte Infektion nicht erfolgte.

Ebenso verhielt es sich bei den Pocken. Der englische Landarzt Edward Jenner (1749–1823) ging dem alten Volksglauben nach, daß eine Person, die bereits die verhältnismäßig harmlos verlaufenden Kuhpocken gehabt hatte, entweder gegen die Menschenpocken immun war oder diese in stark gemindertem Krankheitsverlauf überstand. Seine Versuche bestätigten vollauf diese Ansicht und leiteten die Pockenschutzimpfung ein, die bald ihren Siegeszug um die Welt antrat. Allerdings mußte sich auch diese bahnbrechende medizinische Entdeckung erst im Kampf gegen das Alte durchsetzen. Jenner hatte sie der königlichen Akademie der Naturwissenschaften in London mitgeteilt. Doch diese ignorierte in verantwortungsloser Überheblichkeit die Darlegungen eines unbekannten Landarztes.

Von der hervorragenden Bedeutung seines Werkes für die Menschheit überzeugt, ließ Jenner seine Abhandlung im Selbstverlag drucken. Er erregte damit großes Aufsehen und fand dank seiner Beharrlichkeit die notwendige Anerkennung.

Auf Erfahrungen und Beobachtungen begründete sich auch der erfolgreiche Kampf von Ignaz Philipp Semmelweis (1818–1865) gegen das Kindbettfieber. Mit seiner Chlorkalkdesinfektion bahnte er der Antiseptik den Weg. Neben dem erfolgreichen empirischen Arbeiten schritt auch die wissenschaftliche Erforschung der Bakterien von Erfolg zu Erfolg, zunächst besonders bei der Entdeckung pflanzlicher und tierischer Parasiten und Krankheitserreger:

Bereits 1832 beschrieb Richard Owen (1804–1892) erstmals die Trichine, und 1835 wies Agostino Bassi (1773–1856) einen Pilz als Erreger einer Seidenraupenkrankheit nach. Anfangs waren es vor allem weitere Pilze, die als Ursachen von Hauterkrankungen entdeckt wurden. Zoologen erforschten Blasen- und Bandwürmer sowie Milben und leisteten damit einen wesentlichen Beitrag zur Erforschung parasitärer Krankheiten.

Das Studium der bereits von van Leeuwenhoek gesehenen Bakterien hatte dank der vervollkommneten mikroskopischen Technik und Optik seit Ende des 18. Jahrhunderts weitere Fortschritte erzielt. Diese Entwicklung wurde von einem großen gesellschaftlichen Bedürfnis vorangetrieben, denn noch immer nahmen die unerforschten Infektionskrankheiten in den Todesursachen mit Abstand die erste Stelle ein. In Deutschland hatten sich vor allem der Naturforscher Gottfried Christian Ehrenberg (1795–1876) und der Botaniker Ferdinand Julius Cohn (1828–1898), der später Robert Koch entscheidend förderte, um die Erforschung der Bakterien verdient gemacht. Allerdings fand in diesem Stadium der Forschung der Gedanke einer Verbindung der Mikroorganismen mit Krankheitserregern noch keine Beachtung.

Zum Wegbereiter dieser neuen Erkenntnis wurde der Chemiker Louis Pasteur (1822–1895). Ausgangspunkt seines fundamentalen Werkes war der experimentelle Beweis der bereits von Charles Cagniard de la Tour (1777–1859) und Theodor Schwann (1810–1882) vertretenen biologischen Gärungstheorie.

Im Ergebnis seiner Experimente gelang es Pasteur nicht nur, die Gärung auf bakterielle Erreger zurückzuführen, sondern bereits spezifische Bakterien zu unterscheiden und zu züchten. Neben der großen praktischen Bedeutung dieser Erkenntnis für die Wirtschaft steht ihre tiefgreifende wissenschaftliche Konsequenz für die weitere bakteriologische Forschung und nicht zuletzt eine weitreichende ideologische Relevanz. Pasteur bestätigte nicht nur experimentell die Ansicht Spallanzanis, sondern er bewies zugleich, woher die Bakterien kommen, die in die Stoffe eindringen. Sein Nachweis ihrer Herkunft aus der Luft trug wesentlich dazu bei, der Hypothese der Urzeugung, nach der die Mikroorganismen, aber auch Insekten und Würmer, aus Schlamm und Unrat spontan durch ein „geistiges Prinzip" entstehen, den Todesstoß zu versetzen.

Die Frage nach dem Ursprung des Lebens, ein Problem, das eng mit der Grundfrage der Philosophie verbunden ist, stellten sich die Menschen bereits seit Jahrtausenden. Bis zur Mitte des 19. Jahrhunderts überwogen die idealistischen Antworten, da die materialistischen Naturanschauungen noch unentwickelt und häufig mit methaphysischen und idealistischen Inkonsequenzen behaftet waren.

Der Gedanke einer spontanen Urzeugung läßt sich bis in die Antike zurückverfolgen. Während die griechischen Atomisten Erde, Wasser, Luft und Feuer als Grundelemente für die Bildung aller Dinge ansahen und die Entstehung des Lebens als Resultat mechanischer Kräfte der Natur interpretierten, wurde in der weiteren Entwicklung diese materialistische Auffassung verlassen, und die theoretische Begründung der Urzeugung nahm mehr und mehr idealistischen Charakter an, bis sie im Mittelalter durch das kirchliche Dogma völlig mystifiziert wurde. Bis Mitte des 17. Jahrhunderts galt es als ausgemacht, daß bei Fäulnis Lebewesen entstehen können. So behaupteten selbst angesehene Gelehrte, daß Gänse und Enten aus den herabfallenden Früchten des Gänsebaums und Seemuscheln entstünden. Der englische Gelehrte Alexander Neccam (1157–1217) leitete die Herkunft der Vögel aus der Berührung von Baumharz mit Meerwasser ab.

Der Gedanke, daß auch Säugetiere durch Urzeugung entstünden, war weit verbreitet. Der Brüsseler Arzt Johann Baptist van Helmont (1577–1644) erarbeitete eine Rezeptur, wonach aus Weizenkörnern oder Käse und schmutziger Wäsche Mäuse entstünden. Paracelsus (1493–1541) empfahl sogar die Züchtung eines Homunkulus aus einer Mischung von Blut und menschlichem Sperma, die 40 Tage in einem Pferdemagen aufzubewahren sei. Wie sehr diese Theorien noch das Denken bis in das 18./19. Jahrhundert beherrschten, zeigen z. B. Äußerungen Goethes, nach denen er „die Entstehung von Infusorien, Läusen und Insekten aus unsauberer Materie ganz glaubhaft" fand und auch „die Entwicklung der Flöhe aus Spänen von Nadelholz, die mit Urin vierundzwanzig Stunden in einem fest verschlossenen Gefäß aufbewahrt würden, für möglich halte". – Der wissenschaftliche Erkenntnisdrang führte auch in der Vorstellung von der Urzeugung zu materialistischen Interpretationen. So sahen die Philosophen Francis Bacon (1561–1626) und René Descartes (1596–1650) in der spontanen Entstehung von Leben den Beweis für den kausalen Zusammenhang von anorganischen Stoffen mit lebenden Organismen.

Mit der Entdeckung der Feinstruktur von Pflanzen und Tieren und der Vermehrungsvorgänge wurde im 18. Jahrhundert die Vorstellung von der Urzeugung höherer Organismen fallengelassen.

Nach der Erfindung des Mikroskops verlagerten sich die Auseinandersetzungen um das Problem der Urzeugung vor allem auf die Welt der Mikroorganismen. Mit unzähligen Experimenten sollten die Ansichten der spontanen Urzeugung bewiesen oder widerlegt werden. Der Streit blieb bis zur Mitte des 19. Jahrhunderts unentschieden. Im Jahre 1859 trug der französische Gelehrte Felix-Archimide Pouchet die bisherigen Auffassungen zusammen und kam zu dem Ergebnis, daß die Urzeugung als spontane Bildung niederer Lebewesen aus organischen Stoffen bei Fäulnis und Gärung eindeutig bewiesen sei. Ein Jahr später sollte jedoch Louis Pasteur die Frage durch seine klaren Beweise entscheiden. Er hatte die im Januar 1860 von der Pariser Akademie der Wissenschaften gestellte Preisaufgabe: „Es ist zu versuchen, durch wohldurchdachte Experimente das Problem der Urzeugung weiter aufzuhellen" bearbeitet.

Unvoreingenommen hatte er zunächst alle bisherigen Ergebnisse überprüft. Die Vermutungen über Lebenskeime in der Luft bildeten das zentrale Problem seiner Experimente. Schließlich konnte er das Fazit ziehen: „Die Sprache der Schöpfung blieb aber aus. Sie ist stumm seit vielen Jahren, seitdem ich mit solchen Experimenten angefangen habe. Ich entfernte und ich entferne auch jetzt die in der Luft schwebenden Keime. Damit entferne ich das Leben ... Die Doktrin der Generatio spontanea wird nach dem tödlichen Schlag, den sie durch ein einfaches Experiment erlitten hat, nie aufstehen."

Die Auseinandersetzungen über den Ursprung des Lebens führten auch auf Grund anderer Beobachtungen seit dem 17. Jahrhundert zu neuen Erkenntnissen.

Noch Mitte des 18. Jahrhunderts hatte J. Lightfoot, der Vizekanzler der Universität Cambridge, die Erschaffung des Menschen „exakt" auf den „23. Oktober 4004 vor Christi Geburt um neun Uhr morgens" datiert. Derartige Berechnungen wurden auf der Grundlage von Altersangaben und Generationsfolgen der in der Bibel erwähnten Personen vorgenommen.

Bergbau und Steinbrucharbeiten brachten jedoch wesentlich ältere Funde zu Tage. Die Feststellung, es handele sich dabei um in der Sintflut ertrunkene Opfer oder um mißlungene Modellentwürfe des Schöpfers, ließen sich auf die Dauer ebenso wenig aufrechterhalten wie die Behauptung, die Schichtenfolge der Erdrinde sei eine zum Zeitpunkt des Schöpfungsaktes entstandene Ablagerung der Stoffe nach ihrem Artgewicht.

So sehr sich die Dunkelmänner auch um die Rettung der Lehre von der Konstanz der Arten bemühten, die Wahrheit begann sich auf der Grundlage empirischer Naturbeobachtungen und wissenschaftlicher Forschung durchzusetzen. Ersten Vermutungen, daß die Lebewesen Ergebnis einer allmählichen Veränderung der Lebensformen andersartiger Vorfahren sein könnten, folgte die wissenschaftlich begründete Entwicklungslehre von Jean Baptiste Lamarck (1744–1829) und schließlich die von Charles Robert Darwin (1809–1882) erarbeitete moderne Abstammungslehre, die einen Wendepunkt in der Geschichte der Biologie mit weitreichenden ideologischen Konsequenzen einleitete.

Sein Buch „Die Entstehung der Arten durch natürliche Auslese oder die Erhaltung der begünstigten Rassen im Ringen um die Existenz" war 1859 erschienen, zur gleichen Zeit also, als Pouchet die spontane Urzeugung noch bewiesen zu haben glaubte, und bevor Pasteur zu seinen fundamentalen Erkenntnissen gelangte.

Mit Darwins Abstammungslehre und Pasteurs Widerlegung der spontanen Urzeugung waren die Grundlagen für neue naturwissenschaftlich-philosophische Fragestellungen nach dem Wesen und Ursprung des Lebens gegeben. Während einige Wissenschaftler, wie der Physiologe Emil du Bois-Reymond (1818–1896) in seiner „Ignorabimus-Rede" Ratlosigkeit zeigten und die Erkenntnisgrenze erreicht zu haben glaubten, führten andere, wie Ernst Haeckel, die Arbeiten systematisch weiter. Dessen 1866 erschienene „Generelle Morphologie der Organismen" bildet die Grundlage unserer heutigen Theorie von der Entstehung des Lebens als einem längeren, mit der Bildung einfacher Kohlenstoffverbindungen beginnenden Evolutionsprozeß.

Unermüdlich drangen die Naturwissenschaftler immer tiefer in die Geheimnisse des Lebens ein. Heute gibt es zu der von Alexander Iwanowitsch Oparin (1894–1980) entwickelten materialistischen Theorie der Biogenese keine wissenschaftliche Alternative mehr. Seine Theorie von der Entstehung des Lebens auf der Erde begründet die Auffassung, daß die Qualitätssprünge in einem langwierigen Prozeß der Umbildung anorganischer in belebte Materie in drei Phasen vor sich gingen: Beginnend vor etwa 3,5 Millionen Jahren setzte die chemische Evolution ein, in der sich die Kohlenwasserstoffe als Voraussetzung der Lebensentwicklung bildeten. In der zweiten Phase, der präbiologischen Evolution, entwickelten sich allmählich aus den in den Urmeeren enthaltenen organischen Molekülen komplizierte organische Verbindungen, die dann in der dritten Phase, der biologischen Evolution, zur lebenden Materie in Form von Eiweißsystemen und zur Höherentwicklung der Lebewesen führte.

Die Verfechter des idealistischen Standpunkts wollten sich nicht geschlagen geben. Im Widerspruch zu den naturwissenschaftlichen Erkenntnissen stellten sie immer neue Theorien auf, wobei sie z. B. im Rahmen der Auffassung von der Ewigkeit des Lebens dessen Entstehung sicherheitshalber in vermeintlich unkontrollierbare extraterrestrische Bereiche verlagerten. Doch das Wissen verdrängte die Spekulationen. Das Streben, die neuen Fakten und Erkenntnisse in vorgefertigte, überlebte Systeme zu pressen, mußte versagen.

Doch kehren wir zur Vervollkommnung der mikroskopischen Forschung und zum Entwicklungsweg der Bakteriologie zurück.

Eine entscheidende Wende war eingetreten, als Matthias Jakob Schleiden (1804–1881) in den Jahren 1837 bis 1839 seine Zelltheorie veröffentlichte, nach der sich der pflanzliche Organismus aufbaut. Noch im Jahre 1839 übertrug Theodor Schwann diese Lehre auch auf den tierischen Organismus, indem er nachwies, daß tierische und pflanzliche Gewebe aus den gleichen Elementeneinheiten, den Zellen, bestehen. Das gemeinsam mit Schleiden veröffentlichte Werk „Mikroskopische Untersuchungen über die Übereinstimmung in der Struktur und dem Wachstum der Tiere und Pflanzen" bahnte endgültig den Weg der Mikroskopie als Fundament mikrobiologischer Forschung.

Die sich dank der verbessernden mikroskopischen Technik und Methodologie entwickelnde Bakteriologie vermittelte schrittweise ein immer tieferes Wissen über die Welt der Mikroorganismen.

Die bahnbrechende naturwissenschaftliche und ideologische Bedeutung der Zelltheorie Schleidens zählt neben der Entdeckung des Gesetzes von der Erhaltung der Energie durch Julius Robert Mayer (1814–1878) und des Gesetzes von der einheitlichen Entwicklung der gesamten organischen Natur durch Darwin zu den drei großen Entdeckungen des 19. Jahrhunderts, mit denen nach Friedrich Engels (1820–1895) die „Hauptvorgänge der Natur erklärt, auf natürliche Ursachen zurückgeführt" werden.

Die Klärung des Gärungsprozesses war der Auftakt für Pasteurs weitere zielgerichtete intensive bakteriologische Forschungen. Der Gedanke eines sachlichen Zusammenhangs der Ursachen von Gärung bzw. Fäulnis und Infektionen lag nahe. Ihn zu verfolgen, bot sich Pasteur bald Gelegenheit, als man ihn zur Untersuchung und Bekämpfung einer die französische Wirtschaft in großem Ausmaß schädigenden Seidenraupenseuche rief. Nach der Entdeckung des Erregers und dem Nachweis, daß die Seuche durch von außen eindringende Bakterien verursacht wurde, hatte Pasteur erstmals den unmittelbaren Zusammenhang von Erreger und Krankheit bewiesen.

Damit hatte er das Tor zu einer neuen Wissenschaft geöffnet. Seine Entdeckung bahnte der Mikrobiologie als einer wesentlichen Voraussetzung der naturwissenschaftlichen Fundierung der Medizin den Weg. Die medizinische Wissenschaft und Praxis wurden von seinen Forschungen inspiriert. So führte Joseph Lister (1827–1912) 1867 die antiseptische Wundbehandlung mit in Karbollösungen bearbeiteten Verbandmaterialien ein und verminderte durch Abtöten von Krankheitserregern die Wundinfektion beträchtlich, der viele Menschen bisher postoperativ zum Opfer gefallen waren.

Auch der Chirurg Theodor Billroth (1829–1894) hatte sich seit Anfang der sechziger Jahre in experimentellen Arbeiten um die Erforschung der bei Wundinfektionen auftretenden Mikroorganismen bemüht.

Trotz aller Fortschritte aber war es bis zum Ende des Jahrzehnts nicht gelungen, sichere Beweise für die Existenz spezifisch wirkender Krankheitserreger vorzulegen, oder die Ätiologie einer der bedeutsamen Krankheitsformen ausreichend aufzuklären. Die Hauptfragen der wissenschaftlichen Forschung auf bakteriologischem Gebiet galt es noch in Angriff zu nehmen.

Der entscheidende Schritt zur Begründung der Bakteriologie als Wissenschaft und damit zu einer weiteren naturwissenschaftlichen Untermauerung der Medizin wurde im Zusammenhang mit der Erforschung des Milzbrandes durch Robert Koch getan. Diese Seuche verursachte alljährlich in der gesamten Welt große Tierverluste. Nicht selten wurden von ihr auch Menschen betroffen; so starben in Südeuropa im Jahre 1617 sechzigtausend, die sich an erkrankten Rindern infiziert hatten. 1864 fielen in Nordrußland wiederum tausend der verheerenden Seuche zum Opfer. Alle Versuche, dagegen anzukämpfen, waren bisher erfolglos geblieben. Im Ergebnis von Beobachtungen war man sich darüber im klaren, daß die Krankheit durch eine Infektion hervorgerufen wurde, doch bestand über deren Wesen noch völlige Unklarheit.

Als erstem war es dem Landarzt Aloys Pollender (1800–1879) gelungen, bei mikroskopischen Blutuntersuchungen milzbrandkranker Tiere stäbchenartige Mikroorganismen festzustellen (1849). Allerdings ließ er sechs Jahre vergehen, ehe er mit seiner Entdeckung an die Öffentlichkeit trat. Das führte dazu, daß inzwischen weitere Forscher unabhängig von ihm den Milzbranderreger aufspürten. Während er es jedoch infolge großer Arbeitsbelastung bei der Entdeckung des Erregers bewenden ließ, führte Friedrich August Brauell (1807–1882), um den experimentellen Nachweis bemüht, die Arbeiten fort. Als dritter im Bunde fand nahezu zur gleichen Zeit wie Brauell 1856 Onesime Delafond (1805–1861) den Erreger. Auch er experimentierte mit dem stäbchenhaltigen Blut, das er auf Kaninchen übertrug. Während Virchow und Pasteur annahmen, daß es sich bei den glasklaren Stäbchen um Kristalle handele, die sich infolge der Krankheit bilden, und andere Wissenschaftler darin Zufallsprodukte ohne unmittelbaren Zusammenhang zur Krankheit sahen, vermutete Delafond in ihnen die Krankheitserreger. Wesentlich später bestätigte Casimir Joseph Davaine (1812–1882) erneut die Pollendersche Entdeckung (1863). Sein Beitrag zur Entwicklung der Milzbrandforschung besteht darin, daß es ihm gelang, die Krankheit durch Übertragen des Milzblutes verendeter auf gesunde Tiere zu erzeugen.

Diesen in kurzem Abriß geschilderten Entwicklungsstand hatte die Bakteriologie im allgemeinen und die Erforschung des Milzbrandes erreicht, als der Wollsteiner Kreisphysikus Robert

Koch sich ans Werk machte, um zunächst in der Milzbrand-forschung zu prinzipiell neuen Erkenntnissen zu gelangen, mit denen er, wie wir sehen werden, den Grundstein für eine neue medizinische Wissenschaft legte.

Noch immer bestand im Kreise der Wissenschaftler und Praktiker keineswegs Übereinstimmung darüber, die Bakterien als Krankheitserreger anzusehen. Der Meinungsstreit hielt un-vermindert an und entbrannte mit besonderer Heftigkeit auf internationalen und nationalen Fachtagungen. Selbst unter den Anhängern der Bakterientheorie, die eine Minderheit darstellten, gab es wiederum zwei Richtungen. Während die eine, repräsen-tiert von Cohn, die Auffassung vertrat, daß Bakterien trotz äußerer Ähnlichkeit auf Grund biologisch spezifischer Beson-derheiten in verschiedene Gruppen und zahlreiche Arten ge-trennt werden müßten — ja, daß jeweils nur eine spezielle Bakterie Erreger einer bestimmten Krankheit sein könne —, war die andere Gruppe der Meinung, daß es nur wenige Arten, viel-leicht nur eine einzige gäbe, die in unterschiedlicher Form als Ausdruck eines jeweiligen Entwicklungsstadium anzutreffen sei. Zu den Vertretern dieser Ansicht zählten Lister und Theodor Billroth.

Der Nachweis des Milzbranderregers — Auftakt des genialen Lebenswerkes

Alljährlich forderte der Milzbrand auch in Robert Kochs Tätig-keitsbereich zahlreiche Tieropfer. Da über Entstehung und Ausbreitung der Krankheit noch Unklarheit bestand, blieben auch die Maßnahmen zur Vorbeugung und Bekämpfung weit-gehend unwirksam, weil sie nicht spezifisch sein konnten. Robert Koch wird in seinem abgelegenen Kreisstädtchen wenig von dem neuesten Stand des intensiven Meinungsstreites über die Bak-terien vernommen haben. Völlig auf sich gestellt, ohne Ge-dankenaustausch und wissenschaftliche Literatur, begann er mit seiner Forschung, als Pasteur bereits den Höhepunkt des Ruhms erreicht hatte. Pasteur hatte die Möglichkeit der Bekämpfung von Infektionskrankheiten aufgezeigt. Inhalt und Methoden des Kampfes im einzelnen zu ermitteln, blieb anderen vorbehalten. Robert Koch sollte der erste sein, der diesen für die Menschheit

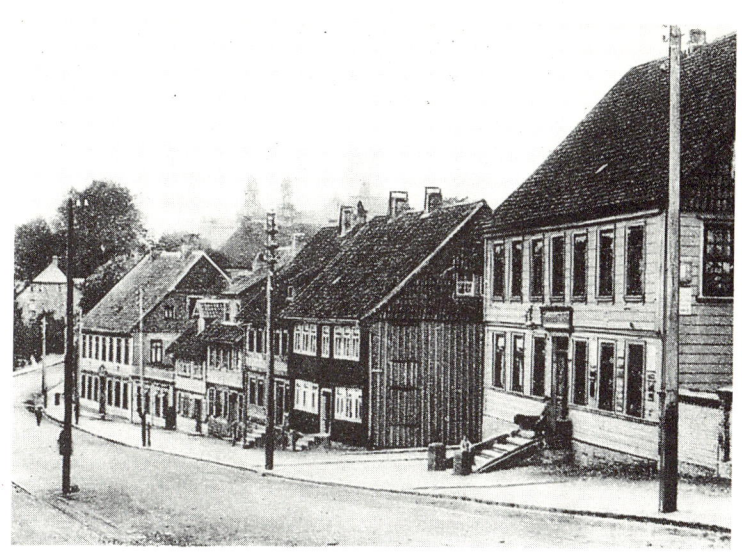

Bild 1. Robert Kochs Geburtshaus in Clausthal

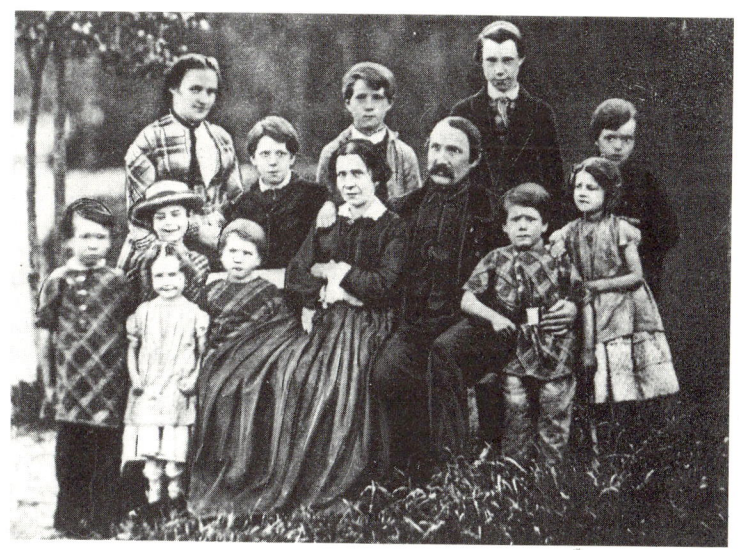

Bild 2. Familie Koch (Robert links von der Mutter)

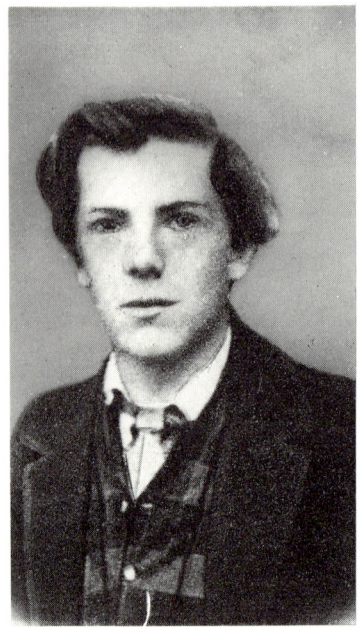 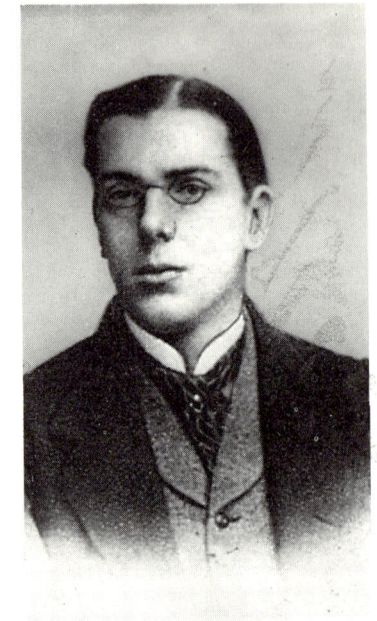

Bild 3. Robert Koch als Schüler 1861

Bild 4. Robert Koch als Student 1864

Bild 5. Studienbuch mit Eintragungen von Jakob Henle und Friedrich Wöhler

1. Bezeichnung der Vorlesungen und Name des Lehrers.	2. Bescheinigung des Lehrers.	3. Nr. der Zuhörerliste.	4. Betrag des Honorares Gold ℛ ₰	Courant ℛ ₰	5. Nr. der Quästur.	6. Bemerkungen des Quästors über die Bezahlung, Stundung oder Erlassung des Honorares.
1. Osteologie u. Syndesmologie. Hr. Hofr. Henle.	} Henle		5		170	Bezahlt
2. Erster Theil des systematischen Anatomie. Hr. Hofr. Henle.			10	10		Idem
3. Chemie. Hr. Obermed. R. Wöhler.	Wöhler		10			Idem
4. Psychologie. Hr. Prof. Lotze.	Lotze		5			Idem
5. Allgemeine u. specielle Zoologie. Hr. Prof. Keferstein	} Keferstein		5			Idem
6. Naturgeschichte der flügellosen Insekten. Hr. Prof. Keferstein			· · 1			Idem
7. Zweiter Theil des Experimentalphysik. Hr. Hofr. Weber. •	Weber.		5			Idem Lehrerens

Von Michaelis 1862 bis Ostern 1863

7. Zeugniß der Lehrer. Im Laufe der Vorlesung.	8. Nach beendigter Vorlesung.	Bemerkungen der Behörde.
	} bezahlt Henle	
	bezahlt Wöhler	
	Bezahlt Lotze	
	} bezahlt Keferstein	
	bezahlt Wilhelm Weber	

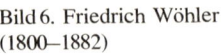

Bild 6. Friedrich Wöhler
(1800–1882)

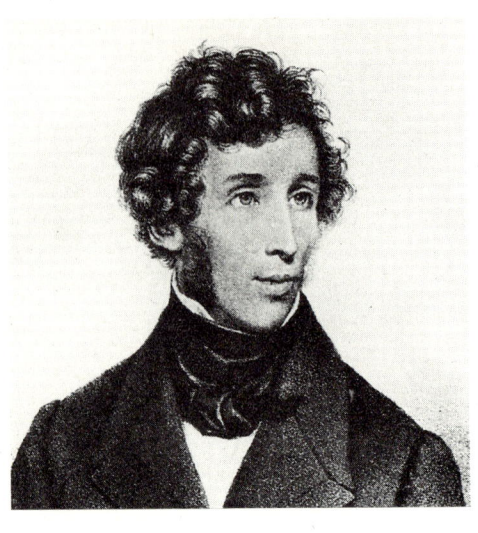

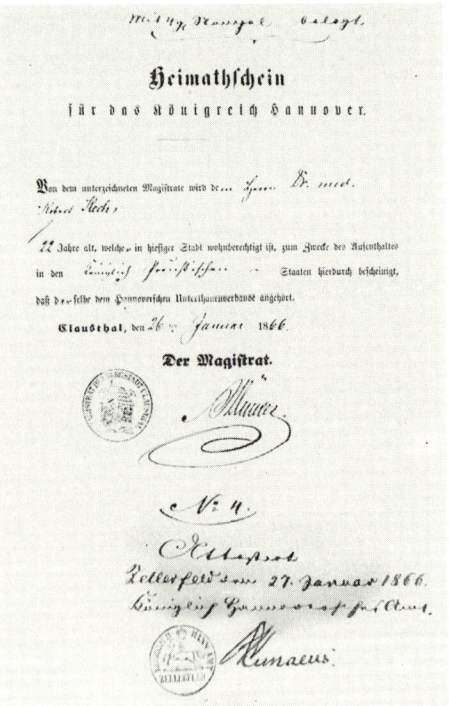

Bild 7. Heimatschein für
das Königreich
Hannover 1866

Bild 8. Erstveröffentlichung
Robert Kochs in der Zeitschrift
für rationelle Medizin 1865

ZEITSCHRIFT

für

RATIONELLE MEDICIN.

HERAUSGEGEBEN

VON

Dr. J. HENLE,
Professor der Anatomie in Göttingen.

UND

Dr. C. v. PFEUFER,
Königl. Bair. Ober-Medicinalrath und Professor der speciellen Pathologie und Therapie
und der medicinischen Klinik in München.

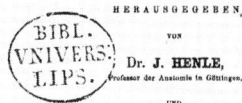

Mit 12 Tafeln.

LEIPZIG & HEIDELBERG.
C. F. WINTER'SCHE VERLAGSHANDLUNG.
1865.

Ueber das Entstehen der Bernsteinsäure im menschlichen Organismus.

Von

R. Koch in Göttingen.

Im Anschluss und als Fortsetzung der in dieser Zeitschrift Bd. 24. p. 97 und in den Nachrichten von d. königl. Gesellsch. d. Wissensch. u. s. w. zu Göttingen 1865. p. 182 mitgetheilten Untersuchungen über die Bildung von Bernsteinsäure im thierischen Organismus einerseits aus Fett, andererseits aus Aepfelsäure unternahm ich auf Veranlassung und unter Leitung des Herrn Prof. Meissner im hiesigen physiologischen Institut Untersuchungen, welche zum Zweck hatten, zunächst die beim Hund und beim Kaninchen gemachten Erfahrungen auch am Menschen zu prüfen, sodann die Versuche über die Bildung der Bernsteinsäure im Organismus, wie aus der Aepfelsäure, auf einige andere Körper auszudehnen, welche ausserhalb des Körpers unter ähnlichen Umständen, wie die Aepfelsäure, Bernsteinsäure liefern, und endlich die von Prof. Meissner schon angedeutete Vermuthung zu prüfen, ob nämlich die auf Reduction beruhende Bildung von Bernsteinsäure schon im Darmkanal vor sich geht.

Der zu untersuchende (menschliche) Harn wurde stets in derselben Weise behandelt, nämlich mit Barytwasser vollständig ausgefällt, der überschüssige Baryt mit Schwefelsäure unter Vermeidung eines Ueberschusses entfernt und mit Salzsäure vollends neutralisirt bis fast zur Syrupconsistenz eingedampft. Während des Eindampfens pflegt die Flüssigkeit

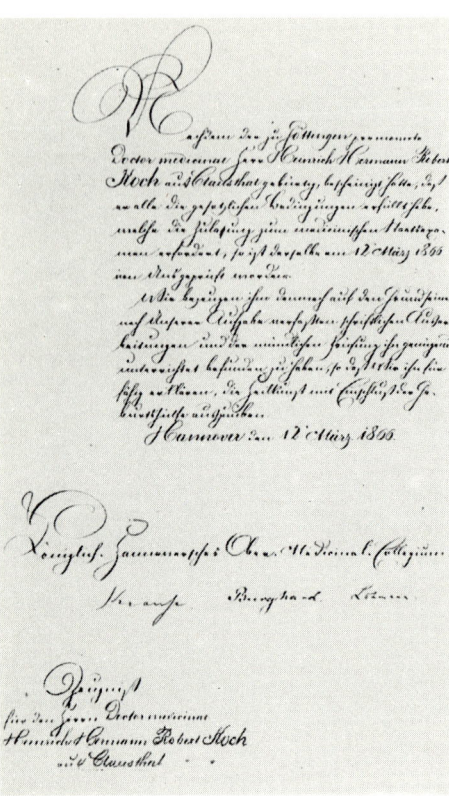

Bild 9. Approbationsurkunde

Bild 10. Doktor-Diplom (mit Übersetzung) Zu Heil und Segen/unter dem geneigten Schutze des/hocherhabenen und grossmaechtigen Fuersten und Herren/Georg V./ Koenigs von Hannover/ Koeniglichen Prinzen von Grossbritannien und Irland/Herzogs von Cumberland, Herzogs von Braunschweig und/ Lueneburg/ des erlauchtesten Rektors seiner Universität/unseres allergnädigsten Herren/ unter seiner Magnificenz dem Prorector/Heinrich Albert Zachariae/Ritter des Welfenordens/Ritter des saechsischen Herzog-Ernst-Hausordens I. Klasse/ Ritter des Grossherzoglichen-Luxemburgischen Kronenordens/mit Eichenlaub II. Klasse, Ritter des preusischen/ roten Adlerordens/ Staatsrat/beider Rechte Doctor und ordentlicher oeffentlicher/Professor Mitglied des Rechtscollegiums/habe ich/Carl Friedrich Heinrich Marx/ Ritter des Welfenordens/ der Medizin und Chirurgie Doctor und ordentlicher oeffentlicher Professor/ koeniglicher Hofrat/Mitglied der koeniglichen Academie der Wissenschaften/ zu Goettingen/ und mehrerer wissenschaftlicher Gesellschaften/derzeitiger Decan der medicinischen Facultaet/und satzungsgemaess zur Vornahme/von Doctorpromotionen berufen/den hochwohlgeborenen und hoechstgelehrten Herrn/ Robert Koch aus Clausthal/ nach Ablegung seiner Pruefungen/„mit ausser-

(zu Abb. 10)
ordentlichem Lobe"/und
nach Abhaltung seiner
oeffentlichen Vorlesung/
„über die Bernsteinsaeure
im menschlichen Organis-
mus"/am 16ten Januar
1866/zum Doctor der
Medicin, Chirurgie und
Geburtshilfe aus-/ersehen
und erklaert und des zum
Zeugnis diese Urkunde/
mit dem Siegel der
medicinischen Facultaet/
ausfertigen lassen.

QUOD.FELIX.FAUSTUMQUE.SIT.
AUSPICIIS.ET.INDULGENTIA.
AUGUSTISSIMI.ET.POTENTISSIMI.PRINCIPIS.AC.DOMINI.
GEORGII.V.
-REGIS.HANNOVERAE.
REGII.PRINCIPIS.MAGNAE.BRITANNIAE.ET.HIBERNIAE.
DUCIS.CUMBRIAE.
DUCIS.BRUNSVICENSIS.ET.LUNEBURGENSIS.
RECTORIS.ACADEMIAE.SUAE.MAGNIFICENTISSIMI.
DOMINI.NOSTRI.LONGE.CLEMENTISSIMI.
MAGNIFICO.ACADEMIAE.PRORECTORE.
HENRICO.ALBERTO.ZACHARIAE.
ORDINIS.GUELPHICI.EQUITE.
DOMUS.ERNESTO-SAXONICAE.ORDINIS.COMMENDATORE.
MAGNIDUCALIS.LUXEMBURGICI.ORDINIS.QUERCICAE.CORONAE.
CENTURIONE.
AQUILAE.RUBRAE.BORUSSORUM.ORDINIS.EQUITE.
REI.PUBLICAE.A.CONSILIIS.
JURIS.UTRIUSQUE.DOCTORE.ET.PROFESSORE.PUBLICO.ORDINARIO.
COLLEGII.QUOD.DE.JURE.RESPONDET.ASSESSORE.
EGO.
CAROLUS.FRIDERICUS.HENRICUS.MARX.
EQUES.GUELPHICUS.
MEDICINAE.ET.CHIRURGIAE.DOCTOR.ET.PROFESSOR.PUBLICUS.
ORDINARIUS.
REGI.AB.AULAE.CONSILIIS.
SOCIETATIS.REGIAE.SCIENTIARUM.GOTTINGENSIS.
NECNON.COMPLURIUM.SOCIETATUM.LITERARIUM.SODALIS.
ORDINIS.MEDICORUM.H.T.DECANUS.ET.PROMOTOR.LEGITIME.CON-
STITUTUS.
VIRUM.PRAENOBILISSIMUM.ET.DOCTISSIMUM.

ROBERTUM.KOCH.
CLAUSTHALIENSEM.
PRAEVIIS.EXAMINIBUS.EXIMIA.CUM.LAUDE.SUPERATIS.NECNON.
PRAELECTIONE.DE.ACIDO.SUCCINICO.IN.ORGANISMO.HUMANO.
PUBLICE.HABITA.
DIE.XVI.M.JANUARII.A.MDCCCLXVI.
MEDICINAE.CHIRURGIAE.ARTISQUE.OBSTETRICAE.DOCTOREM.
CREAVI.ET.RENUNTIAVI.
HUJUSQUE.REI.HAS.LITERAS.TESTES.
SIGILLO.ORDINIS.MEDICORUM.
MUNIRI.JUSSI.

L. S.

(Unterschrift)

Bild 11. Robert Koch
als junger Arzt 1871

Bild 12. Emmy Koch
mit Tochter Gertrud

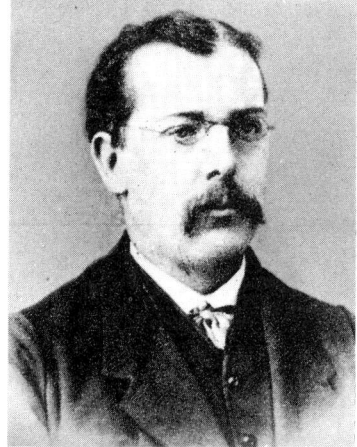

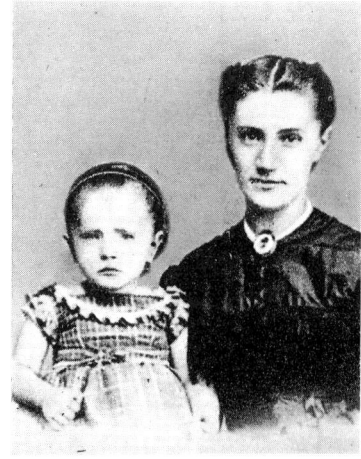

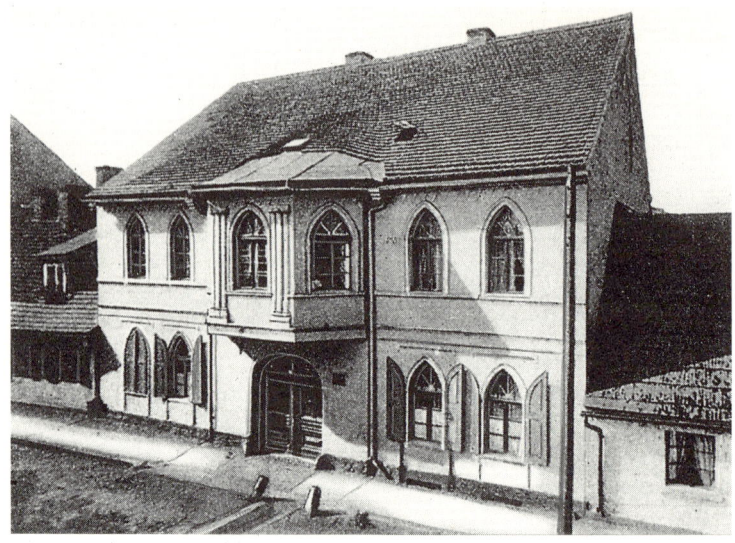

Bild 13. Wohnhaus in Wollstein (Wolsztyn)

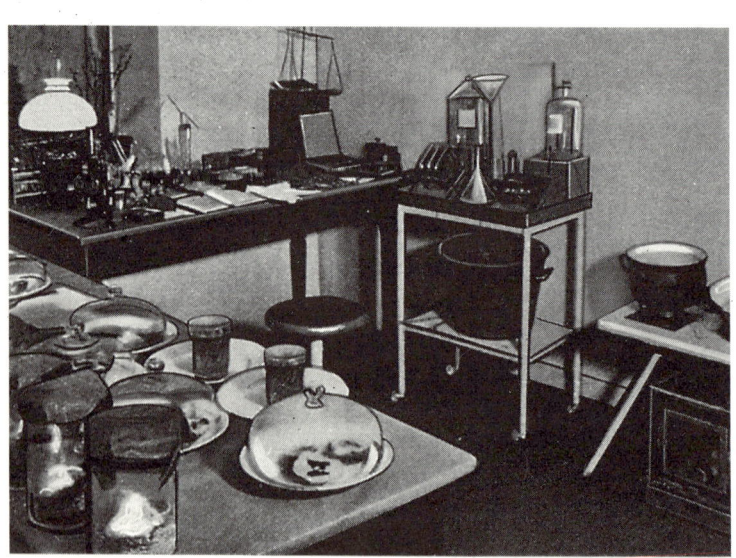

Bild 14. Arbeitszimmer in Wollstein (Wolsztyn)

Bild 15.
Handgeschriebenes
Rezept

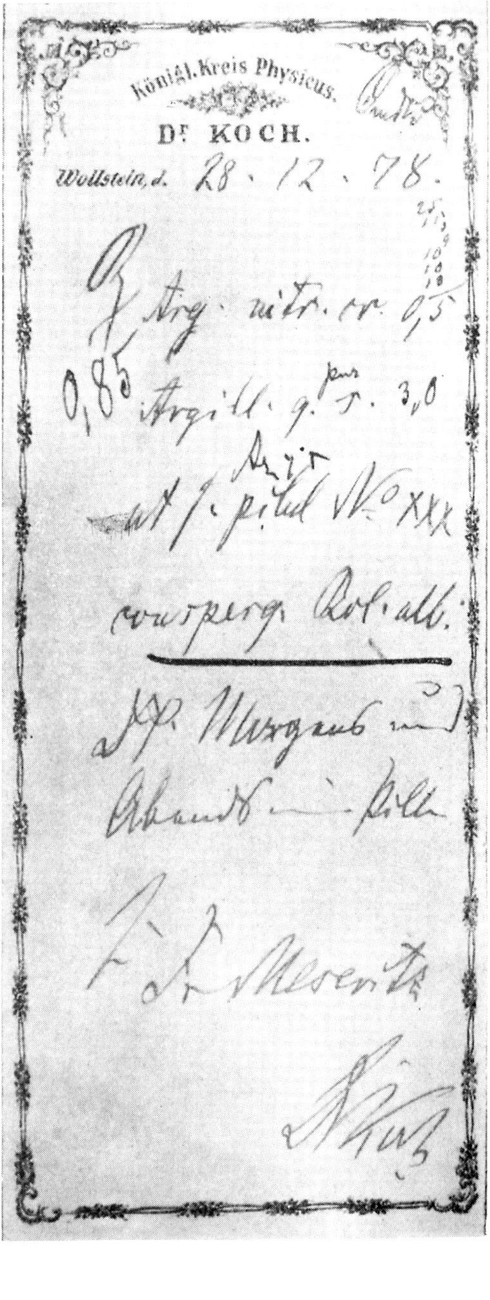

Curriculum vitae

des practischen Arztes Dr. Robert Koch in Rakwitz.

Ich, Heinrich Herrmann Robert Koch, Sohn des Oberbergraths Koch in Clausthal, wurde am 11ten Dez. 1843 zu Clausthal geboren, besuchte das Gymnasium daselbst von Ostern 1851 bis Ostern 1862 und nach absolvirter Maturitätsprüfung die Universität Goettingen von 1862 bis 1866, promovirte daselbst am 16ten Januar 1866 und bestand die Staatsprüfung in Hannover im Monat März desselben Jahres. Darauf erhielt ich eine Anstellung als Assistenzarzt am „Allgemeinen Krankenhause“ in Hamburg, woselbst ich bis Mitte September blieb, um die ärztliche Praxis in Langenhagen bei Hannover, welche mir von der Landdrostei zu Hannover übertragen war, zu übernehmen; zugleich fungirte ich an der Idiotenanstalt Langenhagen als Anstaltsarzt. Als die ärztliche [illegible] durch die neuen [illegible] wurde, siedelte ich dann im Jahre 1868 nach Niemegk (Reg. Bez. Potsdam) und 1869 nach Rakwitz über.

Den Krieg von 1870 und 1871 habe ich [illegible], als freiwilliger Arzt [illegible]

Dr. Koch

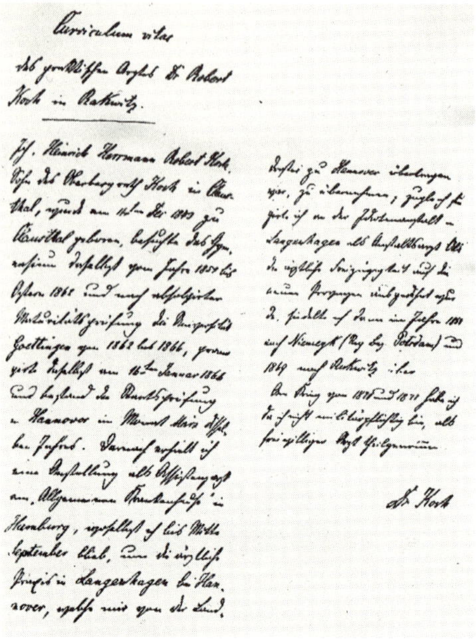

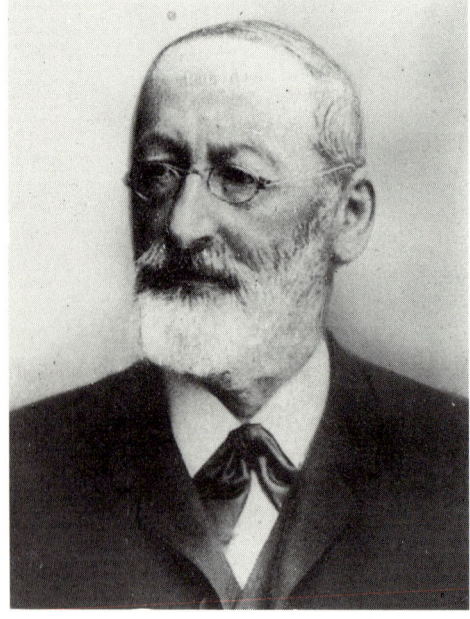

Bild 16. Lebenslauf als Bewerbung zum Kreisphysikusexamen

Bild 17. Ferdinand Cohn (1828–1898)

Bild 18. Zeitschrift, in der
Kochs berühmte Arbeit
„Die Ätiologie der Milzbrand-
krankheit" veröffentlicht
wurde. 1876

Bild 19. Erstveröffentlichung
der Arbeit

Beiträge

zur

Biologie der Pflanzen.

Herausgegeben

von

Dr. Ferdinand Cohn.

Zweiter Band. Zweites Heft.
Mit fünf zum Theil farbigen Tafeln.

Breslau 1876.
J. U. Kern's Verlag
(Max Müller).

Untersuchungen über Bacterien.

V.

Die Aetiologie der Milzbrand-Krankheit, begründet auf die Entwicklungsgeschichte des Bacillus Anthracis.

Von

Dr. Koch,
Kreisphysikus in Wollstein.

Hierzu Tafel XI.

1. *Einleitung.* Seit dem Auffinden der stäbchenförmigen Körper
im Blute der an Milzbrand gestorbenen Thiere hat man sich vielfach
Mühe gegeben, dieselben als die Ursache für die direkte Uebertragbarkeit dieser Krankheit ebenso wie für das sporadische Auftreten
derselben, also als das eigentliche Contagium des Milzbrands nachzuweisen. In neuerer Zeit hatte sich hauptsächlich Davaine mit
dieser Aufgabe beschäftigt und gestützt auf zahlreiche Impfversuche
mit frischem oder getrocknetem stäbchenhaltigen Blute, mit aller
Entschiedenheit dahin ausgesprochen, dass die Stäbchen Bacterien
seien und nur beim Vorhandensein dieser Bacterien das Milzbrand-
blut die Krankheit von Neuem zu erzeugen vermäge. Die ohne
nachweisbare direkte Uebertragung entstandenen Milzbranderkran-
kungen bei Menschen und Thieren führte er auf die Verschleppung
der, wie er entdeckt hatte, im getrockneten Zustande lange Zeit
lebensfähig bleibenden Bacterien durch Luftströmungen, Insekten
und dergl. zurück. Die Verbreitungsweise des Milzbrandes schien
hiermit vollständig klar gelegt zu sein.

Dennoch fanden diese von Davaine aufgestellten Sätze von
verschiedenen Seiten Widerspruch. Einige Forscher wollten nach
Impfung mit bacterienhaltigem Blute tödlichen Milzbrand erzielt

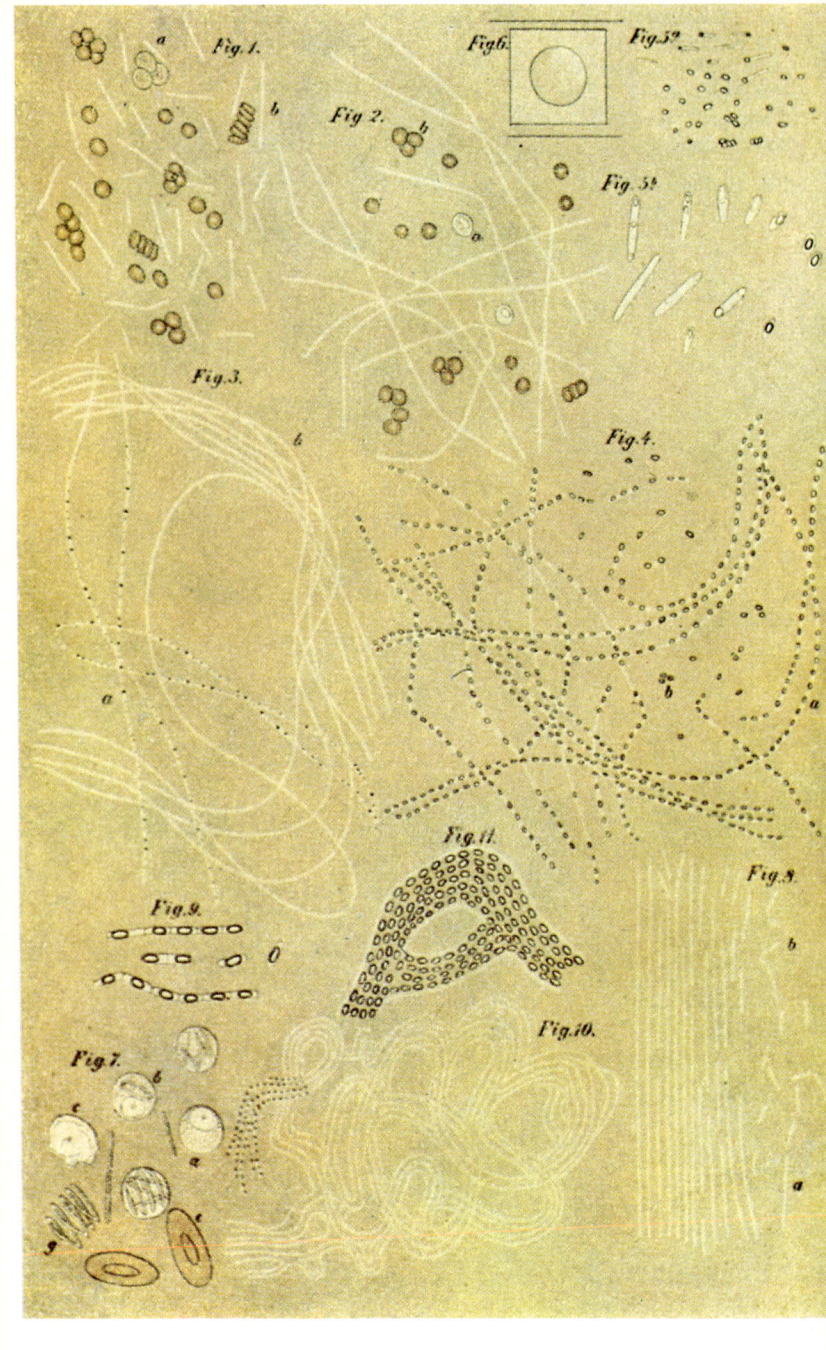

Bild 20. Originalfarbzeichnungen Robert Kochs zur „Ätiologie der Milzbrand-krankheit"

Bilderklärung: Wiedergabe von Milzbrandbazillen
1. Aus dem Blut eines Meerschweinchens, z.T. mit beginnender Querteilung
   a) weiße, b) rote Blutkörperchen
2. aus der Milz einer Maus in Fäden auswachsend
3. gleiches Präparat nach 10stündiger Kultur. Bazillen sind in lange Fäden ausgewachsen und z.T. in Bündeln verschlungen
4. gleiches Präparat nach 24stündiger Kultur. In den Fäden haben sich länglich runde Sporen perlschnurartig gebildet
   a) einzelne Fäden lösen sich auf und setzen b) die Sporen frei
5. Keimung der Sporen
6. Kultur von Milzbrandbazillen im Objektträger
7. Mit Milzbrandbazillen einer Maus infizierte Rückenhaut eines Frosches
(8.–11. Heubazillen, gezeichnet von Cohn)

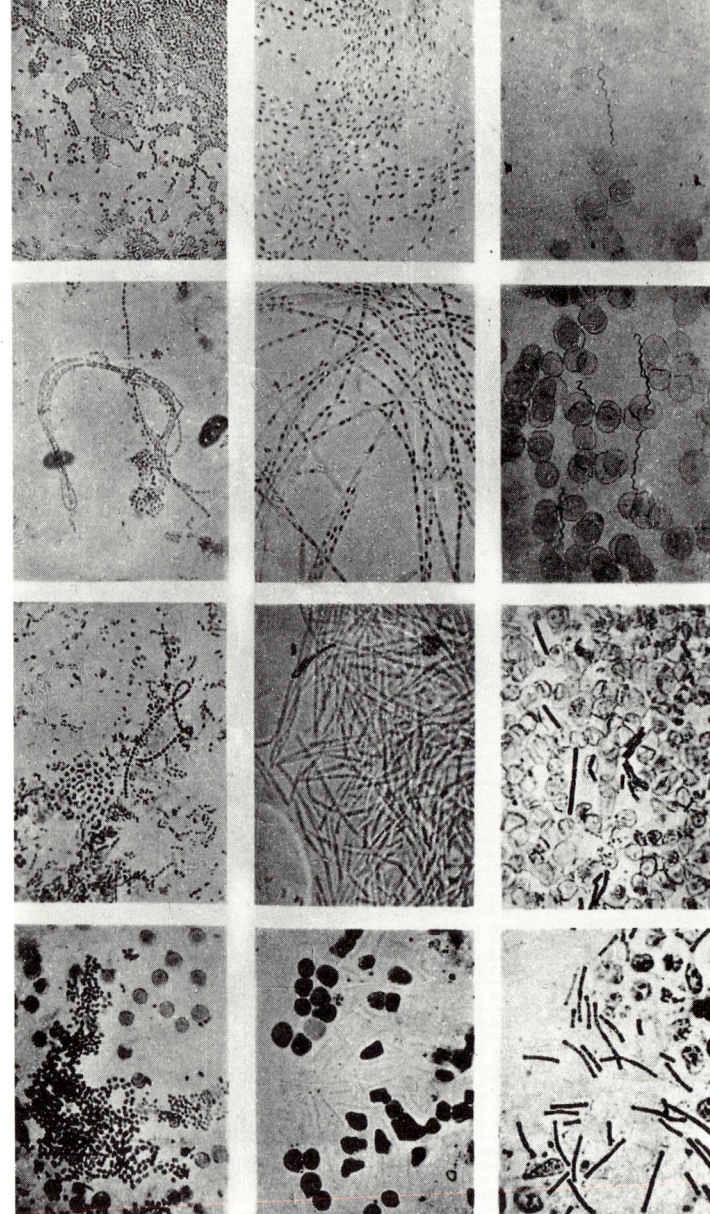

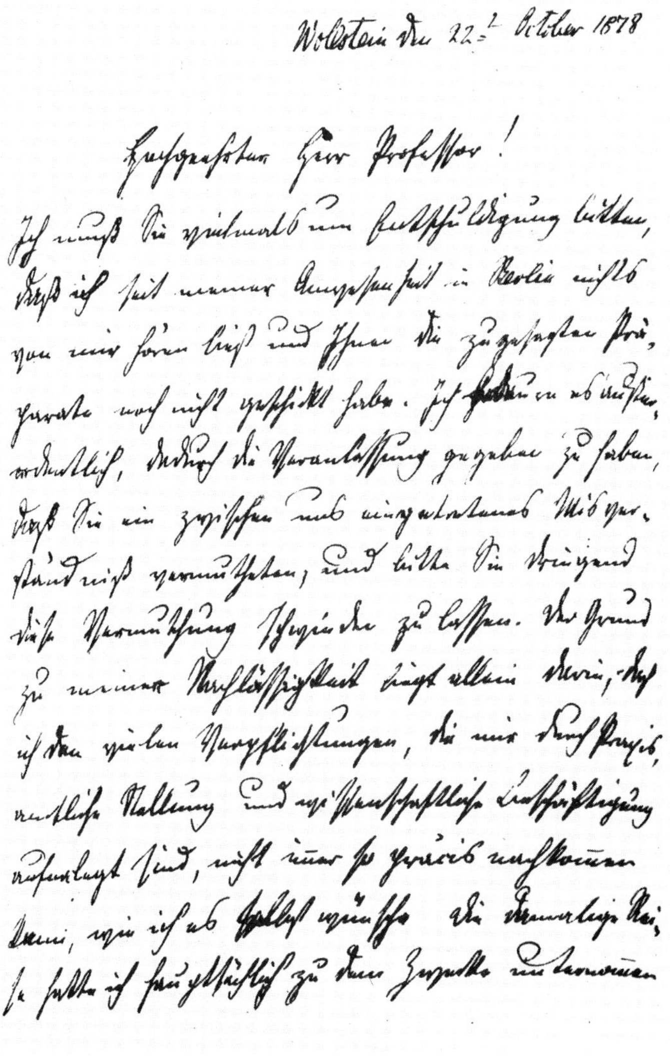

Wollstein den 22. October 1878

Hochgeehrter Herr Professor!

Ich muß Sie zunächst um Entschuldigung bitten, daß ich seit meiner Anwesenheit in Berlin nichts von mir hören ließ und Ihnen die zugesagten Präparate noch nicht geschickt habe. Ich ~~[illegible]~~ es außerordentlich, dadurch die Veranlassung gegeben zu haben, daß Sie ein zwischen uns eingetretenes Mißverständniß vermutheten, und bitte Sie dringend diese Vermuthung schwinden zu lassen. Der Grund zu meiner Nachlässigkeit liegt allein darin, daß ich den vielen Verpflichtungen, die mir durch Praxis, amtliche Stellung und wissenschaftliche Beschäftigung auferlegt sind, nicht immer so gerecht nachkommen kann, wie ich es ~~selbst~~ wünsche. Die damalige Reise hatte ich hauptsächlich zu dem Zwecke unternommen

Bild 22. Brief an Professor Fritsch 1878

Bild 21. Erste von Robert Koch angefertigte Photogramme

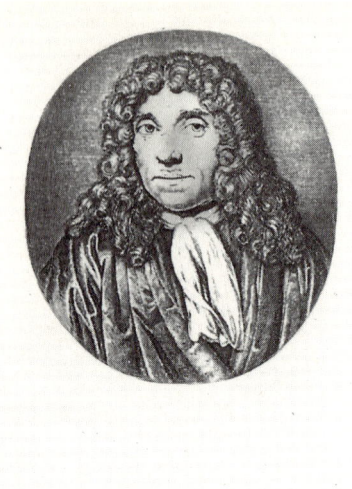
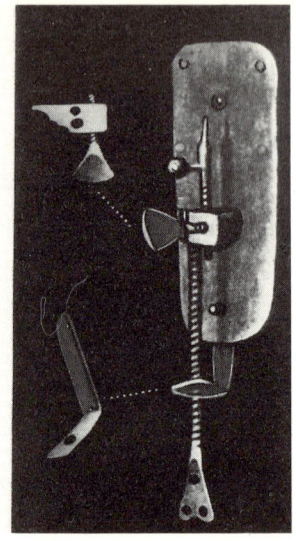

Bild 23. Antony van Leeuwenhoek (1632–1723) und das von ihm entwickelte Mikroskop (Rückansicht)

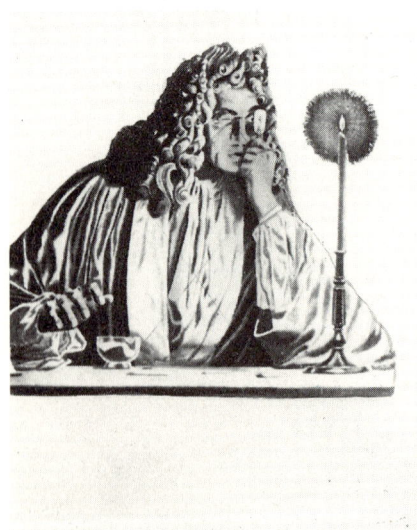
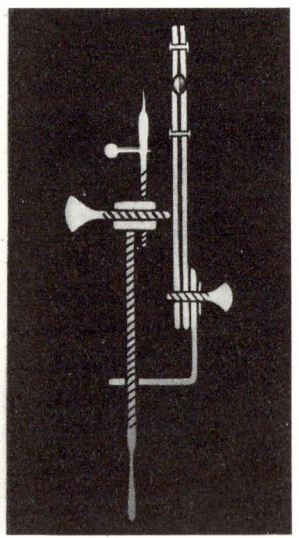

Bild 24. Längsschnitt des Mikroskops und Demonstration seiner Anwendung

so bedeutungsvollen Weg beschritt. Seine Jagd nach den Mikroorganismen, die den Milzbrand verursachten, leitete sein epochales Forschungswerk ein. Von den ersten Vorversuchen an fixierte er gewissenhaft alle Details seiner Arbeit in einem Protokoll und faßte die Ergebnisse von Zeit zu Zeit in einem Notizheft zusammen, das den Titel „Notizen über Experimente" trägt.

Seine erste Eintragung informiert uns darüber, daß er die Versuche bereits im Frühjahr 1873 begann. Sie lautet: „März. Frisches Blut von einem am sogen. Blutschlag gefallenen Schaf (vom Dominium Powodow) erhalten. Enthält sehr viele Bakterien. Getrocknet und in einem unverstöpselten Glase im Bücherschrank aufbewahrt. Später bisweilen untersucht und stets beim Zusatz von Wasser zu einem Blutkörnchen, welches mit bloßem Auge kaum sichtbar ist, zahllose anscheinend kürzere Bakterien, daneben auch noch viele in der ursprünglichen Länge. Die kürzeren scheinen selbständige langsam wackelnde Bewegungen zu haben."

Er fuhr von Bauernhof zu Bauernhof, um das Blut verendeter Tiere zu sammeln, das er mikroskopisch untersuchte. Dabei sah er zwar sonderbare Gebilde, die sich zwischen den Blutkörperchen stäbchenartig, vereinzelt oder aneinandergeheftet, wie dünne Fäden zeigten. Doch waren sie tatsächlich die Erreger der Krankheit? Um das festzustellen, galt es, auch das Blut der gesunden Tiere zu analysieren. Trotz noch so vieler Untersuchungen und Gegenkontrollen fand er hier keine Stäbchen. Also schien er auf dem richtigen Weg zu sein. Nun mußte er beweisen, daß die Stäbchen keine zufälligen Zerfallsprodukte im kranken Tierblut sind, sondern leben und die Krankheit verursachen.

Erneute Versuche wurden notwendig, die weit über seine bisherigen Blutuntersuchungen hinausgingen: Tierexperimente, die nicht nur viel mehr Zeit, sondern auch größeren Aufwand erforderten. Nichts – auch nicht der wachsende Unmut seiner Frau – konnte Robert Koch von dem beschrittenen Wege zurückhalten. Mit einfachsten Hilfsmitteln begannen seine Experimente an weißen Mäusen, auf die er das Blut an Milzbrand erkrankter Tiere übertrug. Beim Sezieren der infolge des Versuchs verendeten Mäuse stellte er die gleichen krankhaften Veränderungen fest, die auch bei den verendeten Schafen und Rindern typisch waren: Die Milz war stark angeschwollen, und im tiefschwarzen Blut fanden sich ebenfalls stäbchenartige Gebilde.

Es zeigte sich jedoch immer deutlicher, daß ein systematisches Forschen mit der großen Praxis und den vielfältigen Aufgaben als Amtsarzt nicht zu vereinbaren war. Im Interesse der Wissenschaft schränkte Robert Koch deshalb seine Praxis ein, was jedoch spürbar negative Auswirkungen auf seine finanzielle Lage zur Folge hatte.

Nun kam es darauf an, die Stäbchen zu ihrer weiteren Untersuchung vom Tierkörper zu trennen. Dazu war es zunächst notwendig, einen Nährboden herzustellen. Am günstigsten waren hierzu Substrate, die den Lebensbedingungen der Erreger im Tierkörper weitgehend entsprachen. Das Experiment gelang 1876 nach zeitraubenden Versuchen und Überlegungen mit dem Kammerwasser von Kalbsaugen. Doch die Entdeckerfreude blieb nicht ungetrübt: Zwar war die Isolierung und Vermehrung der Stäbchen gelungen, doch mit ihnen wucherten auch eine Unzahl anderer Mikroben. Der Versuch, die Milzbrandbazillen abzusondern, kostete neue, zeitaufwendige Mühen. Endlich gelang auch das mit Hilfe des „hängenden Tropfens", einer ebenso einfachen wie sensationellen Entdeckung, die noch heute in der Praxis Anwendung findet. Robert Koch bestrich einen muldenförmig ausgehöhlten Objektträger am Rand mit Vaseline. Dann tropfte er Milzbrandbazillen auf ein dünnes Glasplättchen und drückte dieses so in die Vaselineschicht des Objektträgers, daß der Tropfen auf dem Deckglas luftdicht abgeschlossen in der Mulde hing. Nun konnte er den Tropfen beobachten und feststellen, daß sich die Stäbchen unbeeinflußt von anderen Bakterien streckten und vermehrten — also lebten.

Der nächste Schritt war die Züchtung in Reinkultur. Hierzu baute sich Robert Koch einen Brutschrank, der durch eine Öllampe gespeist wurde. Aus dem hängenden Tropfen übertrug er die Bazillen auf den Nährboden, auf dem sie sich üppig vermehrten. Um völlig sicher zu gehen, daß sie nicht mit Gewebe der verendeten Mäuse durchsetzt waren, züchtete er acht Bazillengenerationen und übertrug erst diese im Experiment auf gesunde Tiere, die ohne Ausnahme erkrankten. Damit war der Nachweis erbracht, daß die Stäbchen die Erreger des Milzbrandes waren.

Bevor er mit seiner Entdeckung an die Öffentlichkeit trat,

wollte er als gewissenhafter Forscher zwei weitere, bisher noch offen gebliebene Fragen klären: Wie erfolgte die Infektion der Tiere in der Natur, und wie konnten sich die Bazillen im Freien trotz aller Witterungs- und Temperatureinflüsse am Leben erhalten? Erneut begannen unermüdliche Experimente. Eines Tages konnte Robert Koch bei Milzbrandbazillen im hängenden Tropfen Veränderungen feststellen. Im Inneren der Bazillenfäden zeigten sich Flecken und sporenartige Gebilde. (Siehe hierzu die Zeichung Robert Kochs. Bild 20. Fig. 5.) Handelte es sich dabei um Sporen, die sich innerhalb der Bakterien bildeten und als deren widerstandsfähige Dauerformen resistent gegen Umwelteinflüsse in der freien Natur überlebten und jederzeit in der Lage waren, sich bei Aufnahme in den Tierkörper wieder in die todbringenden Bakterien umzuwandeln?

Robert Koch betropfte das eingetrocknete Präparat mit Kammerwasser eines Kuhauges und konnte feststellen, daß es tatsächlich Sporen waren. Damit war das Problem des Milzbrandes in seiner Gesamtheit geklärt, und Robert Koch zog die Schlußfolgerung:

„Mit dieser letzten Reihe von Untersuchungen ist der Kreis, welcher von den Formveränderungen des Bacillus anthracis gebildet wird, geschlossen und damit die vollständige Entwicklungsgeschichte desselben gegeben."

Nun erst hielt Robert Koch den Zeitpunkt für gekommen, die Öffentlichkeit zu informieren. Doch noch immer befielen ihn Zweifel. Hatte er alle Versuche wirklich gewissenhaft durchgeführt und ausgewertet? Waren Irrtümer völlig ausgeschlossen? Er fürchtete, eine Fehlerquelle übersehen zu haben und wollte sich bei einem der namhaftesten Botaniker und Morphologen Gewißheit verschaffen.

Er richtete an Ferdinand Cohn, Direktor des Pflanzenphysiologischen Instituts Breslau (Wrocław), am 22. April 1876 folgende Bitte:

„Nach vielen vergeblichen Versuchen ist es mir endlich gelungen, den Entwicklungsgang des Bacillus anthracis vollständig aufzufinden. Durch vielfache Versuchsreihen glaube ich dem Resultat meiner Untersuchungen eine genügende Sicherheit gegeben zu haben. Bevor ich jedoch damit an die Öffentlichkeit trete, würde ich Sie, hochgeehrter Herr Professor, als den besten Kenner der Bakterien ganz ergebenst bitten, Ihr Urteil über den

Befund abgeben zu wollen. Leider vermag ich nicht, durch Vorlegung von Präparaten, welche die einzelnen Entwicklungsstufen enthalten, den Beweis zu führen, da es nicht gelingen wollte, die Bakterien in entsprechender Flüssigkeit zu konservieren. Ich würde sie daher ganz ergebenst bitten, mir gestatten zu wollen, daß ich Ihnen vielleicht im pflanzenphysiologischen Institut während einiger Tage die notwendigsten Experimente zeigte ...''

Das Vertrauen Cohns auf die angekündigten Entdeckungen war keineswegs allzu groß, was sollte dieser ihm völlig unbekannte Praktiker aus entlegener Gegend Neues erforscht haben? Hinzu kam, daß den bekannten Naturwissenschaftler bereits eine Anzahl von Autodidakten mit „großen Entdeckungen" überrascht hatten, die sich bereits auf den ersten Blick als Luftblasen erwiesen. Diesen „Möchtegernentdeckern" ihren Irrtum zu beweisen, war meist recht zeit- und kraftaufwendig, da deren Beharrlichkeit im absolut entgegengesetzten Verhältnis zu der vorgelegten Leistung stand. Cohns Verantwortungsgefühl verbot es ihm jedoch, von vornherein die geringe Möglichkeit eines positiven Ergebnisses völlig auszuschließen, und er gewährte Robert Koch kurzfristig einen Gesprächstermin.

Nach stundenlanger beschwerlicher Reise erreichte dieser am 30. April 1876 mit seiner Ausrüstung, die aus allerlei Apparaturen, Reagenzien und Versuchstieren bestand, schließlich Breslau und begann noch am gleichen Tage mit seinen Demonstrationen. Die Skepsis der Anwesenden sollte sehr bald großer Begeisterung weichen. Cohn lud alle nur erreichbaren Interessenten zur Teilnahme ein. Er hatte erkannt, daß mit diesen Forschungsergebnissen ein Wendepunkt in der Bakteriologie eingeleitet wurde.

Neben dem Histologen Leopold Auerbach (1828–1897) war auch der Vertreter der pathologischen Anatomie Julius Cohnheim (1839–1884) bei der Demonstration anwesend und soll seine Mitarbeiter mit der Aufforderung gerufen haben: „Lassen Sie alles stehen und liegen und gehen Sie zu Koch; dieser Mann hat eine großartige Entdeckung gemacht, die in ihrer Einfachheit und Exaktheit der Methode um so mehr Bewunderung verdient, als Koch von allen wissenschaftlichen Verbindungen abgeschlossen ist und dies alles aus sich heraus gemacht hat, und zwar absolut fertig. Es ist gar nichts mehr zu machen. Ich halte dies für die größte Entdeckung auf dem Gebiet der Mikroorganismen und glaube, daß Koch uns Alle noch einmal mit weiteren Entdeckungen überraschen und beschämen wird."

Der große Erfolg, der Robert Koch in Breslau beschieden war, leitete eine Wende in seinem Leben und Schaffen ein. Von nun an hatte er ständigen Kontakt mit seinen Fachkollegen. Cohn wurde nicht nur sein Anreger und Berater, sondern vor allem auch sein enger Vertrauter und Freund. Er ließ es nicht bei dem überwältigenden Eindruck des Gesehenen bewenden, er bestätigte auch durch gewissenhafte eigene Experimente Robert Kochs Ergebnisse.

Die enge Verbindung besonders zu Cohn und anderen Mitarbeitern des Instituts wurde für die weitere Forschung Robert Kochs entscheidend. Der Erfolg bestärkte ihn in seinem Vorhaben, künftig noch zielstrebiger und konsequenter die wissenschaftliche Arbeit weiterzuführen. Nun hatte er keine Bedenken mehr, seine Ergebnisse zu veröffentlichen, und bereitete das Manuskript seiner ersten bedeutenden bakteriologischen Arbeit „Die Ätiologie der Milzbrandkrankheit, begründet auf die Entwicklungsgeschichte des Bacillus anthracis" zum Druck in Cohns „Beiträge zur Biologie der Pflanzen" vor. Nach wenigen Wochen konnte er Ende Mai 1876 die Arbeit abschließen. Ausgehend von einer kritischen Analyse des gegebenen Erkenntnisstandes entwickelte er ein sorgfältig durchdachtes und methodisch exaktes Untersuchungsprogramm. Er beschrieb zunächst die Entwicklungsgeschichte und Biologie des Bacillus anthracis und wandte sich dann der Ätiologie des Milzbrandes zu. Mit dieser Arbeit war erstmals lückenlos und exakt der wissenschaftliche Nachweis der Auslösung einer Krankheit durch Mikroorganismen spezieller Art gelungen, wodurch der noch immer anhaltende Kampf zwischen den Vertretern des Poly- bzw. Monomorphismus zugunsten der Spezifität der pathogenen Mikroorganismen gefördert wurde.

Die exakte mikroskopische Untersuchung der in Reinkulturen gezüchteten Milzbranderreger hatte ihm die Feststellung der Sporenbildung und damit die Erklärung für die langen Überlebenszeiten der pathogenen Mikroorganismen geliefert.

Als das Hauptanliegen seiner Forschungen legte er dar: „Wenn es gelungen ist, die Art und Weise der Verbreitung des Milzbrandes und die Bedingungen aufzufinden, unter denen das

Kontagium sich immer wieder von neuem erzeugt, sollte es da nicht möglich sein, unter Berücksichtigung jener Bedingungen das Kontagium, also den Bacillus anthracis, in seiner Entwicklung zu hindern und so die Krankheit auf ein möglichst geringes Maß zu reduzieren, vielleicht sogar gänzlich auszurotten?" Bei der praktischen Realisierung dieser Zielstellung waren die von Pasteur entwickelten Milzbrandschutzimpfungen (1881) bahnbrechend.

Robert Koch schloß seine Arbeit mit einem Vergleich des Milzbrandes mit anderen Infektionskrankheiten und stellte dazu in bezug auf Typhus und Cholera wegweisend für seine weitere Arbeit fest: „Bei solchen Betrachtungen regt sich unwillkürlich die Hoffnung, daß auch das Typhus- und Cholera-Contagium in Form von Kugelbakterien oder ähnlichen Schizophyten aufzufinden sein müssen. Dem stehen jedoch die erheblichsten Bedenken entgegen. Vorausgesetzt nämlich, daß diese Krankheiten von einem belebten Contagium abhängen, so muß angenommen werden, daß dasselbe unseren optischen Hilfsmitteln schwer oder gar nicht zugänglich ist, da viele der geübtesten Mikroskopiker es bis jetzt vergeblich versucht haben. Sollte ein derartiges Contagium noch gefunden werden, dann würde uns außerdem, da Typhus und Cholera nicht auf Tiere zu übertragen ist, das einzige Mittel fehlen, um uns stets von der Identität der möglicherweise in ihrer äußeren Gestalt wenig charakteristischen Schizophyten zu überzeugen. Also gerade das, was die Untersuchungen über das Milzbrand-Contagium so einfach und sicher macht, nämlich die unverkennbare Form der Bazillen und die durch Impfung fortwährend über sie ausgeübte Kontrolle, würden für Typhus und Cholera fehlen. Trotzdem dürfen wir uns durch die für manche Krankheiten vorläufig noch unüberwindlich erscheinenden Hindernisse nicht abschrecken lassen, dem Ziele, so weit als unsere jetzigen Hilfsmittel es zulassen, nachzustreben. Nur darf man nicht, wie bisher, mit dem Schwierigsten beginnen. Erst muß das Naheliegende erforscht werden, was von unseren Hilfsmitteln noch erreicht werden kann.

Durch die hierbei gewonnenen Resultate und Untersuchungsmethoden müssen wir uns dann den Weg zum Ferneren und Unzugänglicheren zeigen lassen. Das vorläufig Erreichbare auf diesem Gebiete ist die Ätiologie der infektiösen Tierkrankheiten und derjenigen menschlichen Krankheiten, welche, wie Diphtheritis, auf Tiere übertragen werden können. Diese Krankheiten gestatten uns, die für diese Untersuchungen allein nicht mehr ausreichende Kraft des Mikroskops durch das Tier-Experiment zu ergänzen. Nur mit Zuhilfenahme einer so gewonnenen vergleichenden Ätiologie der Infektionskrankheiten wird es möglich sein, das Wesen der Seuchen, welche das menschliche Geschlecht so oft und so schwer heimsuchen, zu ergründen und sichere Mittel zu finden, um sie fernhalten zu können." [1, S. 307-308]

Mit seiner klassischen Versuchsreihe klärte Robert Koch nicht nur Entstehung, Entwicklung und Verbreitung des Milzbrandes. Er schuf zugleich das Modell für die Untersuchungen zur Ätiologie anderer Infektionskrankheiten und wies damit den Weg zu ihrer Bekämpfung.

Schwierigkeiten bei der bakteriologischen Forschung

In der Bakterienforschung ergaben sich viele Probleme. Die Bakterien waren äußerst klein, stark beweglich und hoben sich kaum vom Untergrund hervor. Für seine Arbeit standen Robert Koch nur in geringem Umfang technische Hilfsmittel zur Verfügung. Er äußert sich zu der Problematik:

„Es ist geradezu ein Ding der Unmöglichkeit, in einem Schwarm von Bakterien ein Exemplar zu fixieren, daß man eine genaue Messung desselben vornehmen, oder eine genügende Zeichnung davon entwerfen könnte. Bald tanzt das winzige Stäbchen oder Kügelchen zur Seite und verschwindet in dem dichten Haufen der übrigen Bakterien; bald erhebt es sich über die Einstellungsebene oder taucht unter dieselbe hinab. Aber auch wenn Sie die Bakterien zu ruhenden Zoogloeamassen vereinigt finden, erscheinen sie nicht wie ein Haufen von deutlich abgegrenzten Körpern, sondern vermöge ihres geringen Lichtbrechungsvermögens machen sie vielmehr den Eindruck eines wolkenähnlichen Gebildes, dessen Zusammensetzung aus einzelnen Kügelchen oder Stäbchen fast nicht mehr zu erkennen ist.

Fast ebenso hemmend, wie diese in den Bakterien selbst beginnenden Hindernisse, scheint mir auf die Bakterienforschung der Umstand gewirkt zu haben, daß es bis jetzt an einem Verfahren gefehlt hat, die Bakterien in ihrer natürlichen Gestalt und Lagerung, außer wenn sie tierischen Geweben eingebettet sind, zu konservieren und Abbildungen derselben herzustellen, welche von jeder willkürlichen oder unwillkürlichen Einstellung frei sind. Ich brauche wohl nicht den Nutzen auseinander zu setzen, welchen Sammlungen mikroskopischer Präparate für das Studium haben, und wie die Mitteilung wichtiger Befunde durch Einsendung konservierter Präparate an andere Mikroskopiker zur Berichtigung eines falschen Urteils, zum schnelleren Bekanntwerden einer Entdeckung dienen.

Wie manche unvollkommene Beobachtungen und wie manche falsche Behauptung über das, was die Bakterien getan oder nicht getan haben sollen, wäre nicht in die Öffentlichkeit gelangt und hätte die Bakterienliteratur zu einem trüben Strom anschwellen lassen, wenn ein jeder das, was er gesehen hat, in beweisenden Präparaten anderen Forschern vorgelegt hätte ...

Bei anderen Naturgegenständen, welche sich nicht konservieren lassen, vermag man sich wenigstens durch bildliche Darstellung zu helfen, aber auf die Bakterien läßt sich dieser Ausweg leider nur sehr unvollkommen anwenden. Es scheint zwar von vornherein unglaublich, daß so einfach gestaltete Körper nicht leicht zu zeichnen seien, und doch ist es so. Es kommt hier oft selbst bei den größten Bakterien auf äußerst geringe Größenunterschiede an, und die Zeichnung erfordert so zarte und weiche Linien, daß die naturgetreue Wiedergabe der Bakterien schon eine außergewöhnliche Sorgfalt beansprucht. Und dennoch bleibt es fraglich, ob auch die kleinsten Formen so gezeichnet werden können, daß die Abbildung genau dem Original entspricht und nicht zu Verwechslungen mit ähnlichen Formen führt. Die meisten Abbildungen sind rein schematisch gehalten und vernachlässigen die Größenverhältnisse so sehr, daß es unmöglich ist, dieselben zum Vergleich mit der Wirklichkeit zu benutzen. Manche sind so nachlässig angefertigt, daß überhaupt nicht mehr zu erkennen ist, ob der Autor auch wirklich Bakterien gesehen hat. Wie wenig derartige Abbildungen zum Beweis einer möglicherweise ganz richtigen Beobachtung dienen können und daß sie niemals zur Verständigung über Streitpunkte führen werden, muß einleuchten." [1, S. 307–308]

Robert Koch war während seiner Milzbrandarbeiten die entscheidende Bedeutung der mikrobiologischen Untersuchungstechniken und deren Arbeitsmittel bei der Gewinnung neuer

Erkenntnisse bewußt geworden. Er richtete deshalb seine besondere Aufmerksamkeit auf die Vervollkommnung der technischen Hilfsmittel. Zunächst beschäftigte er sich mit der Entwicklung einer speziell für mikrobiologische Aufnahmen geeigneten photographischen Apparatur. Sein Interesse an der Photographie war bereits während der Kindheit durch Onkel Dr. Biewend geweckt worden. Erneute Anregungen erhielt er offensichtlich zur Zeit des Aufenthaltes im Pflanzenphysiologischen Institut.

Sein Schreiben an die Firma Seibert und Krafft in Wetzlar vom 14. Juli 1876 zeigt deutlich, daß er sich nach Abschluß der Milzbrandarbeiten unverzüglich der neuen Aufgabe zuwandte: „Mit Arbeiten über Bakterien beschäftigt, bin ich auf unüberwindliche Schwierigkeiten gestoßen, diese kleinsten Organismen genau durch Zeichnungen wiederzugeben und hoffe, dieses Hindernis durch Anwendung der Mikrophotographie beseitigen zu können. Bislang ist mir die Mikrophotographie nur aus den darauf bezüglichen Werken, namentlich demjenigen von Reichardt und Stürenburg bekannt. Nach allen Erkundigungen, welche ich über diese Angelegenheit eingezogen hatte, wurde mir, namentlich auch im pflanzenphysiologischen Institut zu Breslau, Ihr optisches Institut als dasjenige empfohlen, welches die besten Apparate zur Mikrophotographie liefert. In Ihrem Katalog, welchen ich mir verschaffte, finde ich mehrere Apparate aufgeführt, welche indessen nach meinem Ermessen für meine Zwecke nicht ganz entsprechend sind. Ich würde einen Apparat gebrauchen mit möglichst starker Vergrößerung (etwa bis 1 200, evtl. noch mehr) und nur geringer Bildgröße, welche 10 cm Durchmesser höchstens zu haben brauchte. Am liebsten wäre mir ein Apparat, welcher sich an ein Mikroskop Nr. VII von Hartnack (zum Umlegen eingerichtet) anbringen ließe und auch die Benutzung der Hartnackschen Objektive gestattete.

Sie würden mich zu großem Dank verpflichten, wenn Sie mir gefälligst Ihre Ansicht darüber mitteilen wollten, ob man in der Tat so außerordentlich kleine blasse Körper, wie Bakterien, gut photographieren kann, zu welchem Apparat Sie mir raten und ob für meine Zwecke besondere mikroskopische Objektive nötig sind.

Hochachtungsvoll ergebenst
Dr. Koch Kreisphysikus."

Ebenfalls einer Anregung im Breslauer Institut folgend, hier hatte Carl Weigert (1845–1904) an Verfahren zur Bakterienfärbung gearbeitet, widmete sich Robert Koch gleichzeitig auch dieser Problematik, in deren Lösung er eine wesentliche Voraussetzung für beweiskräftige mikrophotographische Aufnahmen sah. Im Ergebnis unermüdlicher Versuche konnte er ermitteln, daß vor allem Anilinfarbstoffe zur Präparateinfärbung geeignet sind.

Nun wartete er voller Ungeduld auf das mikrophotographische Gerät, das er schließlich Anfang Oktober erhielt, und begann unverzüglich mit neuen Versuchen. Diese aber verliefen, wie er am 15. 11. 1876 in einem Brief an Cohn beklagte, leider nicht so zügig, wie er es sich erhofft hatte: „Augenblicklich bin ich mit dem letzten Teil meiner Aufgabe, der photographischen Wiedergabe meiner Präparate beschäftigt. Leider hat mir der Umstand, daß ich ohne Rat von Sachverständigen meine Einrichtungen treffen mußte und daß ich von meinem abgelegenen Wohnsitze aus nur die notwendigen Instrumente, Chemikalien und dergl. aus den verschiedensten Quellen von auswärts beziehen mußte, so viele Hindernisse geschaffen, daß ich erst vor sechs Tagen überhaupt anfangen konnte zu photographieren."

Im wesentlichen auf sich gestellt, leistete Robert Koch auf diesem ihm völlig neuen Gebiet bald Vorzügliches. Die ersten Negative seiner Aufnahmen fanden Cohns begeisterte Zustimmung. Er brachte Robert Koch mit Hüttendirektor Janisch, einem versierten Techniker der Mikrophotographie, in Verbindung, der ihm wertvolle Hilfe leistete, ihn vor allem aber mit Professor Gustav Theodor Fritsch (1838–1927), einem Pionier der wissenschaftlichen Photographie, bekannt machte. Koch erkannte, daß die aufgetretenen Schwierigkeiten weniger im persönlichen Unvermögen, als vielmehr in der unzulänglichen Technik begründet waren. Um die Forschungen weiterführen zu können, mußte ein neues, teures Mikroskop erworben werden. Das bedeutete, den von seiner Frau sorgfältig geplanten und verwalteten Familienetat erheblich zu beschneiden. Noch dazu für eine, mit ihren Augen gesehen, keineswegs notwendige Tätigkeit, die nicht nur kostspielig war, ihrem Mann viel Zeit nahm, sondern darüber hinaus auch noch andere Ärgernisse zur Folge hatte.

Es steht außer Zweifel, daß zur Weiterführung seiner Forschungen Tierversuche notwendig waren, deren Ergebnisse für Mensch und Tier nutzbar sein sollten. Diese für uns selbstverständliche Tatsache löste zur Zeit Robert Kochs bei einem Teil der Bevölkerung, der in den Versuchen Tierquälerei sah, Proteste aus. Das war nicht nur in Deutschland so. In England erwirkte der Einspruch von Tierschutzvereinen ein strenges Verbot aller Tierexperimente. Diesem Beispiel folgend, unterbreitete 1881 der Leipziger Tierschutzverein dem Reichstag eine Eingabe, nach der das Experiment am lebenden Tier verboten und mit Gefängnisstrafe bedroht werden sollte. Es läßt sich denken, welchem Unverständnis und auch welchen persönlichen Angriffen Robert Koch trotz seiner großen Beliebtheit als Arzt ausgesetzt war. Selbst seine Frau vermochte für die Arbeiten nicht volles Verständnis aufzubringen, zumal diese mit erheblichen Einschränkungen für die Familie verbunden waren. Eine zunehmende Entfremdung des Ehepaars zeichnete sich ab. Für die von Robert Koch mit ganzem Herzen geliebte Tochter aber war die Wollsteiner Kinderwelt noch völlig heil. Für sie war diese Zeit, wie sie später berichtete, „ein einziger Sonntag": „Vier große Zimmer und ein Mansardenstübchen genügten für die kleine dreiköpfige Familie. Das große Eßzimmer hatte einen weit vorspringenden Erker, von dem man nach drei Seiten einen freien Ausblick hatte. Die große Diele diente zugleich als Warteraum für die Patienten; von hier aus betrat man das zweifenstrige Arbeitszimmer meines Vaters. Es lag nach dem Hof zu und hatte viel Licht und Sonne. Zwischen der Eingangstür und dem Fenster stand der Schreibtisch, dessen Aufsatz vollgepackt mit Büchern und Schriften war ... Später teilte die Mutter das große Zimmer durch einen braunen, an einer langen Stange befestigten Vorhang in zwei Teile. Die hintere kleinere Abteilung wurde als Arbeitsraum eingerichtet. Das war das erste Laboratorium des großen Forschers, in dem er einigermaßen ungestört arbeiten konnte. Am Fenster ließ er eine Vorrichtung anbringen, um Mikrophotogramme anfertigen zu können. Die nötige Dunkelkammer stellte nach Angaben meines Vaters ein Tischler her. Sie stand, einem großen Schrank ähnlich, mit schwarzem Tuch ausgeschlagen, in dem gleichen Raum ... Neben der Dunkelkammer stand ein Brutschrank und außerdem eine Reihe sonstiger Apparate. An der gegenüberliegenden Seite befand sich ein schmaler Tisch, dessen obere Hälfte mit allen zum Mikroskopieren und Photographieren erforderlichen Gegenständen besetzt war. Auf dem hinteren Ende des Tisches standen hohe mit Drahtdeckeln versehene Gläser, in jedem saß eine weiße Maus, die zu Versuchszwecken gebraucht wurden."

Als Kind war die Tochter bei auftretenden Ehekrisen immer wieder das Bindeglied der Ehepartner. Von dem innigen Verhältnis Robert Kochs zu dem kleinen Trudchen, mit der er in den wenigen freien Stunden im großen Garten herumtollte und spielte, zeugt ein Geburtstagsbrief, den er ihr nach Clausthal schickte, wo sie mit der Mutter bei den Großeltern zu Besuch weilte:

„Liebes Trudchen!
Es war für mich eine Freude, als Mama mir schrieb, daß Du bis jetzt artig gewesen bist, und daß sie mit Dir zufrieden ist; hoffentlich wird es auch ferner so bleiben. Zu Deinem Geburtstage wünsche ich Dir recht viel Glück. Du wirst nun schon acht Jahre alt und mußt von jetzt ab ein recht verständiges Mädel werden, in der Schule tüchtig lernen, der Mutter in der Küche helfen, Blumen warten, die Tiere füttern und mir beim Mikroskopieren die Gläser putzen und Algen sammeln. Das alles wirst Du schon besorgen müssen. Und jedes Jahr wirst Du uns noch mehr Arbeit abnehmen. Zuletzt können Papa und Mama den ganzen Tag im Lehnsessel sitzen, und unser liebes Trudchen wird für uns kochen und mikroskopieren und Rezepte schreiben. Ach, das wird einmal eine schöne Zeit werden. Aber nun bleibe auch nicht lange mehr fort. Die Tiere suchen jeden Tag in allen Ecken, und Julka seufzt immer, und ich denke manchmal, wenn die Türe leise aufgeht, jetzt kommt mein Mädel, und wenn ich hinsehe, ist es ein fremder Mensch. Also komme nur bald wieder zu Deinem lieben Papa."

Im Besitz des neuerworbenen photographischen Geräts machte Robert Koch bei den weiteren Versuchen gute Fortschritte. Anfang März 1877 schickte er an Cohn eine Reihe neuer Aufnahmen und äußerte erstmals die Absicht, eine Arbeit zu schreiben, die seine Erfahrungen vermitteln sollte. Cohn willigte gern ein, den Aufsatz in die „Beiträge" aufzunehmen. Er schätzte die Bedeutung der von Koch entwickelten Methode der Mikrophotographie außerordentlich hoch ein:

„Es ist dies eine neue, hier zum ersten Male gelungene Methode zur absolut getreuen Darstellung dieser kleinsten durch ihre Tätigkeit bei Fermentationen, wie als Erreger von Infektionskrankheiten so bedeutungsvollen Organismen, welche nicht nur die Ergebnisse verschiedener Beobachter sicherstellt und untereinander vergleichbarer macht, sondern auch, da die photographische Platte empfindlicher als die Netzhaut des Auges ist, neue, früher nicht gekannte Verhältnisse ihrer Struktur und Entwicklung wiedergibt; so zeigen die vorliegenden Photogramme Geißeln bei Bakterien, Bazillen, Spirillen, sowie Sporenbildungen in vielen Arten, die man bisher nicht kannte. Dr. Koch, durch seine epochemachenden Untersuchungen über Milzbrand bekannt, hat sich durch die von ihm mit außerordentlicher Ausdauer und Geschicklichkeit zu glücklichem Erfolge gebrachte Methode des Photographierens der Bakterien ein hervorragendes Verdienst um die Kenntnis dieser Wesen erworben."

Robert Koch sah in seinen intensiven Versuchen zur Verbesserung der Forschungsmethoden und -techniken keineswegs einen Selbstzweck — mitunter fürchtete er sogar, sich dabei allzu sehr in Gebiete zu verlieren, die ihn von den medizinischen Problemen wegführten —, sie sollten seinem Anliegen, einer experimentellen Bestätigung der Hypothese von der Artverschiedenheit der Bakterien dienen. Diese gemeinsame Orientierung war die eigentliche Basis der sich ständig vertiefenden wissenschaftlichen Zusammenarbeit mit Cohn.

Wie notwendig es war, den Kampf um die Wahrheit konsequent fortzusetzen, hatte erst das vor kurzem erschienene Werk des Botanikers Carl Wilhelm von Nägeli (1817–1891) „Die niederen Pilze in ihren Beziehungen zu den Infectionskrankheiten und der Gesundheitspflege" gezeigt, in dem er sich entschieden gegen Cohn aussprach: „Cohn hat in neuester Zeit ein gattungs- und artenreiches System aufgestellt, wo jede Funktion der Spaltpilze durch eine besondere Spezies vertreten ist; er hat damit einer ziemlich allgemein verbreiteten, namentlich auch von den Ärzten gehegten Meinung Ausdruck gegeben. Irgend ein tatsächlicher Grund, der auf eine morphologische Verschiedenheit oder auf ein die Verrichtung betreffendes Experiment sich stützen könnte, ist mir bis jetzt nicht bekannt geworden. Ich habe seit 10 Jahren wohl tausende von verschiedenen Spalthefeformen untersucht, und ich könnte (wenn ich Sarcine ausschließe) nicht behaupten, daß auch nur zur Trennung in zwei spezifisch verschiedene Formen Nötigung vorhanden sei."

Es war zu erwarten, daß auf der bevorstehenden Versammlung deutscher Naturforscher und Ärzte, auf der Nägeli einen Vortrag mit dem Thema „Über die Schranken der naturwissenschaftlichen Erkenntnis" halten wollte, eine Auseinandersetzung nicht ausblieb. Cohn trat deshalb, wohlgerüstet mit Robert Kochs Mikrophotographien als eindeutige Beweisstücke, die Reise an, zu der er ihn sehr gern mitgenommen hätte, doch war dieser an seine Praxis gebunden. Die Auseinandersetzung fand jedoch nicht statt — damit allerdings auch nicht die Bekanntgabe von Robert Kochs neuesten Entdeckungen, für die dieses Gremium eine ausgezeichnete Resonanz geboten hätte.

Mitte Oktober 1877 weilte Robert Koch erneut in Breslau. Er führte einem ausländischen Gast des Instituts seine Milzbrandexperimente vor, nahm Gelegenheit, mit Cohn endgültig die Bilder für seine Arbeit „Verfahren zur Untersuchung, zum Conserviren und Photographiren der Bacterien" festzulegen und holte sich Rat über viele Fragen, die sich in seiner Arbeit ergeben hatten. Dabei festigte er auch seinen Kontakt mit dem Pathologischen Institut, in dem unter Leitung von Cohnheim so hervorragende Mitarbeiter wirkten wie Carl Weigert, Oskar Lassar (1849–1907), Albert Neisser (1855–1916) und vor allem Paul Ehrlich (1854–1915), der spätere Begründer der Chemotherapie. Nur vier Tage konnte Robert Koch für den fruchtbaren Erfahrungsaustausch erübrigen. Nach Wollstein zurückgekehrt, stellte er das Manuskript für die Abhandlung fertig, schickte es überarbeitet am 24. November 1877 an Cohn und konnte bereits vor Weihnachten die Sonderdrucke an seine Fachkollegen versenden.

Ein Brief an Cohn zeigt erneut, welche Bedeutung dieser Gedankenaustausch für Robert Koch hatte: „Der Aufenthalt in Breslau hat mir manche Anregung zu weiteren Arbeiten gegeben, die ich zum Teil schon in Angriff genommen habe. Von großem Wert ist für mich auch die Anknüpfung neuer Bekanntschaften gewesen, die ich Ihren freundlichen Einladungen und gütigen Empfehlungen verdanke. Obgleich mir jeder Ehrgeiz fern ist und obgleich ich allein aus Lust und Liebe zur Wissenschaft arbeite, so sind mir doch die anerkennenden Worte, welche mir von vielen Seiten zuteil geworden sind, ein Beweis, daß, wenn auch meine Leistungen noch sehr geringe sind, doch mein Streben und meine wissenschaftliche Richtung die richtigen sind, und sie werden für mich ein Sporn sein, auf dem betretenen Wege weiterzuschreiten."

Dieser Weg aber sollte nach wie vor für Robert Koch äußerst beschwerlich sein. Die ärztliche Praxis als notwendige Sicherung der Existenzgrundlage behinderte seinen Forscherdrang. Das abgeschiedene Landstädtchen bot ihm keinerlei wissenschaftliche Literatur oder Hilfsmittel. Robert Koch hoffte deshalb, da die Aufnahme einer hauptberuflichen Forschungstätigkeit für ihn unerreichbar schien, wenigstens eine Anstellung als Arzt in einer größeren Stadt zu finden, in der sich ihm bessere wissenschaftliche Arbeitsmöglichkeiten boten. Cohn war intensiv bemüht, ihn dabei zu unterstützen. Solange sich das jedoch nicht realisieren ließ, konnte Robert Koch sein Wissen und seine Erfahrungen nur durch kostspielige Studienreisen vergrößern.

Als nächster Aufgabe wandte er sich der Frage zu, „ob die Wundinfektionskrankheiten parasitären Ursprungs sind oder nicht". Die von Lister begründete antiseptische Wundbehandlung hatte unzähligen Menschen das Leben gerettet und die Wahrscheinlichkeit der parasitären Natur der Wundinfektionen verstärkt. Robert Koch beabsichtigte, den wissenschaftlich begründeten Beweis dafür zu erbringen, der nach seiner Auffassung „nur dann geschaffen werden kann, wenn es gelingt, die parasitischen Mikroorganismen in allen Fällen der betreffenden Krankheit aufzufinden, sie ferner in solcher Menge und Verteilung nachzuweisen, daß alle Krankheitserscheinungen dadurch ihre Erklärung finden, und schließlich für jede einzelne Wundinfektionskrankheit einen morphologisch wohl charakterisierten Mikroorganismus als Parasiten festzustellen". [3, S. 75]

Sofort nach seiner Rückkehr aus Breslau begann Robert Koch mit den neuen Experimenten. Er spritzte Versuchstieren faulendes Blut ein und forschte nach deren Tode in den Organen nach Bakterien. Aber vergeblich. Auch vielfältige Versuche mit veränderter Färbetechnik führten nicht zum Erfolg, so daß er erkennen mußte, die Grenzen der Leistungsfähigkeit der ihm zur Verfügung stehenden optischen Geräte erreicht zu haben.

Die unzulängliche Beleuchtung war ein besonderes Problem

beim Mikroskopieren, wobei im Ergebnis der Zusammenarbeit von Ernst Abbe (1840–1905) und Carl Zeiss (1816–1888) eine entscheidende Verbesserung erreicht wurde. Allerdings blieb zunächst der Stativbau hinter der Entwicklung der Optik zurück.

Bis zum Wirken von Carl Zeiss, der zunächst als Handwerksmeister seinem Gewerbe nachging, war die Vervollkommnung des Mikroskops im wesentlichen das Ergebnis praktisch-handwerklicher Versuche. Der Kontakt mit dem jungen Universitätsprofessor Ernst Abbe, für den Carl Zeiss in seiner Werkstatt physikalische Geräte fertigte, regte ihn an, da er die Grenzen des Handwerks erkannte, den Weg des wissenschaftlichen Mikroskopbaus zu gehen. Seit 1866 datiert die für die Wissenschaft so fruchtbare Zusammenarbeit des Praktikers Carl Zeiss und des Wissenschaftlers Ernst Abbe, die bald zu wesentlichen Resultaten führte. Bereits 1868 hatte Abbe eine neue Beleuchtungsapparatur entwickelt, die eine entscheidende Verbesserung mikroskopischer Arbeit zur Folge hatte. Mit der 1871 begründeten Beugungstheorie der mikroskopischen Abbildung löste er das Problem der Bilderzeugung nicht selbstleuchtender Objekte. Die Qualität der Bildwiedergabe war jedoch auch weitgehend von der physikalischen Eigenschaft der Glaslinsen abhängig. Die Mitwirkung des Glastechnikers Friedrich Otto Schott (1851–1935) vervollständigte die optische Gerätetechnik, die den Weg der wissenschaftlichen Photographie als Quelle neuer wissenschaftlicher Erkenntnisse bereitete.

Ebenso wie die mikroskopische Optik und Technik die Grundlage zum Erforschen der Welt der kleinsten Lebewesen war – Rudolf Virchow stellte bereits 1847 fest, daß das Mikroskop in der Hand des Forschers die Mystik durchbrechen werde und eine Waffe zur Verteidigung des Lebens darstelle –, haben auch die Bakteriologen ihrerseits auf die Entwicklung des Mikroskops wesentlichen Einfluß genommen. Robert Kochs Aktivität war auch in dieser Hinsicht beispielgebend.

Die Verwendung des Abbeschen Kondensators und der leistungsfähigen Zeissschen homogenen Öl-Immersionssysteme führte ihn aus der Stagnation und brachte das erwartete Ergebnis:

„In denselben Präparaten, in denen vorher gar keine oder wenig charakteristische Bakterien zu sehen waren, zeigte dieses neue

Verfahren in überraschender Weise selbst die kleinsten Bakterienformen mit einer solchen Klarheit und Schärfe des Bildes, daß sie mit Leichtigkeit zu erkennen und von anderen gefärbten Objekten im Präparat ganz sicher zu unterscheiden waren. Aber noch mehr leistet diese Untersuchungsmethode. Nicht allein gestattet sie, was bis jetzt ein frommer Wunsch war, vereinzelte und zerstreute Bakterien in den Geweben nachzuweisen, sondern, was das wichtigste zu sein scheint, mit ihrer Hilfe sind die Größenverhältnisse und die Formen der in die Gewebe eingedrungenen Bakterien mit solcher Genauigkeit zu bestimmen, daß es nicht schwer fällt, die pathogenen Bakterienformen ... nach Größe und Gestalt zu differenzieren."

Es war ihm gelungen, Septikämie und Progressive Gewebsnekrose (Gangrän) bei Mäusen, Progressive Abzeßbildung, Septikämie, Pyämie und den erypsipelmatösen Prozeß bei Kaninchen zu erzeugen und zu erforschen. Er belegte damit nicht nur die bakterielle Natur der Wundinfektionen, sondern hob ausdrücklich die Ähnlichkeit des Krankheitsverlaufs auch beim Menschen hervor. Erneut zögerte Robert Koch jedoch, seine Entdeckungen zu publizieren, ohne sich mit seinem Freund und Förderer Cohn eingehend beraten zu haben. In einem Brief vom 17. Juni 1878 stellte Robert Koch zunächst etwas resigniert fest, „daß die letzte Zeit viel Neues gebracht hat, von dem ich in meinem abgeschlossenen Winkel so gut wie nichts erfahre; es bleibt mir deswegen weiter nichts übrig, als mich wieder auf Reisen zu begeben". Zugleich aber konnte er freudig ankündigen: „Mit leeren Händen werde ich indessen nicht kommen. Bei meinen Arbeiten habe ich trotz aller in äußeren Verhältnissen liegenden Hindernisse recht viel Glück gehabt, und das allgemeine Resultat derselben scheint mir ein recht wichtiges zu sein. Nicht allein, daß ich über die verschiedenen septischen Wundkrankheiten trotz ihrer Kompliziertheit, Aufschluß zu geben vermag (soweit sie durch Bakterien bedingt werden), sondern was mir das Wesentlichste zu sein scheint, daß ich durch eine richtige, bis jetzt noch nicht gekannte Benutzung der optischen Instrumente die Leistungsfähigkeit derselben erheblich zu steigern vermag und damit den Weg gefunden habe, auch in tierischen Geweben die kleinsten Organismen noch mit Sicherheit verfolgen zu können."

Am 22. Juli 1878 reiste Koch zunächst nach Leipzig, wohin

Professor Cohnheim inzwischen berufen worden war. Mit ihm beriet er nach einer Demonstration der Präparate die Publikation der Forschungsergebnisse, wobei Cohnheim Robert Koch mit dem Leipziger Verleger C. F. W. Vogel bekannt machte. Nach 5tägigem Aufenthalt fuhr Robert Koch, begleitet von Weigert, nach Jena, um sich mit Zeiss und Abbe über die Anwendung der neuen technischen Möglichkeiten zu beraten. Am 30. Juli war er schließlich in Breslau und demonstrierte Cohn und weiteren Wissenschaftlern seine Forschungsergebnisse.

Um alle Möglichkeiten seiner Reise voll zu nutzen, fuhr er am 2. August weiter nach Berlin, wo er sich von Professor Fritsch wichtige Hinweise zur Verbesserung der photographischen Aufnahmen erhoffte. Er hatte auch Gelegenheit, Rudolf Virchow die Präparate vorzulegen. Es wurde viel über dieses erneute Zusammentreffen der beiden bedeutenden Wissenschaftler orakelt. Man sprach von einem kühlen Empfang, der mit den charakterlichen Eigenheiten Virchows motiviert wurde. Tatsache ist, daß es bisher keine aussagekräftigen Quellen über dieses Gespräch gibt. Das Tagebuch Robert Kochs vermerkt für den 3. August nur die Notiz:

„Ankunft in Berlin um 9 Uhr. Um 10 Uhr ins physiologische Institut zu Prof. Fritsch. Nachher Besuch im pathologischen Institut bei Virchow. Nachmittags und abends im zoologischen Garten."

Nach etwa zweiwöchiger Abwesenheit traf Robert Koch wieder in Wollstein ein. Seine Arbeit galt der weiteren Verbesserung der photographischen Aufnahme seiner Präparate — offensichtlich ohne rechten Erfolg, denn das Werk „Untersuchungen über die Ätiologie der Wundinfektionskrankheiten", seine erste Buchveröffentlichung, die noch vor Jahresende erschien, enthielt als Bildbeigaben nur Zeichnungen.

Auf Empfehlung Cohnheims nahm Robert Koch vom 11. bis 17. September an der 51. Versammlung der Gesellschaft Deutscher Naturforscher und Ärzte in Kassel teil und hielt hier erstmals einen Vortrag über die Ergebnisse seiner Untersuchungen. Leider war der dafür festgelegte Zeitpunkt, Freitag nachmittag 14.00 Uhr, so ungünstig gewählt, daß er nur in äußerster Kürze und vor sehr wenigen Interessenten seine Demonstrationen durchführen konnte. Im Tageblatt der Versammlung sucht man darüber vergebens nach einer Notiz. — So konnten erst nach

Erscheinen der Monographie seine Forschungsergebnisse Interesse in der Fachwelt finden.

Nach einer eingehenden Schilderung des Kenntnisstandes über die Beziehungen von Mikroorganismen und Wundinfektionskrankheiten beschrieb Robert Koch seine Untersuchungsmethoden und Forschungsergebnisse, um daraus entsprechende Schlußfolgerungen zu ziehen. Dabei stellte er kritisch fest: „Es ist zwar in letzter Zeit üblich geworden, aus jeder, auch der unbedeutendsten Beobachtung über Bakterien die weitgehendsten Folgerungen über die Infektionskrankheiten im allgemeinen zu ziehen, doch werde ich, obwohl das mir zu Gebote stehende Material reichlichen Stoff zu Betrachtungen in dieser Richtung abgeben würde, dieser Sitte nicht folgen. Denn je länger ich mich mit dem Studium der Infektionskrankheiten befaßt habe, um so mehr habe ich die Überzeugung gewonnen, daß das Generalisieren neuer Tatsachen hier verfrüht ist und daß jede einzelne Infektionskrankheit oder Gruppe nahe verwandter Infektionskrankheiten für sich erforscht werden muß."

Resümierend faßte er seine Ergebnisse zusammen: „Aber schon in den wenigen Versuchsreihen, die ich vorführen konnte, tritt eine Erscheinung so evident hervor, daß ich sie als feststehend betrachten muß und, weil sie die meisten Bedenken gegen die Annahme des contagium animatum für die Wundinfektionskrankheiten beseitigen hilft, als das wichtigste Ergebnis meiner Arbeit ansehe. Es ist das die Verschiedenheit der pathogenen Bakterien und ihre Unabänderlichkeit. Einer jeden Krankheit entspricht, wie wir gesehen haben, eine besondere Bakterienform, und diese bleibt, so vielfach auch die Krankheit von einem Tier auf das andere übertragen wird, immer dieselbe. Auch wenn es gelingt, dieselbe Krankheit von neuem wieder durch putride Substanzen hervorzurufen, tritt nicht eine andere, sondern dieselbe schon früher für diese Krankheit als spezifisch gefundene Bakterienform auf ... Wenn nun aber jeder der untersuchten Krankheiten eine durch physiologische Wirkung, durch Wachstumsverhältnisse, Größe und Gestalt genau charakterisierte Bakterienform entspricht, die, sooft auch die Krankheit weiterverpflanzt wird, immer dieselbe bleibt und niemals in andere Formen, z. B. von der kugelförmigen in eine stabförmige übergeht, dann bleibt nichts weiter übrig, als daß diese verschiedenen Formen von pathogenen Bakterien vorläufig als konstante Arten anzusehen sind." [3, S. 101–102] Diese Feststellung hatte gleichermaßen große praktische wie theoretische Bedeutung.

Obwohl Robert Koch wiederholt resigniert äußerte, daß die Enge seines kleinen Arbeitsraumes ihn so beschränke, daß er nicht in der Lage sei, verschiedene Arbeiten nebeneinander zu verrichten, so daß er bei einem neuen Vorhaben erst alle anderen Vorrichtungen vorübergehend wegräumen und die im Gange befindlichen Versuche unterbrechen müsse, ließen ihm die praktischen Erfordernisse keine andere Wahl.

In der Zeit, als er den Milzbrand und die Wundinfektion untersuchte, traten in seiner Praxis Fälle von Rückfallfieber auf. Robert Koch widmete sich der Erforschung auch dieser Krankheit, wobei es ihm gelang, Rückfallfieberspirochaeten zu züchten. Es zeigte sich aber immer mehr, daß das Leistungsvermögen des hervorragenden Wissenschaftlers durch seine begrenzten Möglichkeiten aufs äußerste eingeschränkt wurde.

Enttäuschte Hoffnung auf bessere wissenschaftliche Arbeitsmöglichkeiten

Mit Unterstützung der Wissenschaftler, die seine Bedeutung erkannt hatten, war Robert Koch um eine Änderung seiner unerfreulichen Lage bemüht. Vor allem Ferdinand Cohn ließ nichts unversucht, ihm zu helfen. Nachdem sich eine im Herbst 1877 gehegte Hoffnung, Robert Koch die freiwerdende Stelle als Breslauer Stadtphysikus vermitteln zu können, nicht hatte realisieren lassen, stellte im Januar 1879 die Breslauer medizinische Fakultät auf Cohns Anregung an den Kultusminister Falk folgenden Antrag: „Die unterzeichnete Fakultät erlaubt sich ganz gehorsamst die Aufmerksamkeit Ew. Exzellenz auf einen Mann zu lenken, der durch seine ausgezeichneten Untersuchungen über Bakterien das wichtige Kapitel über die Entstehung und Verbreitung von ansteckenden Krankheiten entscheidend gefördert und sich einen hochgeachteten Namen in der wissenschaftlichen Welt erworben hat. Es ist dies der königliche Kreisphysikus Dr. med. R. Koch in Wollstein (Provinz Posen).

Unter den schwierigsten äußeren Verhältnissen, entfernt vom

persönlichen Verkehr mit Männern seiner Fachwissenschaft, hat derselbe sich selbständig emporgerungen. Es ist keine Frage, daß eine solche Kraft im Verbande einer Universität sich noch weit reicher entfalten würde; andererseits aber ist zu besorgen, daß das an einem kleinen Orte besonders mühsame, Zeit und Kraft raubende Streben, die tägliche Existenz zu sichern, die wissenschaftlichen Leistungen, zu denen Herr Koch offenbar berufen ist, beeinträchtigen und vielleicht verkümmern lassen würden. Bezüglich der Mittel und Wege, um für Herrn Dr. Koch ein geeignetes Feld für eine ersprießliche Tätigkeit zu schaffen, und zugleich von dem lebhaften Wunsche beseelt, unsere Universität dadurch zu fördern, glauben wir der Erwägung Ew. Exzellenz folgendes unterbreiten zu sollen:

Bei der Aufstellung der Pläne für den Neubau des Anatomischen Instituts an der hiesigen Universität haben Ew. Exzellenz anzuordnen geruht, daß in dem Gebäude ein Institut für Hygiene und ein solches für Staatsarzneikunde eingerichtet werden soll. Da bereits bestimmt worden ist, daß zum 1. April dieses Jahres die Pläne zur Genehmigung fertiggestellt sein müssen, so tritt binnen kurzer Zeit für die medizinische Fakultät die Frage in den Vordergrund, welche Persönlichkeiten geeignet sein möchten, die Leitung der beiden Anstalten zu übernehmen. Wir zweifeln nicht, daß wir das Interesse unserer Universität in dieser Beziehung nicht besser wahren können, als wenn wir an Ew. Exzellenz die gehorsamste Bitte richten: Den Kreisphysikus Dr. Koch als außerordentlichen Professor an die hiesige Fakultät zu berufen und ihm die Leitung eines der beiden neuen Institute, welche in dem Anatomiegebäude vorgesehen sind, in Aussicht zu stellen."

Eine Bestätigung dieses Antrags mußte ausbleiben, da weder für den notwendigen Anatomieneubau noch für die Gründung des Hygieneinstituts sowie des Instituts für Staatsarzneikunde die Mittel bewilligt wurden.

Trotz des Ausfalls der Institutsgründung hätte das Ministerium genügend Möglichkeiten zur Förderung des jungen aufstrebenden Wissenschaftlers gehabt. Doch wurden seine Leistungen, deren epochaler Charakter nur von den engeren Fachkollegen erkannt wurde, unterschätzt. Allenfalls die Unterrichtsabteilung gab zu bedenken, „ob die bekannten großen Verdienste des Dr. Koch nicht unabhängig von den Zukunftsplänen der Fakultät

seitens des Staates zu ehren sein möchten, sei es durch die Verleihung eines Ordens, sei es durch die des Sanitätsratstitels".
Die den Ausschlag gebende Medizinalabteilung hielt eine solche Auszeichnung für viel zu verfrüht. Schließlich zähle der Koch „noch zu den verhältnismäßig jüngeren Ärzten der Provinz Posen ... für welche die Erwirkung des Charakters als Sanitätsrat, den bestehenden Bestimmungen nach zur Zeit, in Ermangelung ganz besonderer allgemein verdienstlicher Leistungen (!) unzulässig erscheint. Da aber auch seine wissenschaftlichen Arbeiten und Bestrebungen zur Förderung des Allgemeinwohls nicht haben verwertet werden können, so dürfte in gleicher Weise zur Befürwortung der Verleihung eines Ordens für denselben Veranlassung nicht vorliegen."

Robert Koch stand der Sinn schwerlich nach Titeln und Orden. Er hätte sich mit einer hinlänglichen Existenzgrundlage begnügt, die ihm die Möglichkeit zur Fortsetzung seiner wissenschaftlichen Arbeiten geboten hätte. Doch er wurde fallengelassen. Wenigstens ergab sich mit dem Freiwerden der Breslauer Kreisphysikusstelle eine neue Möglichkeit. Robert Koch stand vor einer schweren Entscheidung. Die Großstadt würde ihn aus der bisher so schmerzlich empfundenen Isolierung befreien, hier könnte er Arbeitsmöglichkeiten erhalten, die seine Leistungsfähigkeit wesentlich erhöhten. Doch war das Angebot alles andere als verheißungsvoll. Zunächst war für ihn kein Gehalt vorgesehen. Er sollte vielmehr seinen Lebensunterhalt durch Gutachtergebühren und Privatpraxis bestreiten. Würde ihm diese dann aber überhaupt noch Zeit für wissenschaftliche Arbeiten lassen? Die Liebe zur Wissenschaft trug den Sieg davon. Die Familie zog nach Breslau, und am 7. August nahm Robert Koch hier seine Tätigkeit auf.

Doch bald sollten alle seine geheimen Befürchtungen noch übertroffen werden. Der unbekannte Arzt vom Lande wartete in der Großstadt vergebens auf Patienten. Insgesamt sollen Robert Kochs Praxiseinnahmen in Breslau ganze 8 Taler betragen haben. Da auch seine geringen Ersparnisse sehr bald verbraucht waren, gab es für den in der Wissenschaft bereits weltbekannten Forscher, getrieben von größter wirtschaftlicher Not, nur den Ausweg der Bitte um Rückversetzung. Schweren Herzens griff Robert Koch zur Feder und schrieb am 7. Oktober seinen Antrag: „Vor zwei Monaten wurde ich aus dem Kreise

Bomst in das gerichtliche Physikat des Stadtkreises Breslau versetzt. Während dieser Zeit habe ich die Gewißheit erhalten, daß die Einkünfte dieser Stelle nur einen kleinen Teil von dem betragen, was ich auf Grund von Erkundigungen erwarten mußte, die ich, als mir die Stelle angetragen wurde, eingezogen hatte. Es fehlt mir unter diesen Umständen an Subsistenzmitteln, und ich bin gezwungen, mich um ein anderes Physikat zu bewerben. Da ich nun vernehme, daß das Physikat des Bomster Kreises noch nicht wieder besetzt ist, so richte ich an die Königliche Regierung die ebenso dringende wie gehorsamste Bitte, meine Zurückversetzung nach Wollstein hochgeneigtest bewirken zu wollen."

Die Einwohner von Wollstein waren von der Nachricht einer baldigen Rückkehr Robert Kochs hoch erfreut. Sie bereiteten ihm einen begeisterten Empfang und ehrten ihn mit einem Fackelzug. Die beiden Krankenhäuser waren während seiner Abwesenheit ohne jede ärztliche Betreuung geblieben, und auch in der ambulanten Versorgung war, da der verbleibende ortsansässige Arzt den Anforderungen nicht gewachsen war, ein Notstand entstanden. Robert Koch mußte sich zunächst in einem Gasthaus einquartieren, denn erst nach der Verzichtserklärung auf Erstattung von Umzugskosten erhielt er die offizielle Bestätigung seiner Rückversetzung, so daß nun auch die Familie folgen konnte. Die Hoffnung auf bessere Möglichkeiten wissenschaftlicher Arbeit hatte sich als völliges Fiasko erwiesen, und Robert Koch mußte froh sein, wieder in der Abgeschiedenheit seine kräfte- und zeitraubende, aber die Familie ernährende Praxis ausüben zu können. Doch gab es für ihn keine Resignation. Er kehrte in sein kleines Behelfslabor zurück und setzte unbeirrt mit unzureichenden Mitteln die wissenschaftlichen Forschungen fort.

Die ersehnte Entwicklungsmöglichkeit aber schien für alle Zeit verloren. Das große Ziel, das sich Robert Koch gestellt hatte, den Kampf gegen die furchtbaren Seuchen und Infektionskrankheiten zu führen, ließ ihn trotz aller widrigen Umstände keineswegs mutlos werden.

Seine Fachkollegen, die in der überwiegenden Mehrheit die Bedeutung seiner Arbeiten und sein steigerungsfähiges Leistungsvermögen erkannt hatten, ließen nichts unversucht, ihm zu helfen. Im Ergebnis ihrer Bemühungen erhielt Robert Koch im April 1880 von Heinrich Struck (1825–1902), dem Leiter des Kaiserlichen Gesundheitsamtes, die Anfrage, ob er bereit sei, ordentliches Mitglied dieser Institution zu werden. Erfreut gab er die Zusage, und am 9. Juli 1880 erfolgte der Umzug nach Berlin.

Die polnische Bevölkerung bewahrte „ihren" Doktor in bester Erinnerung. Eine polnische Gedenktafel, die zu Beginn des 2. Weltkrieges entfernt wurde, erinnerte an den großen Arzt.

Auf Anregung des Kreisarztes Jan Kloniecki wurden am 21. und 22. Oktober 1958 Feierlichkeiten veranstaltet, die Gelegenheit boten, nicht nur Robert Koch zu ehren, sondern auch die Kontakte zwischen Polen und der Deutschen Demokratischen Republik zu stärken. An dem seinerzeit von Koch bewohnten Haus wurde eine neue Gedenktafel enthüllt und ein kleines Museum eingeweiht. [32, S. 59]

Berufung an das Kaiserliche Gesundheitsamt

Nach der Reichsgründung 1871 hatte Deutschland einen gewaltigen wirtschaftlichen Aufstieg genommen. Die Beseitigung der den Kapitalismus hemmenden Schranken ließ es zu einer industriellen Großmacht werden. Mit dieser Entwicklung war folgerichtig auch eine Festigung der Reichseinheit verbunden, die im Ausbau der Reichsverwaltung und der Reichsämter ihren Ausdruck fand. Auch im Bereich des Gesundheitswesens war es erforderlich, zentrale Institutionen zu schaffen, die von den demokratischen Kräften nachdrücklich gefordert wurden. So sah sich die Regierung 1876 schließlich veranlaßt, in ihrem Etat Mittel für ein „Kaiserliches Gesundheitsamt" zur Verfügung zu stellen, das dem Kanzler unterstellt wurde und beratende Funktionen ausübte. Seine Hauptaufgabe bestand zunächst im Sammeln statistischer Angaben und in der Erarbeitung von Vorschlägen und Expertisen zu Fragen der Hygiene.

Die Jahre der beginnenden Wirksamkeit des Gesundheitsamtes standen im Zeichen des Kampfes der anwachsenden revolutionären Arbeiterbewegung gegen die Repressalien des Bismarckschen Sozialistengesetzes. Zugleich war die preußische Regierung bestrebt, ihre fortschrittsfeindlichen Maßnahmen, die sich auch gegen progressive Kräfte des Bürgertums richteten, in erster Linie im Beamtenapparat selbst abzusichern.

Seit Beginn der 80er Jahre – dem Zeitpunkt also, an dem Robert Koch als Beamter in einem Regierungsamt seine Tätigkeit aufnahm, fand eine politisch-ideologische Überprüfung der „Staatsdiener" statt, die diese Institution nunmehr endgültig antiliberal ausrichten und ein im reaktionären preußischen Geist geformtes Beamtenkorps schaffen sollten.

Diese Zeit des innenpolitischen Umschwungs und der Gestaltung des Staatsapparates zum willfährigen Werkzeug der junkerlich-schwerindustriellen Reaktion war für Robert Kochs zutiefst humanistische Grundhaltung und Zielstellung alles andere als die geeignete Basis. Der sich vertiefende Widerspruch zwischen Humanismus und Reaktion blieb deshalb nicht ohne Auswirkungen auf sein Schaffen.

Die Mittel und damit die personellen und wissenschaftlichen Möglichkeiten waren zunächst sehr begrenzt. Das Amt war in einer Mietswohnung behelfsmäßig untergebracht. Drei Mitarbeiter bildeten das wissenschaftliche Personal. Erst Jahre später wurden geringfügige räumliche und personelle Verbesserungen wirksam, die aber noch immer nicht Grundlage einer intensiven wissenschaftlichen Arbeit sein konnten.

Ein Ausweg aus dem Dilemma schien die Erweiterung der personellen Basis durch Ernennen von außerordentlichen Mitarbeitern zu sein. Der Direktor des Gesundheitsamtes, Struck, mußte dem Reichskanzleramt die Kandidatenliste zur Bestätigung der in Aussicht genommenen 25 Wissenschaftler vorlegen. Unter ihnen befand sich auch der damals noch in Wollstein lebende Kreisphysikus Robert Koch. Nahezu zur gleichen Zeit wurde jedoch durch Ausscheiden eines Wissenschaftlers eine Stelle im Amt frei, so daß Struck, dessen Verdienst es ist, die große Bedeutung und Leistungsstärke von Robert Koch erkannt zu haben, den Antrag stellen konnte, ihn als ordentliches Mitglied einzustellen: „Eurer Exzellenz beehre ich mich, zur Wiederbesetzung der durch den bevorstehenden Abgang des geheimen Regierungsrates Dr. Finkelnburg im Gesundheits-Amte erledigten Stelle eines ordentlichen Mitgliedes den schon zur Berufung als außerordentliches Mitglied in Aussicht genommenen Kreisphysikus Dr. Robert Koch in Wollstein ganz gehorsamst in Vorschlag zu bringen. .

Bei der Wahl dieses Mannes habe ich vorzugsweise den Zweck vor Augen gehabt, für die genannte Stelle nicht allein einen praktisch erfahrenen, an strenge Arbeit gewöhnten und dienstlich geschulten Medizinalbeamten zu gewinnen, sondern auch die sich darbietende Gelegenheit zu benutzen, um dem bei der ersten Zusammensetzung des Gesundheits-Amtes nicht hinreichend gewürdigten Bedürfnisse eines durchaus auf der Höhe stehenden Fachmannes für experimentelle Pathologie und mikroskopische Technik Rechnung zu tragen. Der Mangel eines solchen hat sich dem Gesundheits-Amt vielfach und in sehr empfindlicher Weise fühlbar gemacht, bei seinen Untersuchungen über Infektionskrankheiten der Menschen und Tiere und deren Ursachen, bei seinen Studien über die im Menschen- und Tierkörper vorkommenden mikroskopischen Tier- und Pflanzengebilde, ebenso wie bei seinen Versuchen zur Auffindung eines für medizinal- und veterinärpolizeiliche Zwecke verwertbaren Desinfektionsverfahrens.

Es kann daher als ein glücklicher Zustand betrachtet werden, daß Herr Koch einer der hervorragendsten Forscher auf diesem Gebiete, zugleich ein tüchtiger, strebsamer und erfahrener Medizinalbeamter ist und für die genannte Stelle leicht zu gewinnen sein würde.

Derselbe hat sich durch seine gründlichen und mit einem staunenswerten Fleiße bis zur Endgültigkeit durchgeführten Arbeiten über die Entstehung der Milzbrandkrankheiten und über die Wundinfektionskrankheiten die allgemeine Anerkennung im Kreise der Fachgelehrten erworben. Was aber mehr noch für ihn spricht, ist, daß er es möglich zu machen gewußt hat, die genannten viel Zeit und Kraftaufwand erfordernden Arbeiten inmitten einer anstrengenden Tätigkeit als Kreisphysikus und praktischer Arzt in so befriedigender Weise zu Ende zu führen.

Indem ich mir daher erlaube, Euer Exzellenz diesen ausgezeichneten Mann zur Berufung als ordentliches Mitglied in das Gesundheits-Amt dringend zu empfehlen, bitte Eure Exzellenz ich ganz gehorsamst, mich zur Einleitung einer vertraulichen Vorunterhandlung mit demselben hochgeneigtest ermächtigen zu wollen."

Nach seiner Bestätigung nahm Robert Koch am 10. Juli 1880 die Tätigkeit im Gesundheitsamt auf. Am Anfang seines Wirkens

74

erfüllte dieses keineswegs die Voraussetzungen einer zentralen wissenschaftlichen Institution. Von einer staatlichen Förderung der bakteriologischen Forschung war nichts zu spüren. Das Gehalt, das Robert Koch angeboten wurde, war so gering, daß er nach Strucks Einschätzung „schwerlich von Nahrungssorgen verschont bleiben würde, da ihm anderweitige Einnahmen nicht in Aussicht stehen".

Robert Koch begann seine Tätigkeit als Leiter des bakteriologischen Laboratoriums. Waren die räumlichen und technischen Bedingungen auch unzureichend, Robert Koch stand anfangs nicht einmal ein Arbeitsraum zur Verfügung, so bedeuteten sie doch gegenüber den Möglichkeiten in Wollstein einen großen Fortschritt. Seit Anbeginn standen Robert Koch mit Friedrich Loeffler (1852–1915) und Georg Gaffky (1850–1918) zwei ausgezeichnete Mitarbeiter zur Seite, die an seinen wissenschaftlichen Erfolgen wesentlichen Anteil hatten. Gleich ihm widmeten sie ihre ganze Kraft der Forschung und stellten ihre persönlichen Belange dabei weit in den Hintergrund. Loeffler berichtet darüber: „Die Erinnerung an jene Zeit, als wir noch in diesem Zimmer arbeiteten, in der Mitte Koch und wir zu seinen Seiten, als fast täglich neue Wunder der Bakteriologie sich vor unseren staunenden Augen auftaten und wir, dem leuchtenden Beispiel unseres Chefes folgend, vom Morgen bis zum Abend an der Arbeit saßen und kaum Zeit fanden, den leiblichen Bedürfnissen Rechnung zu tragen, – die Erinnerung an jene Zeit wird uns unvergeßlich bleiben. Lernten wir doch damals, was es heißt, beobachten und exakt arbeiten und mit Energie ein vorgestecktes Ziel verfolgen."

Die bakteriologischen Untersuchungsmethoden
werden verbessert

Zu Beginn seiner neuen Tätigkeit setzte Robert Koch die bereits in Wollstein begonnenen Arbeiten zur Verbesserung der bakteriologischen Untersuchungsmethoden fort und nahm als neue Aufgabe die Untersuchung von Desinfektionsmitteln und -verfahren in Angriff. Er hat mit seinem epochalen Lebenswerk nicht nur die medizinische Wissenschaft auf eine neue Qualität gehoben, seine Pionierarbeit in der Forschung war zugleich aufs engste verbunden mit Neuerungen in den mikrobiologischen Verfahren, vor allem den Präparationsmethoden und in der Vervollkommnung der Mikrophotographie. Diese Erfolge waren Grundlage und Voraussetzung seiner Fortschritte im Kampf gegen Seuchen und Infektionskrankheiten, sie entstanden jeweils in Verbindung mit den bakteriologischen Arbeiten, vor allem bei der Untersuchung des Milzbrandes und der Wundinfektionskrankheiten. Die fundamentale Bedeutung der Kochschen bakteriologischen Untersuchungsverfahren bestand vornehmlich in folgenden Leistungen: der umfassenden Anwendung des Mikroskops in der Forschung (wobei Robert Koch auch selbst zur Steigerung des optischen Leistungsvermögens der Mikroskope seinen Beitrag leistete), der Einführung der Mikrophotographie in die Bakteriologie, der Weiterentwicklung neuer Färbemethoden sowie in der Züchtung von Reinkulturen auf festen Nährböden.

Seine Erkenntnisse, die erstmals auf dem im September 1881 stattgefundenen Internationalen Kongreß vorgetragen wurden, hat er noch im gleichen Jahr in dem bedeutenden Werk „Zur Untersuchung von pathogenen Organismen" dargelegt, mit dem die von Struck herausgegebenen „Mittheilungen aus dem kaiserlichen Gesundheitsamte" eingeleitet wurden. Dieses Organ war eine Fundgrube neuer, teilweise bahnbrechender Forschungsergebnisse. Um nicht den Verdacht „unlauteren Konkurrenzstrebens" einer Behörde gegenüber wissenschaftlichen Institutionen aufkommen zu lassen, was nur die Forschungsarbeit hemmende Aktionen ausgelöst hätte, stellte der Herausgeber in seinem Vorwort fest: „Wenn ich durch die Veröffentlichung der Ergebnisse dieser Versuche das kaiserliche Gesundheitsamt scheinbar in Konkurrenz treten lasse mit anderen für die Verfolgung lediglich wissenschaftlicher Ziele gegründeten Lehr- und Versuchsanstalten, so bin ich mir vollkommen bewußt, daß es keineswegs Aufgabe dieser Behörde ist, Untersuchungen für den Zweck der Bereicherung der Wissenschaft anzustellen, sondern daß diese vielmehr jenen genannten Anstalten durchaus vorbehalten bleiben müssen. Auf der anderen Seite aber glaube ich, daß man es im Hinblicke auf einen vielfach eingebürgerten Gebrauch von mir fordern kann, daß ich das bei den praktischen Arbeiten des Gesundheitsamtes als Nebenerzeugnis (!) zu Tage tretende wissenschaftliche Erfahrungsmaterial der Öffentlichkeit nicht entziehe." Diese „Neben-erzeugnisse" erlangten dank der hervorragenden Arbeitsergebnisse Robert Kochs und seiner Mitarbeiter Weltgeltung.

In seiner Abhandlung beschrieb Robert Koch eingehend die technischen Probleme beim Photographieren von Mikroorganismen und veranschaulichte seine Darlegung mit selbstgefertigten „Photogrammen" (siehe Bild 21). Mit dieser klaren beweiskräftigen Erläuterung erzielte er endgültig den Durchbruch der Mikrophotographie. Er stellte fest: „Nichts ist einfacher, als sich über das, was ein Photogramm darstellt, zu verständigen, denn beliebig viele Beobachter können zu gleicher Zeit das bisher nur einem Einzelnen zugängliche Bild in Augenschein nehmen, man kann das Objekt, auf welches es ankommt, mit dem Finger bezeichnen, mit dem Zirkel messen, mit anderen daneben gelegten Photogrammen desselben oder anderer Objekte unmittelbar vergleichen, kurz alles vornehmen, was zur Verständigung über den streitigen Gegenstand dienen kann. Ein anderer vielleicht noch höher zu veranschlagender Nutzen der Photographie liegt in der strengen Kontrolle, zu welcher sie den Mikroskopiker seinen eigenen Beobachtungen gegenüber zwingt. Zeichnungen mikroskopischer Gegenstände sind fast niemals naturgetreu, sie sind immer schöner als das Original, mit schärferen Linien, kräftigeren Schatten als dieses versehen, und was macht nicht manchmal gerade eine schärfere Linie oder ein dunkler Schatten an geeigneter Stelle aus, um dem Bilde eine ganz andere Bedeutung zu geben. Auf die Auswahl des Präparates kommt es ebenfalls bei der Zeichnung nicht an; denn auch von einem schlechten und selbst von einem nicht beweiskräftigen Präparate läßt sich eine korrekte und scheinbar beweisende Zeichnung herstellen. Das ist nun selbstverständlich bei der photographischen Abbildung nicht möglich. Hier wird ja der Schatten des Präparates selbst als Bild festgehalten, und der mikroskopische Gegenstand zeichnet sich selbst; dabei ist es auch nicht im geringsten möglich, einen verbessernden Einfluß auf die einzelnen Teile des Bildes auszuüben. Es bleibt also nichts weiter übrig, als solche Präparate herzustellen, die nicht allein den eigenen Ansprüchen genügen, sondern auch allseitiger Kritik in Bezug auf ihre Beweiskraft standzuhalten vermögen.

Wer Zeichnungen von seinen mikroskopischen Untersuchungsobjekten veröffentlicht, hat mit der Kritik kaum zu rechnen, denn die Zeichnung wird unwillkürlich schon im Sinne der subjektiven Anschauung des Autors angefertigt. Wer aber ein Photogramm veröffentlicht, der begibt sich damit jedes subjektiven Einflusses auf die Abbildung seines Präparates, er legt gewissermaßen das Untersuchungsobjekt selbst seinem Publikum vor und läßt letzteres unmittelbar an seiner Beobachtung teilnehmen. Dieses Bewußtsein, das Untersuchungsobjekt im photographischen Bild vervielfältigt der wissenschaftlichen Welt zur Kritik offen preisgeben zu müssen, zwingt den Mikroskopiker, sich über die Richtigkeit seiner Beobachtung wiederholt Rechenschaft zu geben und das Resultat seiner Untersuchung nicht eher an die Öffentlichkeit zu bringen, als bis er seiner Sache ganz gewiß ist. Eine allgemeine Anwendung der Photographie bei mikroskopischen Arbeiten würde eine große Zahl unreifer Publikationen gewiß verhütet haben." [4, S. 11–12]

Nachdem sich Robert Koch kurz ergänzend zu den bereits in seinem Werk „Verfahren zur Untersuchung, zum Conservieren und Photographieren der Bacterien" geschilderten Prinzipien der Bakterienfärbung geäußert hatte, widmete er den Hauptteil seiner Arbeit der Züchtung von Reinkulturen, die er als den eigentlichen „Schwerpunkt aller Untersuchungen über Infektionskrankheiten" ansah. Hierbei hat er, angeregt von seinem Förderer Cohn, der in Weiterentwicklung von Pasteurs flüssigen Nährböden bereits Kartoffeln als feste Nährsubstrate nutzte, völlig neue Wege beschritten, die genial und zugleich so einfach sind, daß wir sie im Wortlaut anführen:

„Wenn man eine gekochte Kartoffel halbiert und mit der Schnittfläche nach oben einige Stunden an der Luft liegen läßt und sie darauf in einen feuchten Raum bringt, z. B. unter eine feuchtgehaltene Glasglocke, um sie vor dem Eintrocknen zu bewahren, dann wird man je nach der Temperatur des Raumes, in dem sich die Kartoffel befindet, am folgenden, zweiten oder dritten Tage bemerken, daß mancherlei verschiedene, sehr kleine Tröpfchen auf der Kartoffel entstehen, die fast alle untereinander verschieden zu sein scheinen. Einige dieser Tröpfchen sind von weißlicher Farbe, porzellanartig, andere sind gelblich, braun, hellgrau, rötlich, einige sehen aus wie ein flach ausgebreitetes Wassertröpfchen, wieder andere sind halbkugelig, noch andere warzenartig. Aber alle vergrößern sich mehr oder weniger, dazwischen zeigen sich Myzelien von Schimmelpilzen, zuletzt fließen die einzelnen Tröpfchen zusammen und bald tritt ausgesprochene Fäulnis der Kartoffel ein. Werden nun diese Tröpfchen, so lange sie noch isoliert bestehen, mikroskopisch untersucht, am besten nachdem sie auf dem Deckglas ausgestrichen, erhitzt und gefärbt sind, dann stellt sich heraus, daß jedes einzelne derselben aus einer bestimmten Art von Mikroorganismen besteht ... Was läßt sich denn nun dieser Beobachtung der auf der Kartoffel heranwachsenden Kolonien entnehmen? ... Wenn an Stelle der Kartoffel die gleich große Fläche einer Nährflüssigkeit dem Einflusse der Luft ausgesetzt worden wäre, dann hätten sich unzweifelhaft auch Keime aus der Luft auf die Oberfläche derselben gesenkt, und zwar annähernd dieselbe Zahl und dieselben Arten, wie es bei der Kartoffel der Fall war, aber die Entwicklung dieser Keime würde in einer von der vorher beschriebenen ganz verschiedenen Weise vor sich gegangen sein. Die beweglichen Bakterien hätten sich schleunigst in der Flüssigkeit verteilt ... kurz, die ganze Flüssigkeit würde von Anfang an bei einer mikroskopischen Untersuchung das Bild eines wirren Gemisches von Formen und Gestalten geboten, aber niemals auch nur im entferntesten an eine Reinkultur erinnert haben. Worin liegt denn aber dieser durchgreifende Unterschied zwischen dem Nährboden, den die Kartoffel den Mikroorganismen bietet, und demjenigen, den ihnen die Nährflüssigkeit gewährt? Doch nur darin, daß der eine fest ist und verhindert, daß die verschiedenen Arten, auch wenn sie beweglich sind, durcheinander gemengt werden, während in dem anderen flüssigen Nährsubstrat von einem Getrenntbleiben der Arten überhaupt nicht die Rede sein kann.

Es lag nahe, die Vorteile, welche ein fester Nährboden für Reinkulturen bietet, weiter auszunutzen." [4, S. 21–23]

Es gelang Robert Koch, aus Rinderblutserum und anderen Stoffen mit gelatinierenden Zusätzen feste und durchsichtige Nährböden zu entwickeln, die sich für die Züchtung und mikroskopische Beobachtung von Bakterienreinkulturen vorzüglich eigneten.

Mit seinen neuen Untersuchungsmethoden, insbesondere der Anwendung des festen Nährbodens als Voraussetzung zum Züchten von Reinkulturen, hatte Robert Koch nicht nur den Schlüssel für seine weiteren erfolgreichen bakteriologischen Forschungen gefunden, er hatte zugleich eine Wende in der Bakteriologie eingeleitet. Es war möglich geworden, die pathogenen Arten von Mikroorganismen zu isolieren, sie in Einzelkolonien und Reinkulturen zu züchten und sie in ihren Lebens- und Entwicklungsbedingungen genau zu erforschen.

Sein Werk „Zur Untersuchung von pathogenen Organismen" erlangte größte Bedeutung und wurde zu Recht als die „Bibel des Bakteriologen" bezeichnet. Es ist die komprimierte Zusammenfassung der von Robert Koch in mühevoller, zielstrebiger Arbeit erzielten Fortschritte der bakteriologischen Forschungsmethodik und -technik.

Von diesem Zeitpunkt an, seit dem die Spezifität der Krankheitserreger nachgewiesen werden konnte, vollzog sich auch eine Wende in der allgemeinen Anerkennung der Bakteriologie. Von nun ab bildete die bakteriologische Arbeitsmethodik ein wesentliches Instrument der Seuchenforschung und -bekämpfung, die einen großen Aufschwung nahmen.

Begründung der experimentellen Desinfektionslehre

Robert Kochs hervorragende Erfolge erklären sich aus der Tatsache, daß es ihm gelang, den erreichten Entwicklungsstand von Naturwissenschaft und Technik für seine Arbeit zu nutzen. So verbanden ihn hinsichtlich der optischen Technik, wie wir dargestellt haben, Arbeitskontakte mit der Firma Zeiss, in deren Rahmen Koch selbst zur Einführung technischer Neuerungen beitrug. Er erkannte die Bedeutung der neu entwickelten Anilinfarben für die Schaffung von Farbkontrasten zum Verdeutlichen der mikroskopischen Präparate. Ergänzt durch seine bahnbrechenden Verfahren der Züchtung von Bakterien auf künstlichem Nährboden und deren Isolierung schuf er eine exakte, reproduzierbare bakteriologische Untersuchungsmethode — die Grundlage zum Erforschen und systematischen Bekämpfen der Infektionskrankheiten.

Seit Beginn seiner Tätigkeit im Gesundheitsamt widmete sich Robert Koch auch der Untersuchung von Desinfektionsmitteln und -verfahren, deren Wirksamkeit er an einem breiten Spektrum von Mikroorganismen einschließlich Bakteriensporen erforschte. Er begann diese Arbeiten keineswegs voraussetzungslos. Vor ihm leistete bereits vor allem Albrecht Wernich (1843—1896) Ende der 70er Jahre im Berliner Pathologischen

Institut und später bei Cohn in Breslau beachtliches auf diesem Gebiet, ohne daß ihm jedoch gleiche beweiskräftige Erfolge zuteil geworden wären.

Ausgangspunkt der neuen experimentellen Desinfektionslehre bildete die Entdeckung der bakteriellen Dauerformen durch Maximilian Perty (1804–1884), Ferdinand Cohn, Louis Pasteur u. a. Während man zunächst gehofft hatte, durch Anwendung von Siedehitze oder mehrstündiges Kochen die Keime abtöten zu können, zeigte es sich, daß verschiedene pathogene Organismen sich gegen diese Einwirkungen resistent erwiesen.

Robert Koch prüfte zunächst die Wirkung gebräuchlicher Desinfektionsmittel wie Karbolsäure, schweflige Säure und Chlorzink. Da diese unzureichend waren, unterzog er mehr als 70 weitere chemische Substanzen unterschiedlichster Stoffklassen einer intensiven Analyse. Da auch diese keineswegs die erwartete Wirkung zeigten, galt es, neue wirksamere Desinfektionsverfahren zu ermitteln. Gemeinsam mit seinem Mitarbeiter Gustav Wolffhügel (1845–1899) führte er Untersuchungen über die Desinfektion mit heißer Luft durch, ein Verfahren, das in den Krankenhäusern bereits verbreitet war. Doch auch die Hitzedesinfektion entsprach unter den gegebenen technischen Bedingungen nicht den Anforderungen. Nach vielfältigen Versuchen erzielte Robert Koch schließlich mit heißem strömendem Wasserdampf die erhoffte Abtötung der Bakterien. Mit der Arbeit „Versuche über die Verwertbarkeit heißen Wasserdampfs zu Desinfektionszwecken" trug er wesentlich zur modernen wissenschaftlichen Desinfektion bei.

Robert Koch führte seine Experimente nicht nur als Laborversuche, sondern in enger Verbindung zur Praxis durch. Zu seinen strengen Prüfungsmaßstäben gehörte der Nachweis des Desinfektionseffektes durch anschließende Wiederanzüchtungsversuche und Tierexperimente.

Wenn Robert Koch auch nicht als alleiniger Begründer der experimentellen Desinfektionslehre angesehen werden kann und Albrecht Wernich ihn in unliebsame Prioritätspolemiken verwickelte, so gebührt ihm zweifellos das Verdienst ihrer erstmaligen umfassenden Darstellung mit bisher unerreichter Beweiskraft, ihrer Zusammenfassung zu einer neuen einheitlichen Wissenschaft.

Im August 1881 nahm Robert Koch am Internationalen medizinischen Kongreß in London teil, dessen gefeierter Mittelpunkt Pasteur war. Doch auch Robert Koch war bereits ein allseits geachteter und bekannter Forscher. Lister verwies in seinem Vortrag „Über die Beziehungen der kleinsten Lebewesen zu krankhaften Wundveränderungen und zur Entzündung überhaupt" nachdrücklich auf Kochs große Verdienste und kündigte Versuche an, die Robert Koch in Listers Labor vom 6. bis 8. August durchführte und dabei auch die volle Anerkennung Pasteurs fand, dem er hier erstmals begegnete.

Kampf gegen die Tuberkulose

Die Tuberkulose, eine Geißel der Menschheit

Unmittelbar nach seiner Rückkehr von dem Kongreß begann Robert Koch, sich mit der Tuberkulose zu beschäftigen. Die Vorarbeiten führte er zunächst unter absolutem Stillschweigen durch, selbst seinem engsten Vertrauten, Ferdinand Cohn, der ihn im Januar 1882 in Berlin besuchte, machte er darüber keinerlei Mitteilung. Robert Koch war sich bewußt, welche bahnbrechende Bedeutung ein Sieg über die „weiße Pest" für die Menschheit haben würde. In seiner Bescheidenheit war er bemüht, jede die Forschungsarbeit störende eilfertige Publizität zu vermeiden.

Die Tuberkulose zählte zu den verbreitetsten Krankheiten. In Europa standen ihre Opfer an der Spitze der Sterblichkeitsstatistik. Im damaligen Deutschen Reich war in den 80er Jahren bei Männern und Frauen im Alter von 15 bis 40 Jahren jeder zweite Todesfall durch Tuberkulose bedingt. Jeder dritte Säugling starb an Schwindsucht. Besonders unter den notleidenden Arbeiterfamilien, die zusammengepfercht in feuchten, kalten Wohnungen leben mußten und häufig nicht in der Lage waren, das Existenzminimum zu sichern, grassierte die verheerende Seuche.

In besonderer Weise konzentrierte sich das Massenelend in der Hauptstadt. Als Robert Koch 1880 nach Berlin kam, hatte sich die Reichsmetropole bereits zu einer kapitalistischen Großstadt entwickelt. Wie ein Magnet zog die sprunghaft anwachsende Industrie immer mehr Menschen an, die sich in der Stadt eine Verbesserung ihrer Lebenslage erhofften. Der Anteil der Arbeiterbevölkerung stieg ständig und erreichte z. B. in dem Stadtteil Rixdorf die Höhe von 71,3 %.

Die Wohnverhältnisse in den Mietskasernen waren katastrophal. Im Jahre 1905 lebten achthunderttausend Berliner in sogenannten „Wohnküchen". Zwei Drittel aller Vorschulkinder besaßen kein eigenes Bett. Mehr als sechsundzwanzigtausend

Wohnungen der Massenmietshäuser lagen in feuchten, dunklen Kellern, in die kaum ein Sonnenstrahl drang. Diese Wohn- und Lebensverhältnisse waren Brutstätten der Tuberkulose. Urlaub war für Arbeiter unbekannt, bedeutete er doch einen Lohnausfall. Das konnten sie sich bei dem geringen Einkommen und den hohen Lebenshaltungskosten nicht leisten.

Eine Arbeiterin verdiente bei täglich elfstündiger Arbeitszeit pro Woche 12,68 Mark im Durchschnitt; der Lohn eines Facharbeiters betrug etwa 20,– Mark. Der Hausbesitzer verlangte aber davon monatlich etwa 20,– Mark Miete, ein Brot kostete 45 Pfennig! – Was blieb da noch übrig? So ist es kein Wunder, daß die Säuglingssterblichkeit in den Arbeiterfamilien mehr als 30% betrug und die Zahl der Tuberkulosekranken ständig anstieg. Allein im Jahre 1906/07 mußten neben Tausenden wegen allgemeiner Entkräftung vom Schulbeginn zurückgestellter Kinder weitere 1 386 wegen Tuberkulose dem Schulbeginn fernbleiben. Die Arbeiterkinder, welche die Schule besuchten, hatten häufig bereits in aller Frühe einige Stunden Brötchen, Milch oder Zeitungen auszutragen, um zum Lebensunterhalt der Familie beizutragen, und saßen nun übermüdet in den Bänken. Nicht selten auch noch hungrig, da das Geld für ein Frühstück fehlte. So wurde schon in früher Kindheit die Gesundheit der Proletarier untergraben. Bei einer Infektion vermochten die ausgemergelten Körper wenig Widerstandskraft aufzubringen, so daß die Tuberkulose in diesen Schichten die meisten Opfer fand.

Die verheerende Seuche suchte die Menschheit bereits seit vielen Jahrtausenden heim. Wie Knochenfunde der Jungsteinzeit zeigen, reichen ihre Schrecken bis in die Urgeschichte zurück.

Aufsehen erregten die Röntgenaufnahmen, die der Anatomieprofessor Elliot Smith (geb. 1871) von einer Anzahl Mumien der ägyptischen Frühdynastie machte und anhand von Skelettdeformitäten eine abgelaufene Knochentuberkulose eindeutig diagnostizierte. Ärzten der Antike war das klinische Bild der Krankheit bekannt, doch sie versuchten vergeblich, ihr Wesen zu ermitteln. Hippokrates drang dabei zu wesentlichen Erkenntnissen vor und führte wirksame therapeutische Maßnahmen, wie gesunde Lebensweise, Ruhe und hygienische Grundsätze ein. Die Mehrzahl der Ärzte sah jedoch in der Tuberkulose einen chronischen unspezifischen Entzündungsprozeß, der zur Geschwürbildung in der Lunge führe.

Dem Wesen der Krankheit konnte man erst näherkommen, als es möglich war, Sektionen durchzuführen, die entgegen dem kirchlichen Verbot erstmals von Andreas Vesal (1514–1564) vorgenommen wurden. Schließlich entdeckte Franz de le Boë, als Gelehrter Sylvius (1614–1672) genannt, bei einer Autopsie knötchenförmige Gebilde, die René-Théophile-Hyacinthe Laënnec (1781–1826) „tubercules" nannte. Heiß umstritten war nach wie vor die Frage der vermeintlichen Erblichkeit oder Anstekkungsfähigkeit der Phthisis – wie die Krankheit nach Hippokrates noch immer genannt wurde. Den Begriff Tuberkulose führte erst um 1830 Johann Lucas Schönlein (1793–1864) ein.

Hermann Philipp Klencke (1813–1881) wies erstmals in einem gelungenen Tierversuch – er infizierte ein Kaninchen mit Knötchensubstanz – experimentell die Übertragbarkeit nach (1843). Doch erst die Reihenexperimente von Jean-Antoine Vilemin (1827–1892), die dieses Ergebnis bestätigten (1865), fanden Widerhall. So überzeugend die Demonstrationen auch waren, wurde ihre Beweiskraft jedoch noch immer nicht allgemein anerkannt. Eine deutliche Wende zugunsten des bakteriellen Gedankens wurde auf der 50. Versammlung der Gesellschaft Deutscher Naturforscher und Ärzte erkennbar. Der Pathologe Edwin Klebs (1834–1913) machte sich hier in dem Hauptreferat „Über die Umgestaltung der medicinischen Anschauungen in den letzten drei Jahrzehnten" zum Fürsprecher des Neuen und forderte die stärkere Berücksichtigung der bisher erzielten Erkenntnisse von der bakteriellen Natur der Infektionskrankheiten.

In den folgenden Auseinandersetzungen unterstützten Cohnheim und der Däne Carl Julius Salomonsen (1847–1924) wirksam Vilemin, der in zahlreichen Infektionsversuchen bewiesen hatte, daß die Infektiosität tuberkulösen Materials verschiedenen Ursprungs durch ein und denselben spezifischen Ansteckungsstoff bedingt ist. Vilemin sprach die Vermutung aus, daß unbekannte, kleinste Erreger Ursache der Krankheit sein könnten. Diese Hypothese zu beweisen, wurde das Ziel Robert Kochs.

Die Entdeckung der Tuberkelbakterien

Noch immer bestanden über die Ursachen, den Prozeßverlauf und die klinischen Grundformen der Tuberkulose unterschiedliche Auffassungen. Zählebig hatte sich der Irrtum gehalten, die Tuberkulose sei eine Ernährungsstörung oder eine durch allgemeine Körperbeschaffenheit bedingte vererbbare Krankheit. Der Meinungsstreit, in dem sich Befürworter und Gegner des infektiösen Charakters der Krankheit gegenüberstanden, dauerte an. Die Kontroverse hatte vor allem praktische Konsequenzen, von denen für Millionen Menschen in aller Welt Gesundheit und Leben abhingen. Das Nichtanerkennen der Infektionsgefahr hatte zur Folge, daß die Vorbeugung unterschätzt, nicht zielgerichtet betrieben und auch die Therapie von falschen Voraussetzungen her geleitet wurde.

Robert Koch war der festen Überzeugung, daß Bakterien die Erreger der Tuberkulose seien. Sie zu finden, war jedoch ungleich schwieriger als die Entdeckung des Milzbranderregers, der wegen seiner relativen Größe mikroskopisch eher sichtbar wurde.

Robert Koch begann nach den vermuteten Bakterien zu suchen. Das tuberkulöse Untersuchungsmaterial entnahm er von an Tuberkulose Verstorbenen. Er zerdrückte die Tuberkel — etwa hirsekorngroße, gelblich-graue Gebilde —, ungeachtet der Infektionsgefahr, der er sich dabei aussetzte. Dabei gönnte er sich beim Mikroskopieren keine Ruhe. Besessen von dem festen Willen, dem Mörder von Millionen Menschen auf die Spur zu kommen, forschte er Tag und Nacht. Endlich stellte sich nach vielen Färbungsvarianten bei Verwendung von Methylenblau der Erfolg ein: Robert Koch sah im Ergebnis monatelanger mühevoller Arbeit erstmals die Tuberkelbakterien. Zwischen zerstörten Lungenzellen fand er bläuliche gekrümmte Stäbchen, kleiner als der 500ste Teil eines Millimeters, sehr dünn und etwa ein Viertel so lang wie der Durchmesser eines roten Blutkörperchens.

Auch seine Tierversuche gelangen. Bei den nach Infektion verendeten Meerschweinchen konnte er die gleichen Bakterien feststellen. Für den Beweis, daß die Tuberkulose durch Infektion verursacht und damit eine vor allem durch Wachstum und Vermehrung der Bakterien bedingte parasitäre Krankheit ist, war es nun erforderlich, die Erreger zu isolieren und in Reinkulturen zu züchten. Seine beim Erforschen des Milzbrandes bewährte Methode schlug zunächst fehl. Die Bakterien vermehrten sich nicht. Da kam Robert Koch schließlich die Idee, daß diese

Schmarotzer offensichtlich nur auf einer dem tierischen Organis mus adäquaten Nahrungssubstanz gediehen. Als er nach vielen weiteren Versuchen Blutserum von frisch geschlachteten Rindern verwendete, war der Erfolg gesichert. Robert Koch züchtete Generation um Generation von Tuberkelbakterien in Reinkulturen. Damit war bewiesen, „daß das Vorkommen von charakteristischen Bazillen regelmäßig mit Tuberkulose verknüpft sei und daß diese Bazillen sich aus tuberkulösen Organen gewinnen und in Reinkulturen isolieren lassen".

Wesentlich war nun die Beantwortung der Frage, ob er mit diesen in Reinkultur gezüchteten Bakterien wieder eine Tuberkuloseinfektion erzielen könne. Da auch das im Tierexperiment gelang, sah Robert Koch den endgültigen Beweis seiner Hypothese gegeben, den er, die Bedeutung erkennend, bald der Fachwelt übermitteln wollte. Für den 24. März 1882 meldete er zu einer Zusammenkunft der Berliner Physiologischen Gesellschaft einen Vortrag mit dem Thema „Über Tuberkulose" an. Dieser Tag wurde zu einem historischen Wendepunkt, eine neue Etappe der Medizin begann.

Das von Emil du Bois-Reymond geleitete Berliner Physiologische Institut war allem Neuen aufgeschlossen. Die von diesem Institut inspirierte Physiologische Gesellschaft entfaltete ein reges, interessantes wissenschaftliches Leben. Hier fanden neue Gedanken eine objektive Wertung, und es war der richtige Ort, den sich Robert Koch für seinen Vortrag wählte. Wenn er auch befürchtete, daß sich seine Erkenntnisse, wie bisher häufig das Neue, nur im erbitterten Kampf gegen das Alte und Überlebte durchsetzen würden, hatte er doch Gewißheit, daß seine Argumente hier ernsthaft geprüft würden. Sein bescheidener Optimismus wurde jedoch durch das Ergebnis weit übertroffen. Das interessante Vortragsthema, wenn es auch sehr allgemein gefaßt war, sicherte eine so große Besucherzahl, daß die etwa siebzig um den großen Tisch des Leseraums gruppierten Stühle nicht ausreichten, um alle Interessenten aufzunehmen.

Nach kurzer Eröffnung erteilte der Präsident der Gesellschaft, du Bois-Reymond, dem Referenten das Wort. Bezug nehmend auf den Stand der Tuberkuloseforschung führte Robert Koch die Zuhörer unmittelbar in die Verfahrensweise und Ergebnisse seiner Untersuchungen ein, ohne dabei die vielen Schwierigkeiten und Probleme, die er hatte bewältigen müssen, zu verschweigen. Je tiefer er in die Thematik eindrang, um so mehr löste sich seine anfängliche Befangenheit. Sein Mitarbeiter Friedrich Loeffler berichtet über die historische Sitzung: „Koch war damals noch nicht der siegesbewußte Redner, der sein Auditorium in glänzender Rede zu faszinieren und mit sich fortzureißen verstand. Langsam und stockend kamen die Worte aus seinem Munde, aber was er sprach, war klar, einfach, streng logisch aufgebaut, reines unverfälschtes Gold. Mit steigender Spannung folgte das Auditorium seinen auf jeder Etappe durch untrügliche Beweismittel, ausgezeichnete Präparate, gestützten Darlegungen ..."

Robert Koch legte die lückenlosen wissenschaftlichen Beweise zu zwei entscheidenden Fragen vor. Erstens führte er den Nachweis, daß „in allen tuberkulös veränderten Organen charakteristische, bis dahin nicht bekannte Bakterien zu finden" sind, zweitens, „daß die in den tuberkulösen Substanzen vorkommenden Bazillen nicht nur Begleiter des tuberkulösen Prozesses, sondern die Ursache derselben sind, und daß wir in den Bazillen das eigentliche Tuberkelvirus vor uns haben." Damit habe er „den vollen Beweis für die parasitäre Natur einer menschlichen Infektionskrankheit, und zwar der wichtigsten von allen, vollständig" geliefert. Die Wirkung seiner Ausführung war so überzeugend, daß niemand Argumente der Entgegnung fand.

Doch er ließ es nicht bei der Klärung des wissenschaftlichen Problems bewenden. Sein Humanismus der Tat ließ ihn bereits Konsequenzen aus den Forschungsergebnissen ziehen, die er zum Nutzen der leidenden Menschen erstrebt hatte:

„Meine Untersuchungen habe ich im Interesse der Gesundheitspflege vorgenommen, und dieser wird auch, wie ich hoffe, der größte Nutzen daraus erwachsen ... gegen die Tuberkulose selbst gerichtete Maßnahmen kennt ... die Gesundheitspflege noch nicht. Aber in Zukunft wird man es im Kampf gegen diese schreckliche Plage des Menschengeschlechts nicht mehr mit einem unbestimmten Etwas, sondern mit einem faßbaren Parasiten zu tun haben, dessen Lebensbedingungen zum größten Teil bekannt sind und noch weiter erforscht werden können ... Es müssen vor allen Dingen die Quellen, aus denen der Infektionsstoff fließt, soweit es in menschlicher Macht liegt, verschlossen werden." [7, S. 444]

Fast zur gleichen Zeit wie Robert Koch hatte unabhängig von ihm Paul von Baumgarten (1848–1928) die „spezifischen Organismen in den Herden der tuberkulösen Krankheiten" erkannt und am 18. März vor Fachkollegen in Königsberg und am 15. Mai 1882 im Berliner Verein für Innere Medizin einen Demonstrationsvortrag gehalten. Er hatte im Gegensatz zu Robert Koch jedoch keine Reinkulturen gezüchtet, so daß sich nach seiner Auffassung auf der Grundlage seiner Forschungen „die Frage, ob die von ihm gefundenen Tuberkelbakterien die Ursache der tuberkulösen Prozesse oder nur ihre Begleiter seien, aus dem bloßen Zusammenvorkommen beider nicht entscheiden lasse". Deshalb habe Koch „die Bahn zur sicheren Entscheidung dieser Frage ... mit seinen berühmten Untersuchungen betreten".

Selbstverständlich war auch nach Kochs Vortrag die Tuberkuloseforschung keineswegs abgeschlossen. Keinem war das besser bewußt als ihm selbst, der unermüdlich seine Experimente fortsetzte und mit Dankbarkeit alle Verbesserungen, wie z. B. ein vereinfachtes Färbeverfahren, das Paul Ehrlich entwickelt hatte, begrüßte und für die Arbeit nutzte.

Die neuesten Forschungsergebnisse einbeziehend, schrieb er sein epochales wissenschaftliches Hauptwerk „Die Ätiologie der Tuberkulose", das allerdings erst im Sommer 1884 im Band 2 der berühmt gewordenen „Mittheilungen aus dem Kaiserlichen Gesundheitsamte" erschien.

Einleitend charakterisierte er das Ziel seiner Veröffentlichung:

„Eine Reihe von Untersuchungen, welche ich in den letzten Jahren über die Ätiologie der Tuberkulose anstellte, haben mich zu Resultaten geführt, über welche zuerst gelegentlich eines Vortrages in der physiologischen Gesellschaft zu Berlin am 24. März 1882 berichtet wurde. Meine damaligen Mitteilungen konnten sich indessen nur auf die wichtigsten Punkte beschränken, während die eingehende Beschreibung der Versuche für einen ausführlichen Bericht vorbehalten bleiben mußte. Seitdem ist durch fortgesetzte Untersuchungen noch manche Lücke ergänzt, auch einzelnes neu hinzugekommen. Der hierdurch vervollständigte und erweiterte Bericht über meine Arbeiten zur Erforschung der Tuberkulose-Ätiologie soll im Nachstehenden gegeben werden." [8, S. 467]

Nach kritischer Einschätzung der historischen Entwicklung

der Tuberkuloseforschung zog Robert Koch den Schluß: „Nach den Resultaten, welche in den letzten Jahren hinsichtlich der Ätiologie mancher Infektionskrankheiten erhalten waren, erschien es indessen nicht ausgeschlossen, daß auch die Ursache der Tuberkulose in irgendwelchen Mikroorganismen zu suchen sei. Um nun hierüber Aufschluß zu erhalten, war es geboten, alle diejenigen Erfahrungen, welche sich bei der Erforschung anderer Infektionskrankheiten als nützlich ergeben hatten, zu verwerten, und es war derselbe Gang der Untersuchung einzuschlagen, welcher sich schon bei anderer Gelegenheit als der zweckmäßigste herausgestellt hatte."

Bis ins Detail schilderte er im ersten Hauptteil der Arbeit den Nachweis pathogener Organismen in den tuberkulös veränderten Organen und deren Absonderungen, wobei er, um die bisherigen Schwierigkeiten beim Finden des Erregers zu vermindern, die Untersuchungen mit solchen Objekten begann, „in denen der Infektionsstoff mit Sicherheit zu erwarten war". Der Beschreibung allgemeiner Eigenschaften der von ihm entdeckten Tuberkelbakterien schloß er die eingehende Schilderung ihres Verhaltens in den verschiedenen tuberkulösen Prozessen bei Mensch und Tier an.

Der zweite Schwerpunkt der Monographie ist der Isolierung des Erregers und seiner Züchtung in Reinkultur gewidmet, wozu er einleitend feststellte: „Es war vorauszusehen, daß die Gewinnung von Reinkulturen der Tuberkelbazillen mit Schwierigkeiten verknüpft sein würde, und es wurde deswegen von vornherein die Methode der Kultur auf festem durchsichtigem Nährboden in Anwendung gezogen, weil dieselbe allen anderen Methoden der Reinkultur an Sicherheit und leichter Handhabung überlegen ist."

Abschließend beschrieb er die Vielzahl seiner Infektionsversuche mit tuberkelhaltigen Gewebeteilen und mit Tuberkelbakterien aus Reinkulturen. Speziell die letzteren Experimente bildeten „den Abschluß des Beweises, daß die Tuberkulose eine Infektionskrankheit und daß sie durch Tuberkelbazillen bedingt ist.

Bis dahin war nachgewiesen, daß die Tuberkelbazillen bei allen tuberkulösen Krankheitsprozessen, und zwar ausschließlich bei diesen vorkommen, ferner, daß nur tuberkelbazillenhaltige Substanzen im Stande sind, Tuberkulose zu erzeugen. Da aber in beiden Fällen die Bazillen noch an Bestandteile des Körpers gebunden sind, so war immer noch die Vermutung berechtigt, daß neben den Bazillen noch irgend ein anderer Stoff von Bedeutung, daß er vielleicht sogar der eigentliche Infektionsstoff sei, während den Bazillen nur eine sekundäre Rolle zufalle. Diese Frage konnte nur dadurch entschieden werden, daß die Bazillen ganz rein und abgetrennt von allen körperlichen Bestandteilen verimpft wurden. Wenn sie auch dann noch Tuberkulose erzeugten, dann mußten sie der einzige und unzweifelhafte Infektionsstoff der Tuberkulose sein ... Die verschiedenen zur Anwendung gekommenen Verfahren der Infektion hatten mit den Reinkulturen denselben Effekt gehabt, wie mit natürlichen tuberkulösen Substanzen: nur hatten die ersteren eine etwas schnellere Wirkung als letztere." Damit war die Beweiskette geschlossen: „Wir können also mit Fug und Recht sagen, daß die Tuberkelbazillen nicht bloß eine Ursache der Tuberkulose, sondern die einzige Ursache derselben sind und daß es ohne Tuberkelbazillen keine Tuberkulose gibt." [8, S. 530]

Robert Koch hatte mit seinen Forschungen die medizinische Grundlage zur Bekämpfung der Tuberkulose geschaffen. Diese mußte, um therapeutische Erfolge zu erzielen, durch soziale Maßnahmen ergänzt werden. Die soziale Komponente der Volksseuche hatte bereits im Jahre 1840 der englische Landarzt George Bodington (1799–1882) in einem Erfahrungsbericht über die Behandlung der Schwindsucht insbesondere unter den „niederen Klassen der Gesellschaft" deutlich hervorgehoben. In Deutschland wurden vor allem Rudolf Virchow, Rudolf Leubuscher (1821–1861), Salomon Neumann (1819–1908) und Johann Jakoby (1805–1877) zu Verfechtern der sozialen Belange. Sie forderten energisch Maßnahmen der öffentlichen Gesundheitsfürsorge, unter denen die Tuberkulosebekämpfung besondere Berücksichtigung finden sollte.

Es erscheint notwendig, an dieser Stelle nachdrücklich zu betonen, daß Virchow, wie häufig in nationalistischen Fehldarstellungen behauptet wurde, keineswegs ein wissenschaftlicher Gegner Robert Kochs war. Richtig ist, daß Virchow sich zunächst beharrlich gegen die Auffassung der infektiösen Ätiologie der Tuberkulose gewandt hatte. Noch im Jahre 1881 erklärte er vor der Medizinischen Gesellschaft in Tbilissi: „Seit einer Reihe von Jahren bekämpfte ich, wie Sie wissen, die Doktrin

Laënnecs von der tuberkulösen Natur der Phtise. Laënnec behauptete schon im zweiten Dezennium dieses Jahrhunderts, daß jede Phtise auf Tuberkulose beruhe. Er hielt die Phtise für eine Einheit, und die Einheit suchte er in dem Tuberkel. Es ist einer der größten Irrtümer in der Medizin gewesen ..."

Auch gegenüber den klaren Beweisen der Kochschen Forschungsergebnisse übte er zunächst Zurückhaltung — solange er nicht von ihrer Richtigkeit überzeugt war. Als er aber deren fundamentale Bedeutung erkannte, wurde er zum konsequenten Verfechter des Neuen. Im Reichstag erklärte er im Mai 1884 zur Leistung Kochs: „... ich will die Gelegenheit nicht vorübergehen lassen, ohne auch hier zu sagen, daß dieser Schritt [die Entdeckung der Tuberkelbakterien, W. G.] ... ein so großer gewesen ist, daß wir im Augenblick in der Tat noch gar nicht übersehen können, zu welcher Konsequenz er führen wird."

Die Anerkennung der epochalen Leistung Robert Kochs hinderte ihn jedoch nicht, seine wissenschaftlich begründete Warnung vor einer Überschätzung der experimentell-bakteriologischen Forschungen für die Erklärung pathologischer Prozesse zu wiederholen. Mit der Entdeckung des Erregers war das Wesen einer Krankheit keineswegs, wie häufig angenommen wurde, geklärt. Es war erforderlich, die Gesamtheit des Krankheitsprozesses zu erfassen. In seiner Arbeit „Der Kampf der Zellen und Bakterien" erklärte Virchow im Jahre 1885 nicht ohne Ironie: „Die armen kleinen Zellen! Sie waren in der Tat eine Zeitlang in Vergessenheit geraten. Mancher, der vermittelst seines Abbe-Zeissschen Instruments die Zellen unsichtbar machte, wie wenn sie Tarnkappen angezogen hätten, und der schließlich nur die gefärbten Mikroben erblickte, mochte wirklich glauben, die Zellen seien gar nicht mehr ,in Betracht zu ziehen'. Aber sie sind doch noch da und sie sind ... immer noch die Hauptsache. Aber sie sind geduldig, sie können warten, — ihre Zeit wird wiederkommen, wenn die Mediziner die Lücken des botanischen Wissens durch ihre Arbeit einigermaßen ausgefüllt haben werden. Dann wird die Zellentätigkeit in die erste Linie des wissenschaftlichen und des praktischen Interesses einrücken."

Der Bakteriologe Koch und der Morphologe Virchow mußten in ihrer Suche nach dem Wesen einer Krankheit notwendigerweise unterschiedliche Wege gehen, deren wissenschaftlicher Meinungsstreit zur Wahrheitsfindung unerläßlich war.

Tuberkulin — ein Heilmittel gegen die Tuberkulose?

Noch eindringlicher als in seinem Vortrag in der Physiologischen Gesellschaft hatte Robert Koch auf dem 1. Kongreß für Innere Medizin am 20. April 1882 auf die Möglichkeiten einer Vorbeugung gegen die Tuberkuloseinfektion hingewiesen.

Er forderte entschieden, die Ergebnisse seiner Forschung in den Dienst des Menschen zu stellen:

„Es scheint mir nicht mehr verfrüht zu sein, mit prophylaktischen Maßregeln gegen die Tuberkulose vorzugehen. Aber bei der großen Ausdehnung dieser Krankheit werden alle Schritte, welche gegen dieselbe getan werden, mit den sozialen Verhältnissen zu rechnen haben, und es wird deswegen sorgfältig zu erwägen sein, in welcher Weise und wie weit man auf diesem Wege gehen darf, ohne daß der gestiftete Nutzen durch unvermeidliche Störungen und andere Nachteile wieder beeinträchtigt wird."

Angesichts der hervorragenden Resultate seines Werkes stellte er in grenzenloser Bescheidenheit fest: „Die Ätiologie der Tuberkulose, wie sie bisher auf der Grundlage unserer Kenntnisse vom Tuberkelbazillus entwickelt wurde, bietet im einzelnen kaum etwas Neues. Cohnheim hat schon vor der Entdeckung des Tuberkelbazillus die Tuberkulose als eine Infektionskrankheit aufgefaßt und dementsprechend ihre Ätiologie dargestellt. Nach dieser Richtung hin haben meine Untersuchungen also der Wissenschaft keine wesentlichen Fortschritte gebracht ..." [8, S. 561]

Während er der Entdeckung des Erregers für die Vorbeugungsmöglichkeiten große Perspektiven beimaß, meinte er: „Nach den bisher angestellten Versuchen scheint allerdings in therapeutischer Richtung keine allzu große Aussicht vorhanden zu sein, daß es gelingen wird, Mittel zu finden, welche die Parasiten im Körper des Kranken beeinflussen."

Damit hatte er ein Problem angedeutet, das in seinem weiteren Lebenswerk große Bedeutung erlangen sollte. —

Die Befreiung der Menschheit von einer der heimtückischsten Geißeln war durch Robert Kochs Entdeckung möglich geworden — inwieweit sie jedoch Wirklichkeit werden konnte, war nicht allein von den Ergebnissen der medizinischen Forschung, sondern auch von den gesellschaftlichen Bedingungen abhängig.

Sehr nüchterne ökonomische Erwägungen veranlaßten die herrschende Klasse, Maßnahmen gegen die Tuberkulose einzuleiten. Der spätere Direktor des Gesundheitsamtes, Oberregierungsrat Dr. Köhler, machte das in einem Aufsatz deutlich: „Diese hohen Verluste an Menschenleben und Gesundheit fallen wirtschaftlich besonders schwer ins Gewicht. Jeder Mensch stellt, wenn er in das arbeitsfähige Alter vorgerückt ist, ein Kapital dar, welches sich zusammensetzt aus dem Grundwerte seiner physischen Person und aus dem durch Erziehung und Schule angeeigneten Maße von Einsicht und Kenntnissen. Der Eintritt der Arbeitsunfähigkeit oder des Todes im Beginn dieses Stadiums bedeutet einen direkten Verlust vom national-wirtschaftlichen Standpunkte, indem Kosten, Mühe und Arbeit für die Ausbildung sich als vergeblich aufgewendet erweisen und das produktiv werdende Kapital für die Zukunft verloren geht. Gelänge es, diese Verluste nur in der Weise zu verringern, daß jährlich dem 6. Teil der jetzt an Schwindsucht sterbenden d. h. etwa 14 000 Menschen, die Arbeitsfähigkeit um 3 Jahre länger erhalten würde, so bedeutet das — wenn man den Jahreswert schaffender Tätigkeit auch noch so niedrig veranschlagt = 500 MK. — alljährlich einen Gewinn von 3 mal 7 = 21 Mill. Mark."

Die Bismarcksche Sozialgesetzgebung bedeutete für die Tuberkulosekranken keinesfalls eine Sicherung wenigstens ihres Existenzminimums, endete doch die sogenannte Versicherungsfürsorge mit der 13. Krankheitswoche. Da die klinische Tuberkulosebehandlung jedoch einen wesentlich längeren Zeitraum erfordert, waren der Kranke und seine Familie dem Hunger preisgegeben — selbst wenn er, was möglich war, nach Ablauf von 26 Wochen, der „gesetzlichen Wartezeit", einen Antrag auf Invalidenrente vorlegte. Die Behörden stellten es ihm anheim, sich in der Zwischenzeit von 13 Wochen, wie es offiziell hieß, „irgendwie durchzuschlagen". Da das kaum möglich war, mußte meist jede Heilbehandlung für Arbeiter und deren Familienangehörige unterbleiben.

Dem „Kongreß zur Bekämpfung der Tuberkulose als Volkskrankheit" lag im Jahre 1899 eine amtliche Statistik vor, die in erschütternder Weise Zeugnis davon ablegt, wie die Tuberkulose in der Arbeiterklasse wütete. Danach betrug die Schwindsuchtsterblichkeit bei den

Maurern	35%
Zimmerleuten	41%
Buchdruckern	45%
Sattlern	47%
Goldschmieden	50%
Posamentierern	50%
Drechslern	54%
Buchbindern	64%
Tapezierern	65%
Vergoldern	85%.

Bereits vor der Entdeckung des Tuberkuloseerregers wurden von Ärzten, die eine Heilbarkeit der Tuberkulose für möglich hielten, erste Therapiemaßnahmen durchgeführt. Dabei hatte sich die seit 1820 von dem Engländer James Clark (1788–1870) propagierte Helio- und Klimatherapie, die auch von dem amerikanischen Arzt Edward L. Trudeau (1848–1915) in seinen Heilungsplan aufgenommen wurde, bewährt. Es versteht sich, daß eine derart kostspielige Kur nur wohlhabenden Patienten vorbehalten war. Demgegenüber zeigten die von Robert W. Philip (1857–1939) seit 1887 propagierten Hygienemaßnahmen im Zusammenhang mit einer am Wohnort möglichen Frischluftbehandlung auch soziale Aspekte. Diesem Anliegen waren zutiefst die von den deutschen Klimatherapeuten Hermann Brehmer (1826–1889) und Peter Dettweiler (1837–1904) entwickelten Freiluftliegekuren verpflichtet.

Die Möglichkeiten der von Brehmer initiierten, allerdings auf nur sehr bescheidene private karitative Hilfe angewiesenen ersten kleinen Sanatorien erweiterten sich in der von Vereinen und Verbänden getragenen Heilstättenbewegung, in der sich der frühere hallesche Kommunalpolitiker und spätere Verwaltungsdirektor der Charité, Ernst Pütter (1864–1942), besondere Verdienste erwarb.

Die individuell-karitative Versorgung war jedoch angesichts der verbreiteten Volksseuche völlig unzureichend. Falls einem Arbeiter das Glück zuteil wurde, in einer Heilstätte Aufnahme zu finden, und seine Behandlung erfolgreich verlief, konnte damit die Hilfe nicht beendet sein. Die Appelle der auf Abhilfe drängenden Ärzte, besonders der Kliniker Ernst von Leyden (1832–1910) und Bernhard Naunyn (1839–1925) blieben jedoch ungehört. Auf Initiative Pütters war 1889 die erste Lungenfürsorgestelle gegründet worden, der dank örtlicher Aktivitäten weitere folgten. Diese Einrichtungen waren jedoch nur mit nebenamtlich tätigen Praktikern besetzt. In Ermangelung von finanziellen Mitteln und Ausrüstungen mußte sich die Fürsorge zumeist auf populäre Aufklärung, Vermittlung geeigneter Arbeitsplätze sowie auf medizinische u. a. Beratungen beschränken.

Robert Koch verfolgte die Entwicklung der Heilstätten und Fürsorgestellen sehr aufmerksam und erklärte dazu am 12. November 1905 in seiner Nobelpreisrede:

„Ich halte diese Einrichtungen für eines der stärksten Kampfmittel, wenn nicht das stärkste, welches wir für die Tuberkulose zur Anwendung bringen können, und ich glaube, daß die Fürsorgestellen, wenn sie, wie zu hoffen ist, in dichtem Netz die Länder überziehen werden, berufen sind, eine überaus segensreiche Tätigkeit auszuüben." [17, S. 615]

Der Widerhall auf Robert Kochs Entdeckung war außerordentlich groß. Die Anschaulichkeit der Beschreibung seiner Methoden veranlaßte viele, sich experimentell mit den Tuberkelbakterien zu befassen. Einige führten das Experiment auch im Tierversuch weiter, wobei mangels der nötigen Akribie und Erfahrung auch manches scheinbar Koch widersprechende Ergebnis zutage kam, das sich eilfertige Theoretiker in Ermangelung eigener experimenteller Arbeiten zur Untermauerung ihrer gegenteiligen Ansichten zunutze machten. Robert Koch sah sich deshalb veranlaßt, gegen derartige Hypothesen einzuschreiten. Die Schärfe, mit der er es tat, war notwendig, ging es doch hierbei im wahrsten Sinne des Wortes um eine Lebensfrage für Millionen: „Es ist nahezu ein Jahr vergangen, seitdem ich meine Untersuchungen über die Ätiologie der Tuberkulose veröffentlicht habe ... Dieselben haben seitdem zu vielfachen Äußerungen Veranlassung gegeben, welche zum größten Teile Bestätigungen meiner Angaben enthielten. Aber auch an gegenteiligen Meinungsäußerungen hat es nicht gefehlt, und da einige der letzten kürzlich ihre Stimme mit besonderem Nachdruck erhoben haben, so scheint es, um nicht total falsche Ansichten über meine Arbeiten aufkommen zu lassen, an der Zeit zu sein, die von gegnerischer Seite gekommenen Publikationen in einer kritischen Besprechung auf ihren Wert zu prüfen."

Bild 25. Zusammengesetztes Mikroskop von Giuseppe Campani (1635–1715). Baujahr 1697

Bild 26. Achromatisches Mikroskop nach John Dolland (1706–1761). Hersteller Powell & Laeland. London. Baujahr um 1830

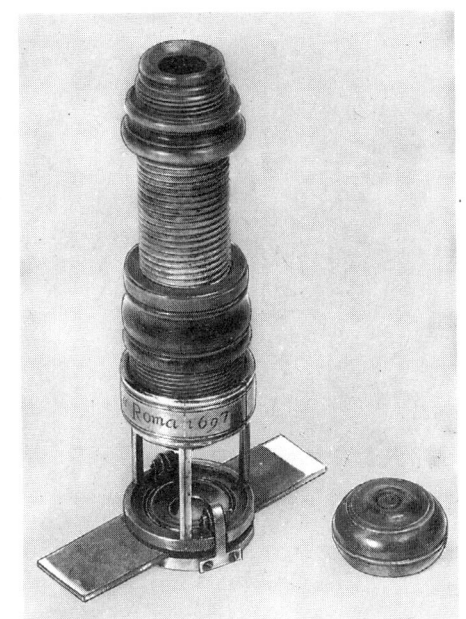

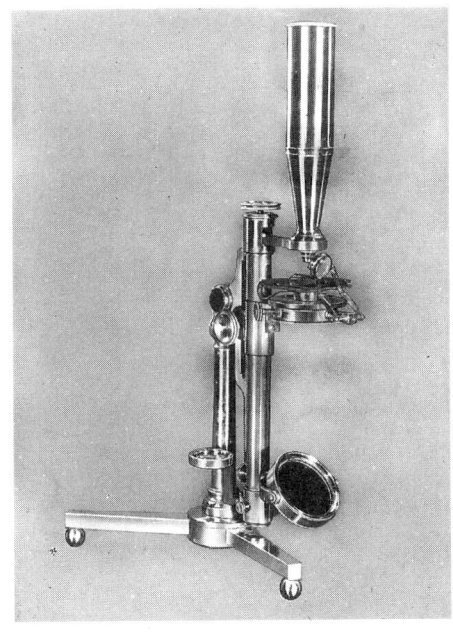

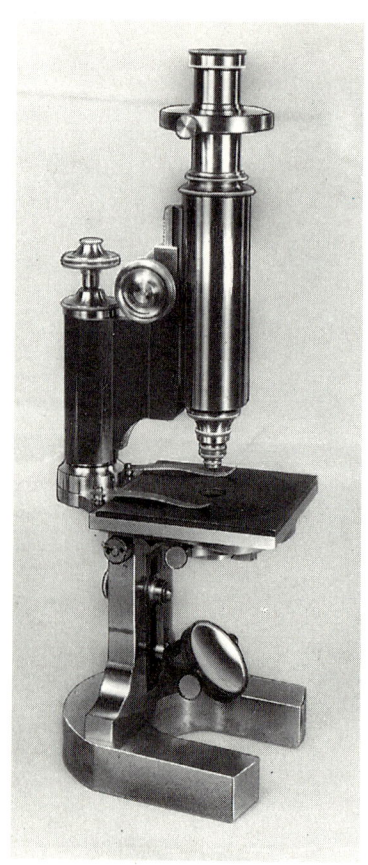
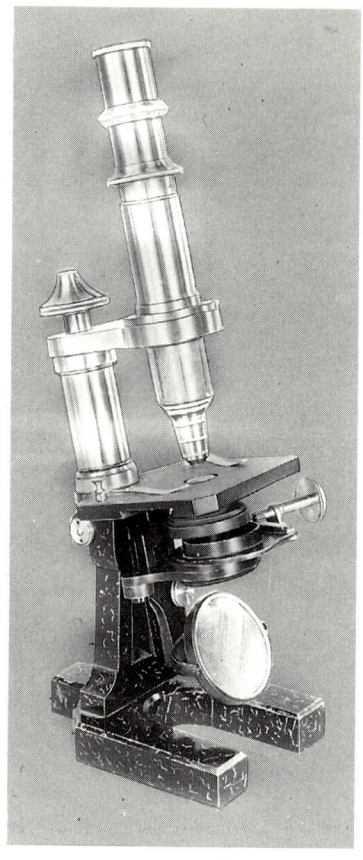

Bild 27. Zusammengesetztes Mikroskop mit Meßokular von Edmund Hartnack (1826–1891). Baujahr um 1865

Bild 28. Zusammengesetztes Mikroskop (Stativ Va) von Carl Zeiss (1816–1888). Baujahr 1879

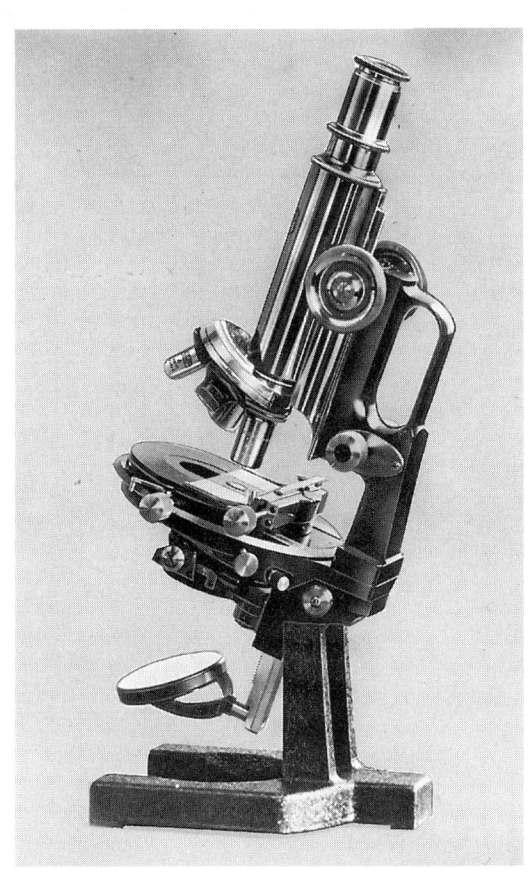

Bild 29. Mikroskop mit mittlerem Stativ (Stativ III b) von Carl Zeiss. Baujahr um 1906

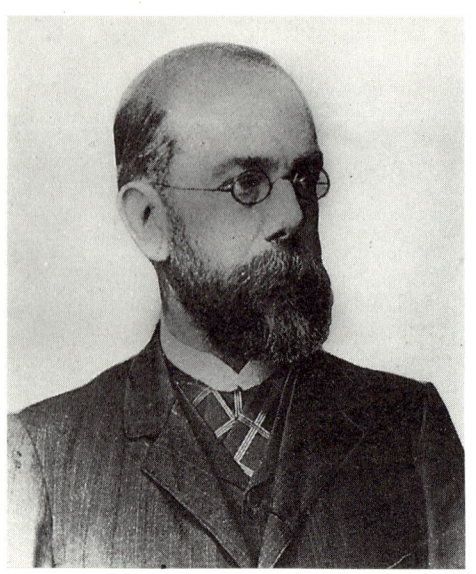

Bild 30.
Robert Koch 1880

Bild 31. Erster Band der
„Mittheilungen", die mit
Robert Kochs Arbeit
„Zur Untersuchung
der pathogenen Organis-
men" eingeleitet wurden

Mittheilungen

aus dem

Kaiserlichen Gesundheitsamte.

Herausgegeben

von

Dr. Struck,

Geheimen Ober-Regierungsrathe, Director des Kaiserl. Gesundheitsamtes.

Erster Band.

Mit 14 photolithographischen Tafeln.

Berlin, 1881.

Druck und Verlag der Norddeutschen Buchdruckerei und Verlagsanstalt,
Wilhelmstrasse No. 32.

Zu beziehen durch Louis Gerschel Verlagsbuchhandlung (G. Gossmann),
Wilhelmstrasse No. 32.

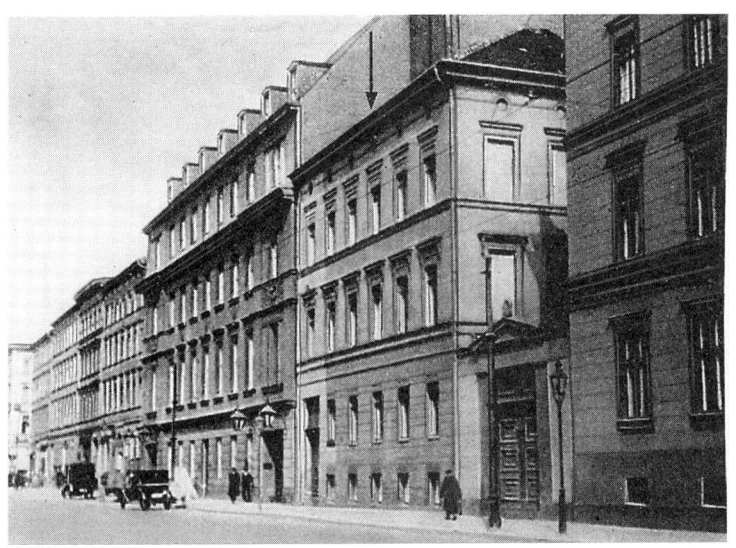

Bild 32. Robert Kochs erste Berliner Wirkungsstätte

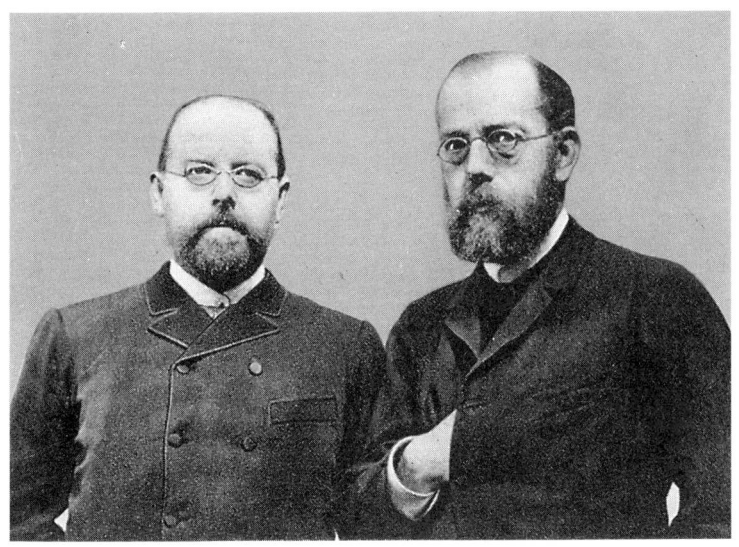

Bild 33. Robert Koch mit seinem Assistenten Friedrich Loeffler (1852–1915)

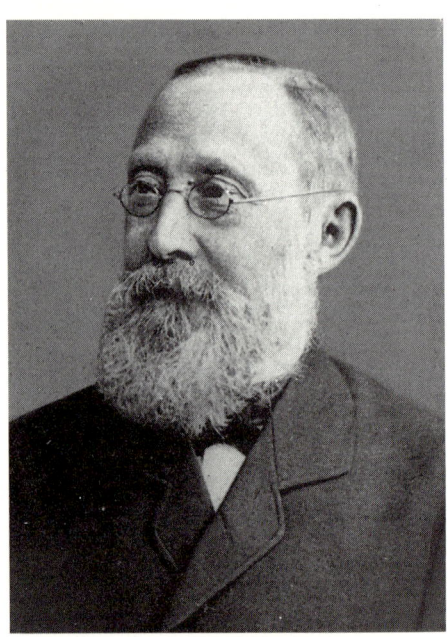

Bild 34. Rudolf Virchow
(1821–1902)

Bild 35. Ilja Iljitsch
Metschnikow (1845–1916)

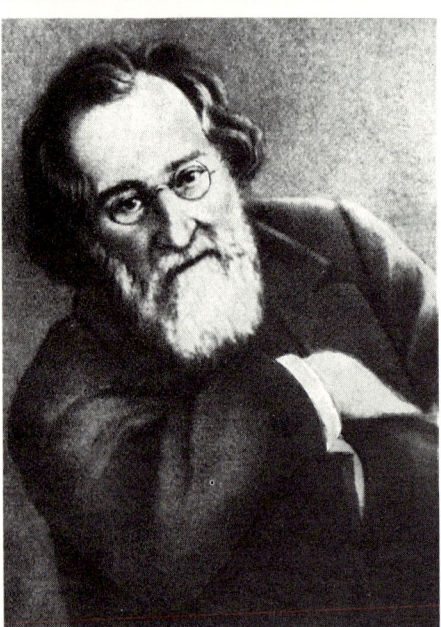

Bild 36. Konzept des Vor-
trages „Über Tuberkulose"

Bild 37. Veröffentlichung
von Robert Kochs bahn-
brechendem Vortrag
„Die Ätiologie der Tuber-
kulose"

[Handschriftlicher Entwurf – größtenteils unleserlich]

Einsendungen wolle man portofrei an die Redaction (W. Schützenstraße No. 32) oder an die Verlagsbuchhandlung von August Hirschwald in Berlin (N.-W. Unter den Linden 68) adressiren.

BERLINER
KLINISCHE WOCHENSCHRIFT.

Organ für practische Aerzte.

Mit Berücksichtigung der preussischen Medicinalverwaltung und Medicinalgesetzgebung

nach amtlichen Mittheilungen.

Redacteur: Professor Dr. C. A. Ewald.   Verlag von August Hirschwald in Berlin.

Montag, den 10. April 1882.   № 15.   Neunzehnter Jahrgang.

Inhalt: I. Koch: Die Aetiologie der Tuberculose. — II. Müller: Ueber einen Fall von Wanderleber. — III. Küster: Ueber einen antiseptischen Puerperalfieber-Heilstoff. — IV. Verhandlungen ärztlicher Gesellschaften (Berliner medicinische Gesellschaft). — V. Feuilleton (Maximiliansanstalt der Pharmakognosie Germania, et II. — Tagesgeschichtliche Notizen). — VI. Amtliche Mittheilungen. — Inserate.

I. Die Aetiologie der Tuberculose.

(Nach einem in der physiologischen Gesellschaft zu Berlin am 24. März cr. gehaltenen Vortrage.)

Von

Dr. Robert Koch,

Regierungsrath im Kaiserl. Gesundheitsamt.

Die von Villemin gemachte Entdeckung, dass die Tuberculose auf Thiere übertragbar ist, hat bekanntlich vielfache Bestätigung, aber auch manchfaltigen wohlbegründeten Widerspruch gefunden, so dass es bis vor wenigen Jahren unentschieden blieben musste, ob die Tuberculose eine Infectionskrankheit sei oder nicht. Seitdem haben aber die zuerst von Cohnheim und Salomonsen, später von Baumgarten angestellten Impfungen in den vorderen Augenkammer, ferner die Inhalationsversuche von Tappeiner und Anderes die Uebertragbarkeit der Tuberculose gegen jeden Zweifel sicher gestellt und es muss ihr in Zukunft ein Platz unter den Infectionskrankheiten beigewiesen werden.

Wenn die Zahl der Opfer, welche eine Krankheit fordert, als Maasstab für ihre Bedeutung zu gelten hat, dann müssen alle Krankheiten, namentlich über die gefürchtetsten Infectionskrankheiten, Pest, Cholera u. s. w. weit hinter der Tuberculose zurücktauchen. Die Statistik lehrt, dass ⅐ aller Menschen an Tuberculose stirbt und dass, wenn nur die mittleren productiven Altersklassen in Betracht kommen, die Tuberculose ein Drittel derselben und oft mehr dahinrafft. Die öffentliche Gesundheitspflege hat also Grund genug, ihre Aufmerksamkeit einer so mörderischen Krankheit zu widmen, ganz abgesehen davon, dass noch andere Verhältnisse, von denen nur die Beziehungen der Tuberculose zur Probnehr erwähnt werden sollen, das Interesse der Gesundheitspflege in Anspruch nehmen.

Da es nun zu den Aufgaben des Gesundheitsamtes gehört, die Infectionskrankheiten vom Standpunkte der Gesundheitspflege aus, also in erster Linie in Bezug auf ihre Aetiologie, zum Gegenstand von Ermittelungsarbeiten zu machen, so erschien es als eine dringende Pflicht, vor Allem über die Tuberculose eingehende Untersuchungen anzustellen.

Das Wesen der Tuberculose zu ergründen, ist schon wiederholt versucht, aber bis jetzt ohne Erfolg. Die vom Standpunkte der pathogenen Microorganismen so vielfach bewährten Färbungsmethoden haben dieser Krankheit gegenüber im Stich gelassen

und die zum Zwecke der Isolirung und Züchtung des Tuberkel-Virus angestellten Versuche konnten bis jetzt nicht als gelungen angesehen werden, so dass Cohnheim in der neuen erscheinenden neuesten Auflage seiner Vorlesungen über allgemeine Pathologie „den directen Nachweis des tuberculösen Virus als ein bis heute noch ungelöstes Problem" bezeichnen musste.

Bei meinen Untersuchungen über die Tuberculose habe ich mich anfangs nach der bekannten Methoden bedient, ohne damit eine Aufklärung über das Wesen der Krankheit zu erlangen. Aber durch einige gelegentliche Beobachtungen wurde ich dann veranlasst, diese Methoden zu verlassen und andere Wege einzuschlagen, die schliesslich auch zu positiven Resultaten führten.

Das Ziel der Untersuchung wurde zunächst auf den Nachweis von irgend welchen, dem Körper fremden, parasitischen Gebilden gerichtet sein, die möglicherweise als Krankheitsursache gedeutet werden konnten. Dieser Nachweis gelang auch in der That durch ein bestimmtes Färbungsverfahren, mit Hülfe dessen in allen tuberculös veränderten Organen charakteristische, bis dahin nicht bekannte Bacterien zu finden waren. Es wird es sich führen, den Weg, auf welchen ich zu diesem neuen Verfahren gelangte, zu schildern und ich will deswegen sofort zur Beschreibung desselben übergehen.

Die Untersuchungsobjecte werden in der bekannten, für Untersuchungen auf pathogene Bacterien üblichen Weise, verbreitet und entweder mit dem Deckglas ausgebreitet, getrocknet und erhitzt, oder nach Schnittulff in Alkohol in Schnitte zerlegt. Die Deckgläschen oder Schnitte gelangen in eine Färbslösung von folgender Zusammensetzung. 200 Ccm. destillirten Wassers werden mit 1 Ccm. einer concentrirten alkoholischen Methylenblau-Lösung vermischt, umgeschüttelt und erhalten dann unter wiederholtem Schütteln noch einen Zusatz von 0,2 Ccm. einer 10°/₀ Kalilauge. Diese Mischung darf selbst nach tagelangem Stehen keinen Niederschlag geben. Die zu färbenden Objecte bleiben in derselben 20 bis 24 Stunden. Durch Erwärmen der Farblösung auf 40° C. im Wasserbade kann diese Zeit auf ¼, ja ¹ Stunde abgekürzt werden. Die Deckgläschen werden hierauf mit einer concentrirten wässrigen Lösung von Vesuvin, welche vor jedesmaligem Gebrauche zu filtriren ist, übergossen und noch ein bis zwei Minuten mit destillirtem Wasser abgespült. Wenn die Deckgläschen aus dem Methylenblau kommen, sieht die ihnen anhaftende Schicht dunkelblau aus und ist stark

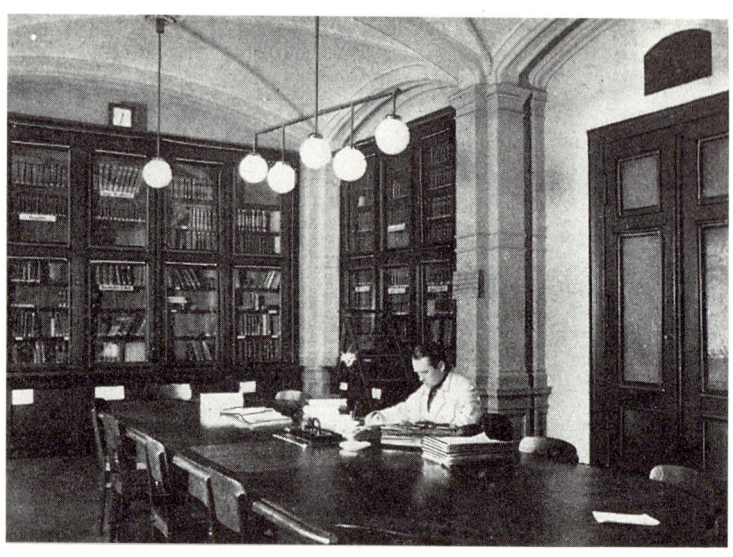

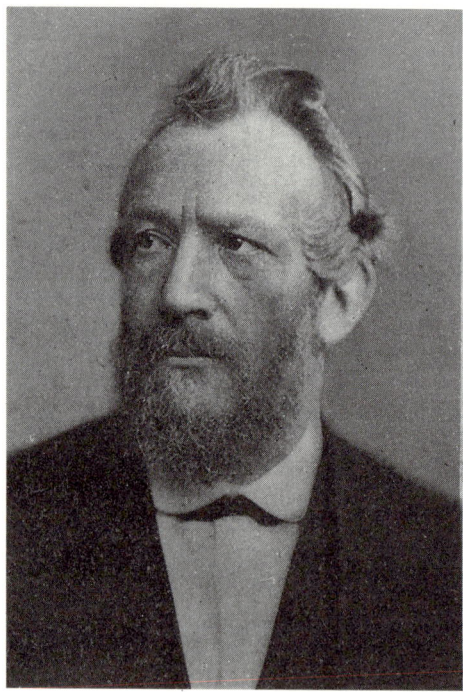

Bild 38. Lesezimmer des Hygiene-Instituts, in dem Robert Koch am 24. März 1882 seinen Vortrag hielt

Bild 39. Emil du Bois-Reymond (1818–1896)

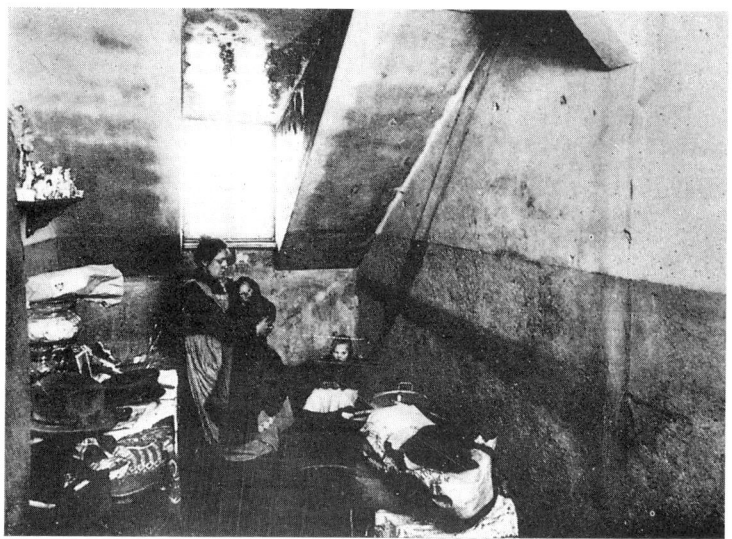

Bild 40. Wohnungselend – Brutstätte der Tuberkulose

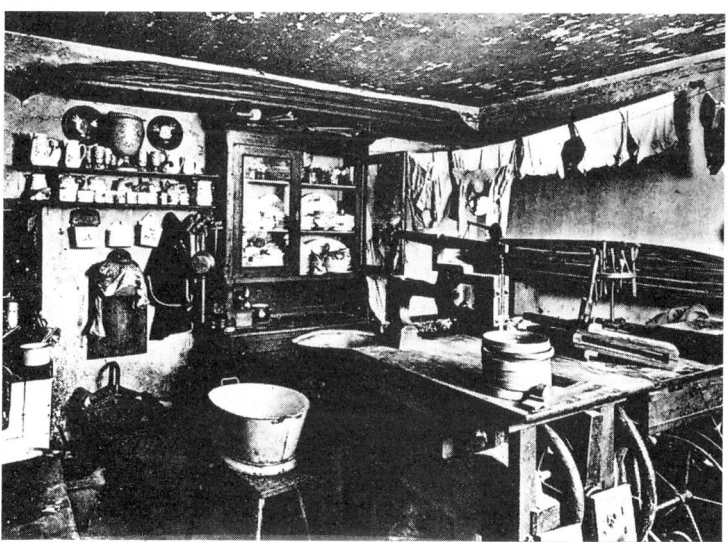

Bild 41. Werkstatt und Wohnung einer Berliner Drechslerfamilie

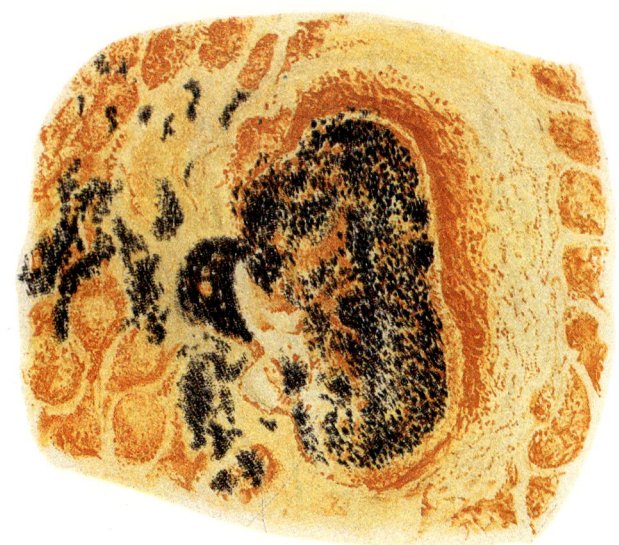

Bild 42–46. Originalfarbbilder zu Robert Kochs Werk „Die Ätiologie der Tuberkulose":

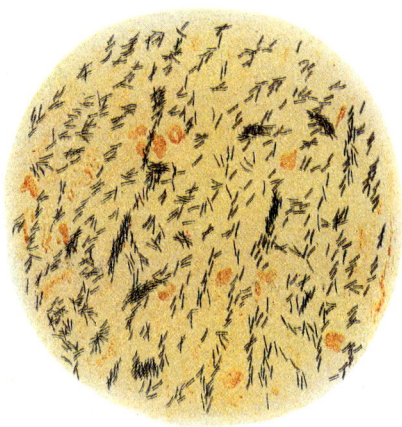

42 Schnitt aus einer tuberkulösen Lunge (100fache Vergrößerung

43 Sputum eines Lungenkranken (700fache Vergrößerung)

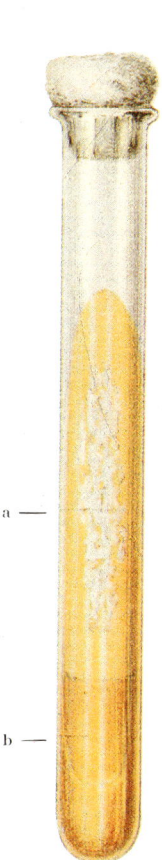

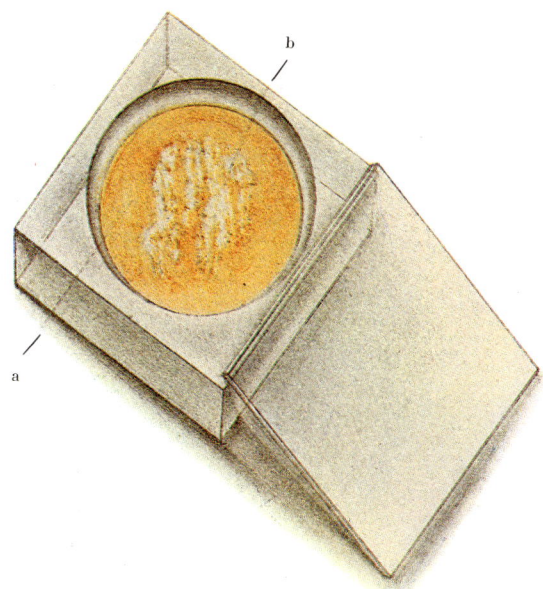

44 Reinkultur von Tuberkelbazillen
a) Bazillenvegetation
b) Blutserum (Originalgröße)

b

a

a

b

45 Glasnäpfchen mit Blutserum (a) und
Bazillenkulturen (b) (Originalgröße)

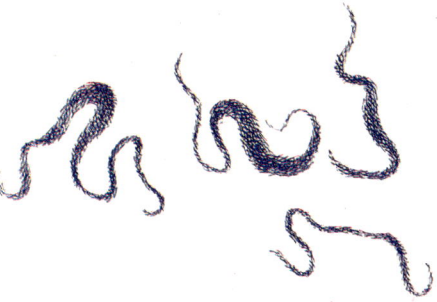

46 Kolonie gefärbter Tuberkelbazillen aus der
Kultur von Bild 45 (700fache Vergrößerung)

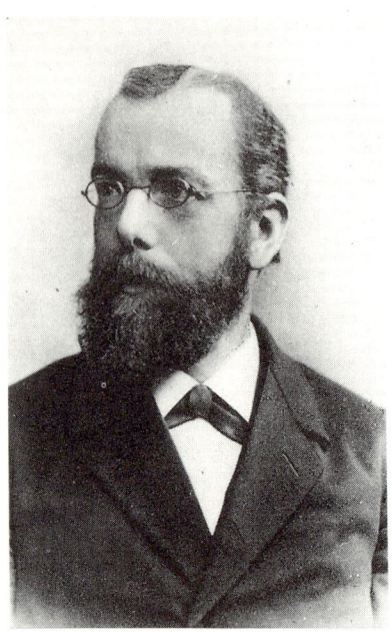

Bild 47. Robert Koch vor Antritt der Choleraexpedition 1883

Bild 48—49. Wasser als Cholerainfektionsquelle in städtischen und ländlichen Gebieten Indiens

Bild 50. Robert Koch im Laboratorium

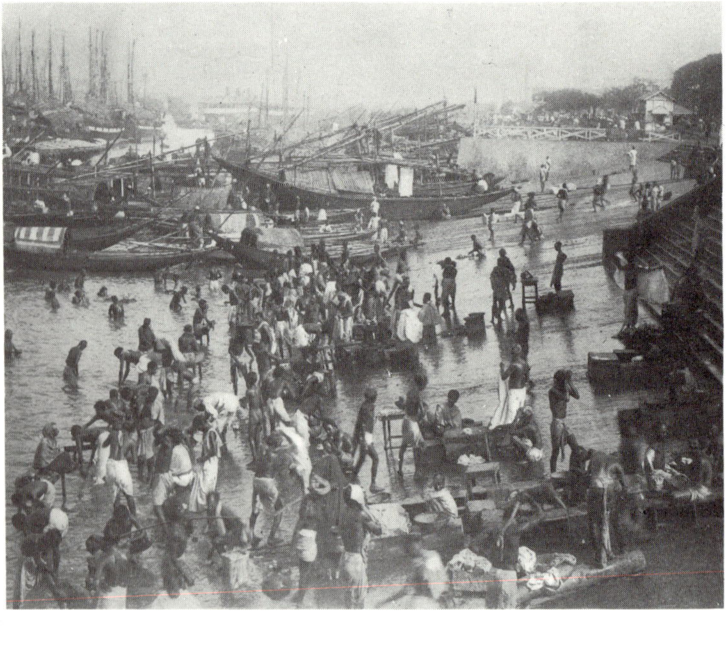

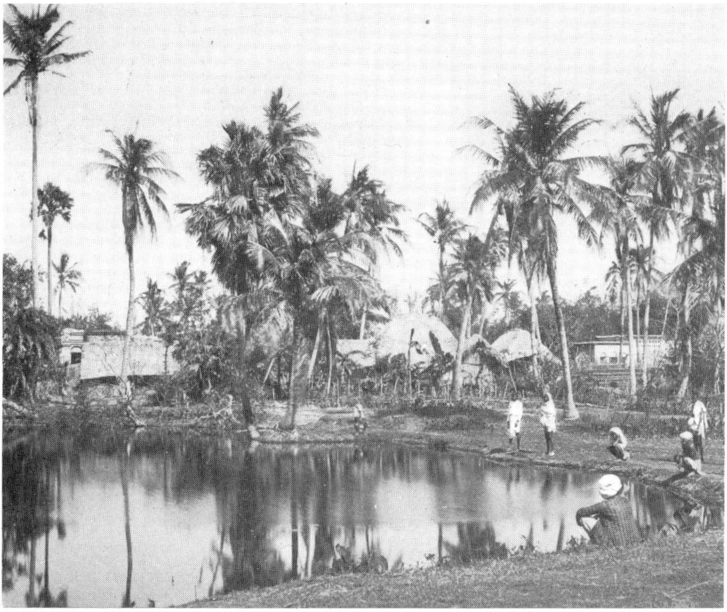

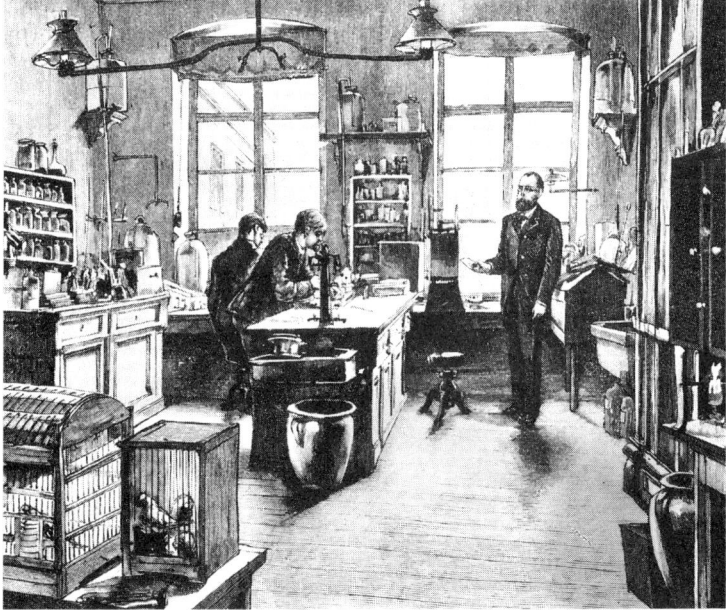

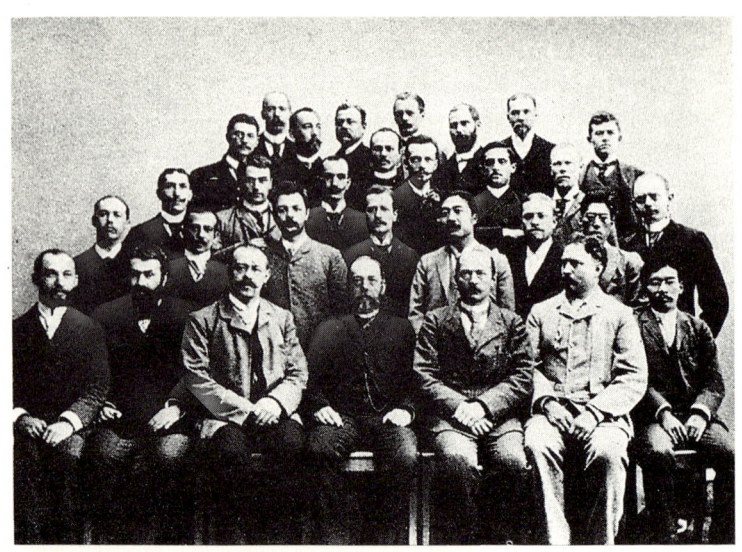

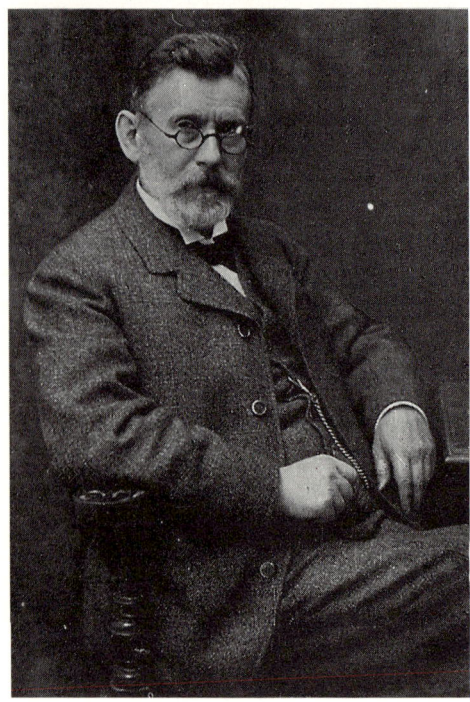

Bild 51. Robert Koch
inmitten seiner Mit-
arbeiter und Schüler

Bild 52. Paul Ehrlich
(1854–1915)

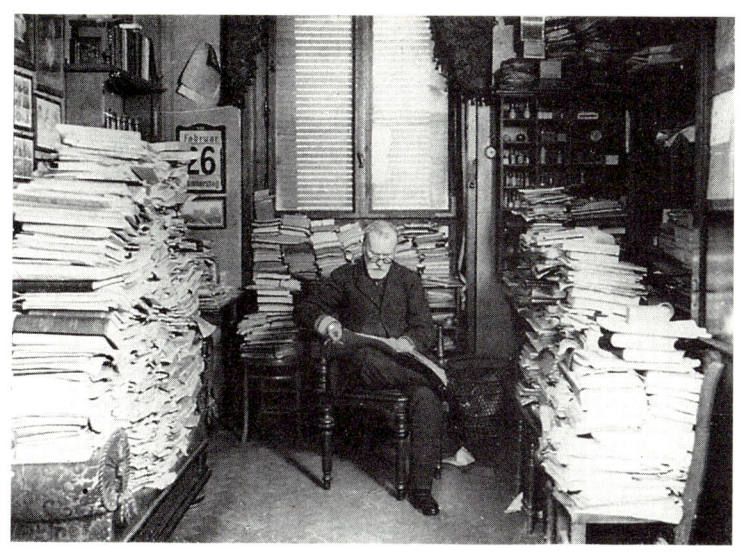

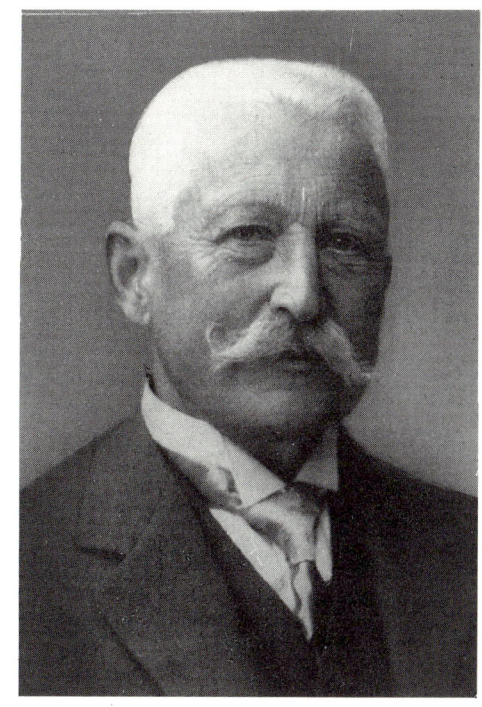

Bild 53. Paul Ehrlich in seinem Arbeitszimmer

Bild 54. Richard Pfeiffer (1858–1945)

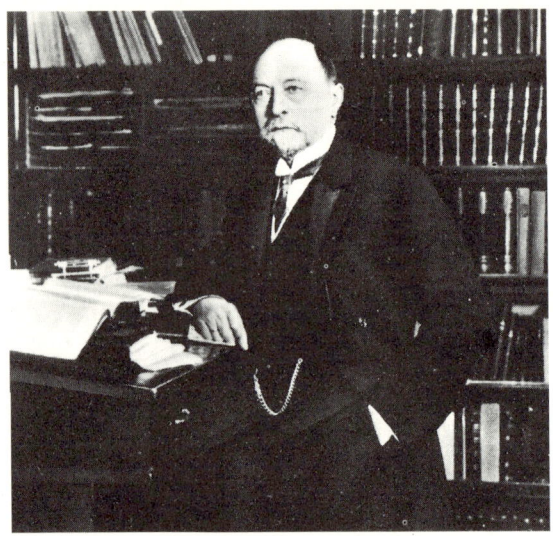

Bild 55. Emil von Behring (1854–1917)

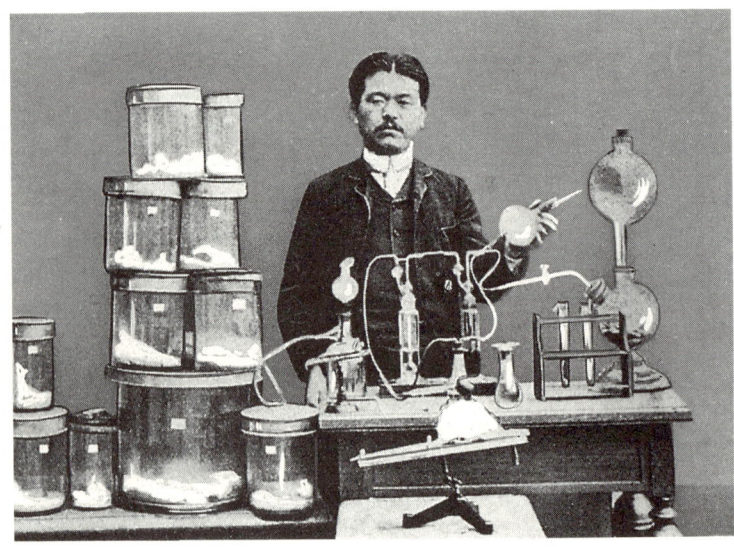

Bild 56. Shibasaburo Kitasato (1856–1931)

Die ebenso wortreichen wie fehlerhaften Angriffe auf seine Erkenntnisse erklärt er sich dadurch, „daß die neue Lehre vielen hergebrachten Anschauungen widerspricht, daß sie ... einen tiefen Riß in die herrschenden Systeme macht und mit allen liebgewordenen Traditionen zu brechen zwingt. Dem einen gelingt letzteres leichter als dem anderen, manchem auch gar nicht, und da ist es denn nicht zu verwundern, wenn nach jedem Strohhalm gegriffen wird, um sich aus den hereinbrechenden Fluten zu retten."

Nachdem er die Ansichten seiner Gegner im einzelnen widerlegt hatte, stellte er, die Lage charakterisierend, fest: „In der Bakterienlehre finden, wie man sieht, die ungereimtesten Dinge immer noch zahlreiche gläubige Bewunderer. Es ist das ein recht betrübendes Zeugnis für das geringe Verständnis, welches viele Ärzte für diesen Teil der Wissenschaft besitzen, es beweist, wie verworren noch die Begriffe und wie unsicher noch das Urteil über das Richtige und Falsche auf diesen Gebieten sind."

Aus seinem Willen, dem Richtigen zum Siege zu verhelfen, machte er keinen Hehl. Nachdem er abschließend feststellte, „die gegnerischen Schriften enthalten nichts, was meine Angaben über die Ätiologie der Tuberkulose auch nur im geringsten zu erschüttern vermöchte", verband er die negative Einschätzung dieser Literatur mit der Absicht, auch künftig alle falschen Propheten unerbittlich zu entlarven: „Eine angenehme Aufgabe war es für mich nicht, eine so durchweg gehaltlose Literatur zu kritisieren, aber ich konnte mich im Interesse der Sache dieser Verpflichtung nicht entziehen und werde auch ferner diese Last auf mich nehmen, hoffe dann aber einem sorgfältiger bearbeiteten Material zu begegnen."

Wie bereits diese Auseinandersetzungen zeigen, war die Entwicklung Robert Kochs zu einem der größten Ärzte keineswegs ein konfliktloser geradliniger Weg des Erfolges. Er hatte vielfältige Kämpfe gegen Skepsis, aber auch gegen Mißgunst und Neid zu führen. Selbstverständlich gab es auch berechtigte kritische Hinweise, die Robert Koch meist bestätigte und als Bereicherung des Wissens begrüßte.

Bei der Darstellung von Auseinandersetzungen mit Robert Kochs Werk wurde in der Literatur häufig in übertriebener Weise die Kontroverse Koch – Pasteur zu Fragen des Milzbrandes in den Vordergrund gestellt. Waren Robert Koch und Louis Pasteur, die beiden bedeutenden Pioniere des Fortschritts der Wissenschaft, überhaupt „Kontrahenten"? Robert Koch hatte 1881 in einer kritischen Analyse der Milzbrandforschung den Fehler begangen, Pasteurs Arbeiten einseitig zu negieren: „An dieser Pasteurschen Lehre von der Milzbrandätiologie ist nur weniges neu, und dieses Neue beruht auf Irrtümern ... das Gesamtresultat der Prüfung seiner Milzbrandarbeiten läßt sich darin zusammenfassen, daß wir Pasteur bisher auch nicht das geringste verdanken, was unsere Kenntnisse über die Milzbrandätiologie bereichert hätte, daß im Gegenteil seine Arbeiten auf diesem Gebiet nur Verwirrung in manche schon feststehende oder fast geklärte Frage zu bringen geeignet sind." [5, S. 185, 195]

Diesen unberechtigten öffentlichen Tadel konnte Pasteur, auf dem Zenit seines Ruhmes stehend, nicht hinnehmen. Er nutzte den internationalen Hygienekongreß 1882 in Genf zu einem Gegenschlag. In seinem Vortrag über die Abschwächung der Ansteckungsstoffe würdigte er zunächst die Leistung seines Kontrahenten mit den Worten: „Ich habe in Frankreich und im Ausland hartnäckige Gegner ... Erlauben Sie mir, denjenigen unter ihnen auszuwählen, der auf Grund seines persönlichen Verdienstes das meiste Anrecht hat, gehört zu werden; ich meine Herrn Doktor Koch aus Berlin."

Dann ging er jedoch zu einer scharfen, teilweise allerdings auch unsachlichen persönlichen Polemik gegen Robert Koch über. Seine Hoffnung, der einundzwanzig Jahre Jüngere würde sich zu einem Rededuell stellen, erfüllte sich nicht. Robert Koch wollte eine persönliche Auseinandersetzung vermeiden und erklärte in seinem kurzen Protest gegen Pasteurs Ausführungen, bald eine ausführliche schriftliche Entgegnung folgen zu lassen. Diese erschien 1882 in einer zweisprachigen deutsch-französischen Ausgabe. Doch bereits hier würdigte Robert Koch, neben einer wiederum scharfen Kritik, in objektiver Weise auch die hervorragenden Verdienste Pasteurs. Das vor allem in bezug auf die von ihm gemeinsam mit Émile Roux (1853–1933) und Charles-Edouard Chamberland (1851–1908) entwickelte Prophylaxe gegen den Milzbrand mit Hilfe eines Impfstoffes aus abgeschwächten Bazillenstämmen. Robert Koch hatte zunächst die Möglichkeit einer Vakzination mittels in ihrer Virulenz abgeschwächter Mikroben bezweifelt. Jetzt aber stellte er dazu fest: „Es ist damit zum erstenmal in einer exakten und gegen jeden Einwand gesicherten Weise der Beweis geliefert, daß eine pathogene Bakterienart unter ganz bestimmten Bedingungen ihre pathogenen Eigenschaften verliert, ohne dabei jedoch morphologisch verändert zu werden. Diese Tatsache ist nicht allein für die ätiologische Forschung, sondern in gleichem Maße auch für die biologische Wissenschaft von höchstem Interesse und wird unzweifelhaft zu weiteren wichtigen Entdeckungen den Weg zeigen ...“ Wie recht er damit haben sollte, bewies u. a. Pasteur mit der Herstellung der Tollwut-Vakzine im Jahre 1885.

Waren nicht möglicherweise neben den bisher häufig zu stark betonten wissenschaftlichen Meinungsverschiedenheiten auch noch andere Motive Ursache der Kontroversen? Robert Kochs Beschreibung der Milzbrandätiologie war so sensationell, daß ihre Richtigkeit auch von Pasteur nicht sofort in ihrer umfassenden Bedeutung erfaßt wurde. Letzten Endes aber erkannte er sie an, wurden doch damit seine eigenen Ansichten experimentell bestätigt.

Die von Robert Koch gewiesenen neuen Wege der bakteriologischen Forschung fanden in der Schule Pasteurs schließlich nicht nur allseitige Zustimmung, sondern auch weitgehende Anwendung. Die Entdeckungen Robert Kochs veranlaßten Pasteur, mit erhöhtem Eifer weitere Möglichkeiten der Seuchenbekämpfung zu suchen. Insbesondere war er bemüht, die Impfimmunisierung nach dem Beispiel Jenners zu vervollkommnen. Um wieviel größer hätte der Nutzen für die Menschheit sein können, wenn zwei so hervorragende Wissenschaftler wie Pasteur und Koch im Kampf gegen den gemeinsamen Feind, die Seuchen, ihre Kraft vereint und ihre Erfahrungen dabei uneigennützig ausgetauscht hätten! Doch blieb unter den gesellschaftlichen Verhältnissen des 19. Jahrhunderts auch die wissenschaftliche Forschung von nationalistischen Tendenzen nicht verschont. Sie waren es, die auch die Beziehungen von Robert Koch und Louis Pasteur trübten, die in teilweise ungesundem Konkurrenzstreben ängstlich bestrebt waren, sich aus Prestigegründen gegenseitig nichts zu „verraten“.

Robert Koch hatte seine Arbeit „Die Ätiologie der Tuberkulose“ unter großem Zeitdruck abgeschlossen, da ihm bereits eine neue große Aufgabe gestellt wurde. In Ägypten wütete die Cholera, und es war zu befürchten, daß sie erneut auch auf Europa übergreifen würde. Eine Expedition sollte die Seuche an

Ort und Stelle untersuchen und vorbeugende Maßnahmen zum Schutze der bedrohten Länder in die Wege leiten.

Robert Koch, der zu den bedeutendsten Bakteriologen seiner Zeit zählte, erhielt die ehrenvolle Aufgabe, diese Expedition zu leiten, die Mitte August 1883 ihre Arbeit aufnahm. Bereits nach wenigen Monaten konnte er im Sommer 1884 mit der Entdeckung des Choleraerregers eine weitere Großtat im Dienste des Menschen abschließen.

Wir werden über die Choleraexpedition und ihre Ergebnisse ausführlich im folgenden Kapitel berichten und wenden uns zunächst, ohne dabei streng die exakte chronologische Abfolge von Leben und Werk einzuhalten, wieder dem Kampf Robert Kochs gegen die Tuberkulose zu, den er unmittelbar nach seiner Rückkehr von der Choleraexpedition nach einjähriger Unterbrechung wieder aufnahm.

Mit der Entdeckung des Tuberkelbakteriums und der Beschreibung der Ätiologie der Tuberkulose war zwar das wissenschaftliche Hauptproblem der Krankheit gelöst. Für Robert Koch aber war das erst der Ausgangspunkt für sein Ziel, die Menschen von dieser verheerenden Geißel zu befreien.

Leider ermöglichte ihm die Vielzahl seiner Aufgaben nicht, sich völlig auf die Tuberkuloseforschung zu konzentrieren, oft mußte er seine Arbeiten unterbrechen und sich mit anderen Problemen beschäftigen. Immer wieder kehrte er, wenn es die Zeit gestattete, zu seinem Hauptanliegen zurück.

Der 10. Internationale Medizinische Kongreß fand am 4. August 1890 in Berlin statt. Die Regierung sah darin vor allem eine Frage des Prestiges. Ihr Ehrgeiz und nationalistischer Geltungsdrang konnte nicht nur mit einer organisatorischen Perfektion befriedigt werden, die achttausend Wissenschaftler und Ärzte als Kongreßteilnehmer zusammenfügte. Hier mußte eine besondere Attraktion geboten werden, die Deutschlands „Größe", koste es was es wolle, zur Geltung brachte. Wer konnte für diesen Zweck geeigneter erscheinen als die weltbekannte Persönlichkeit Robert Koch?

Gezielte Indiskretionen sollten die „Sensation" vorbereiten, Robert Koch würde auf dem Kongreß das Geheimnis einer epochalen Entdeckung enthüllen. – In seiner Kongreßansprache sparte der preußische Kultusminister von Großer nicht mit entsprechenden Andeutungen, so daß die Anwesenden, allen voran die Vertreter der Presse, mit Ungeduld der Rede Kochs entgegenfieberten. Im Gegensatz zu der bombastischen Ankündigung des Ministers ergriff er ruhig, verhalten, fast bedrückt das Wort. Von seinem Gemütszustand an diesem Tage berichtet authentisch der Kongreßteilnehmer Wilhelm von Waldeyer-Hartz (1836–1921) in seinen Lebenserinnerungen. Ihm hatte sich Robert Koch kurz vor seiner Rede offenbart: „Koch sprach Bedenken darüber aus, daß er bei seinem angekündigten Vortrage über Tuberkulose auch über das von ihm vor kurzem hergestellte Tuberkulin sprechen solle. Er möchte das lieber vermeiden, da er über dessen Wert für die Bekämpfung der Tuberkulose sich noch nicht im reinen sei. Aber er wurde von allen Seiten gedrängt, insbesondere lasse ihm der Kultusminister von Großer keine Ruhe. ... Koch sagte mir danach noch, er möchte am liebsten auf seinen Vortrag ganz verzichten."

In dem Vortrag, der sachlich und schlicht den Titel „Über bakteriologische Forschung" trug, revidierte er zunächst, nicht zuletzt angesichts der Impferfolge Pasteurs, seine ursprünglich pessimistische Haltung gegenüber den therapeutischen Anwendungsmöglichkeiten bakteriologischer Forschungsergebnisse: „Ich habe im Gegenteil die Überzeugung, daß die Bakteriologie auch für die Therapie von größter Bedeutung sein wird. Allerdings verspreche ich mir weniger für Krankheiten mit kurzer Dauer der Inkubation und mit schnellem Krankheitsverlauf therapeutische Erfolge. Bei diesen Krankheiten, wie z. B. bei der Cholera, wird wohl immer der größte Nachdruck auf die Prophylaxis zu legen sein. Ich denke vielmehr an Krankheiten von nicht zu schnellem Verlauf, weil solche viel eher Angriffspunkte für das therapeutische Eingreifen bieten. Und da gibt es wohl kaum eine Krankheit, welche teils aus diesem Grunde, teils wegen ihrer alle anderen Infektionskrankheiten weit überragenden Bedeutung die bakteriologische Forschung so herausfordert, wie die Tuberkulose.

Durch solche Gedanken bewogen, habe ich denn auch sehr bald nach der Entdeckung der Tuberkelbazillen angefangen, nach Mitteln zu suchen, welche sich gegen die Tuberkulose therapeutisch verwerten lassen, und ich habe diese Versuche, allerdings vielfach unterbrochen durch Berufsgeschäfte, bis jetzt unablässig fortgesetzt ... im Laufe der Zeit habe ich eine sehr große Zahl von Substanzen darauf geprüft, welchen Einfluß sie auf die in Reinkulturen gezüchteten Tuberkelbazillen ausüben, und es hat sich ergeben, daß gar nicht wenige Stoffe im Stande sind, schon in sehr geringer Dosis das Wachstum der Tuberkelbazillen zu verhindern. Mehr braucht ein Mittel natürlich nicht zu leisten. Es ist nicht nötig, wie irriger Weise noch vielfach angenommen wird, daß die Bakterien im Körper getötet werden müßten, sondern es genügt, ihr Wachstum, ihre Vermehrung zu verhindern, um sie für den Körper unschädlich zu machen ... Alle diese Substanzen blieben aber vollkommen wirkungslos, wenn sie an tuberkulösen Tieren versucht wurden. Trotz dieses Mißerfolges habe ich mich von dem Suchen nach entwicklungshemmenden Mitteln nicht abschrecken lassen und habe schließlich Substanzen getroffen, welche nicht allein im Reagenzglase, sondern auch im Tierkörper das Wachstum der Tuberkelbazillen aufzuhalten imstande sind." [11, S. 658–659]

Mit dieser Information hatte Robert Koch nicht mehr gesagt, als daß er hoffe, auf dem richtigen Wege zu sein, ein Heilmittel gegen die Tuberkulose zu finden. Um keine Mißverständnisse aufkommen zu lassen, erklärte er während seiner Ausführungen eindeutig:

„Alle Untersuchungen über Tuberkulose sind, wie jeder, der damit experimentiert, zur Genüge erfahren hat, sehr langwierig; so sind auch meine Versuche mit diesen Stoffen, obwohl sie mich bereits fast ein Jahr beschäftigen, noch nicht abgeschlossen ... Aus diesen Versuchen möchte ich vorläufig keine weiteren Schlüsse ziehen, als daß die bisher mit Recht bezweifelte Möglichkeit, pathogenc Bakterien im lebenden Körper ohne Benachteiligung des letzteren unschädlich zu machen, damit erwiesen ist. Sollten aber die im weiteren an diese Versuche sich knüpfenden Hoffnungen in Erfüllung gehen und sollte es gelingen, zunächst bei einer bakteriellen Infektionskrankheit des mikroskopischen, aber bis dahin übermächtigen Feindes im menschlichen Körper selbst Herr zu werden, dann wird man auch, wie ich nicht zweifle, sehr bald bei anderen Krankheiten das gleiche erreichen. Es eröffnet sich damit ein viel verheißendes Arbeitsfeld mit Aufgaben, welche wert sind, den Gegenstand eines internationalen Wettstreits der edelsten Art zu bilden. Schon jetzt die Anregung zu weiteren Versuchen nach dieser Richtung zu geben, war einzig und allein der Grund, daß ich, von meiner sonstigen Gewohnheit abweichend, über noch nicht abgeschlossene Versuche eine Mitteilung gemacht habe." [11, S. 659—660]

Sein Vortrag schloß mit dem Appell, „... daß sich die Kräfte der Nationen auf diesem Arbeitsfelde und im Kriege gegen die kleinsten, aber gefährlichsten Feinde des Menschengeschlechts messen mögen und daß im Kampfe zum Wohle der gesamten Menschheit eine Nation die andere in ihren Erfolgen immer wieder überflügeln möge".

Robert Kochs Mitteilung erregte in der Welt mindestens das gleiche Aufsehen wie die Entdeckung des Tuberkelbakteriums. Millionen Menschen schöpften, genährt durch verfälschte Meldungen und Informationen, neue Hoffnung. Robert Koch, der gewissenhafte, exakte Forscher, der alles tausendfach überprüfte und erst bei einer absoluten wissenschaftlichen Bestätigung der Ergebnisse an deren Veröffentlichung dachte, hatte als Arzt und Wissenschaftler in seinen Überlegungen nicht die gewissenlosen Geschäftemacher berücksichtigt. Nicht genug, daß diese seine überragende Popularität nutzten, um allerlei Kitsch, wie Tassen, Teller, Aschenbecher, ja sogar Taschentücher, mit seinem Bild zu versehen mit dem Ziel, den Umsatz zu steigern. Sie stürzten sich auch in das lohnende Geschäft mit der Krankheit und dem Elend. Modeärzte errichteten Privatkliniken zur „Spezialbehandlung" gegen Tuberkulose mit „garantierter" Heilung. Ambulante Ärzte zogen von Ort zu Ort und spritzten ohne die geringste Kenntnis der notwendigen Dosierung, ohne Wissen um den Zustand der Patienten, wild drauf los. In den USA wurde schließlich das knapp werdende Tuberkulin mit 1 000 Dollar je g gehandelt. Wenn die Nachfrage etwas geringer zu werden schien, dann wußte die haltlose Klatschpresse und gesteuerte Gerüchtepropaganda immer wieder von neuen sensationellen Heilerfolgen zu berichten.

Der bedeutende Internist Theodor Brugsch (1878—1963) hatte in seiner Kindheit diese Ereignisse miterlebt. Er berichtet darüber in seinen Erinnerungen: „Ich war neun Jahre alt, als ich zum erstenmal hörte und erlebte, was Lungenschwindsucht ist. In Charlottenburg, dort wo die Hardenbergstraße am Knie auf der Tiergartenseite endet, war so um das Jahr 1890 ein hohes Haus mit großen Glasfenstern gebaut worden. Es sollte das erste große Kaffeehaus werden und Charlottenburg sichtlich in den Rang eines Großstadtvorortes erheben.

Da brach wie ein Blitz eine Nachricht herein, die sich von Berlin mit Windeseile über die Welt verbreitete: die Tuberkulose sei heilbar! Der geniale Robert Koch habe, so hieß es, ein Heilmittel gegen die Seuche gefunden — das Tuberkulin. Das vermeintliche Heilmittel ist, wie allbekannt, ein auf zehn Prozent seines Volumens eingedampfter Glyzerinextrakt aus einer Bouillonkultur von Tuberkelbazillen. Tuberkulin wird jetzt vorzugsweise als Diagnostikum gebraucht, um festzustellen, ob jemand mit Tuberkulose infiziert ist oder war, beziehungsweise ob ein Prozeß noch akut ist.

Robert Koch machte das Tuberkulin auf einer Kongreßsitzung unter Leitung Ernst von Bergmanns (1836–1907) bekannt. Koch wollte es nicht vorschnell der Öffentlichkeit preisgeben, aber man bedrängte ihn, weil der damalige Kultusminister, von Boetticher, dessen Ministersessel wacklig war, dem Kaiser ein Paradestück präsentieren wollte. Die Begeisterung über das Tuberkulin aus der Hand Robert Kochs war in aller Welt groß, die Erwartungen auf das höchste gespannt, denn an der Tuberkulose starben Jahr für Jahr von zehntausend Menschen etwa fünfzig bis achtzig. Die Krankheit war so verbreitet, daß fast in allen Familien ein naher oder entfernter Verwandter an der Tuberkulose litt, und ein jeder fürchtete sich vor der Lungenschwindsucht. Jetzt glaubte man, das Heilmittel endlich gefunden zu haben.

Wir Kinder gingen damals — meist begleitet von einer Erzieherin — durch die Bismarckstraße nach dem Hippodrom, wobei wir den Neubau des großen Kaffeehauses oder Restaurants täglich verfolgen konnten. Schon war die Eröffnung des Hauses in Aussicht gestellt, als plötzlich sämtliche Etagen in ein Sanatorium für Lungenschwindsüchtige verwandelt wurden, in dem die Tuberkulinbehandlung vorgenommen werden sollte. An den großen Spiegelscheiben der Straßenfront wurden Gardinen angebracht, Betten und Einrichtungen für Kranke angeschafft, kurz, alles was zum Betrieb eines Sanatoriums notwendig ist, und im Nu war das Sanatorium belegt. Fieberhaft wirkte sich die wenn auch späte ärztliche Gründerzeit bei dem ganzen Projekt aus. Ich weiß nicht, wer das Sanatorium eingerichtet, geleitet und verwaltet hat, ich weiß nur von den damaligen täglichen Spaziergängen her, daß wenige Monate später Leichenwagen auf Leichenwagen vor dem Haus hielten. So schnell, wie das Tuberkulose-Kur-Sanatorium eingerichtet und belegt worden war, so schnell war es auch völlig ausgestorben."

Mit all dieser Geschäftigkeit hatte Robert Koch, wie ein weiteres zeitgenössisches Zeugnis belegt, nicht das geringste zu schaffen. Sein Ziel war es, das Tuberkulin zu verbessern und den Ärzten die notwendigen Kenntnisse darüber zu vermitteln:

„In kurzer Zeit waren", wie Brugsch weiter berichtet, „mehr wie 2 000 Ärzte hierhergekommen, die möglichst rasch viel lernen wollten ... Wenn sich am frühen Morgen die Tore der Charité öffneten, stellten sich bereits die ersten medizinischen Besucher ein; die letzten verließen erst am späten Abend das vielgestaltige Gebäude, in dem sich das gesamte Interesse nur auf die mit Lungenkranken belegten Räume zu richten schien. Ein eindrucksvolles Bild war es, das ich einmal beobachten konnte: in einem der langen, schmalen, durch Gasflammen matt beleuchteten Säle, an deren Wänden die Betten mit den Kranken standen, die dunklen Gruppen der Ärzte, beleuchtet durch eine von einem Wärter hochgehaltene Lampe. Der von seinem Assistenten begleitete Oberarzt, die kleine mit Gummiball versehene Glasspritze, in der sich durchsichtige, gelblich schimmernde Flüssigkeit befand, in der rechten Hand, gab bald in deutscher, bald in französischer oder englischer Sprache Erläuterungen und beantwortete die Fragen der Wißbegierigen.

Der Auftrag einer weitverbreiteten illustrierten Wochenschrift ließ mich an Robert Koch die Bitte richten, sein Hygienisches Institut, das auf seine Anregung begründet worden war und dessen Leitung er übernommen hatte, besuchen zu dürfen; schon am folgenden Tag bekam ich die Erlaubnis. Die Stätte seiner umfassenden Wirksamkeit befand sich im zweiten Stock eines grauen, verwitterten, aus dem 16. Jahrhundert stammenden Gebäudes in der Klosterstraße, das so recht zum ganzen Charakter des altertümlichen Stadtteils paßte. Hier war das eigentliche wissenschaftliche Heim Kochs, das aus seinem Arbeits- und Sprechzimmer und seinem Laboratorium bestand, und hier brachte er einen bedeutenden Teil des Tages zu, erschien oft schon in der Morgenstunde und verließ erst mit Einbruch der Dämmerung das schmucklose Gemach. Schmucklos durch und durch, und doch sehr interessant mit seinem großen, grünbezogenen Demonstrationstisch in der Mitte, dem kleinen Schreibtisch am Fenster, auf welchem Fotografien verschiedener Krankheitsbilder bei Tuberkulosen vor und nach der Einspritzung mit der heilenden Lymphe standen. Diese befand sich auf einem Regal in Reagenzgläsern mit Watteverschluß, neben Schalen und zahlreichen Gegenständen, die den Inhalt eines Laboratoriums bildeten. In den sich anschließenden, schmalen Sälen stellten die Schüler Kochs, zumeist Schüler in vorgerücktem Alter und aus den verschiedensten Ländern, ihre Untersuchungen an, über die sie ihrem Meister Bericht erstatteten.

Hier war Robert Koch nicht mehr der freundliche Gast in geselligem Kreise, sondern der ernste, eifrige, den höchsten Zielen seiner Wissenschaft zustrebende Forscher, der an seine eigene Leistungskraft die größten Anforderungen stellte und über seinen Aufgaben alles andere vergaß, einzig und allein darauf bedacht, der Heilwissenschaft zu nützen und damit der leidenden Menschheit zu helfen ..."

Im Ergebnis intensiver Versuche hatte er das Alt-Tuberkulin zu einem weniger toxischen Präparat entwickelt.

Angesichts des Treibens der gewinnsüchtigen Geschäftemacher sah sich Robert Koch Ende 1890 und Anfang 1891 zu „Weiteren Mittheilungen über ein Heilmittel gegen Tuberkulose" veranlaßt, in denen er Anwendungsmöglichkeiten und spezifische Wirkungsweise beschrieb. Über die ersten knappen Informationen auf dem Internationalen medizinischen Kongreß hinausgehend, stellte er, den haltlosen Zweckoptimismus in die Schranken weisend, eine Fülle neuer wissenschaftlicher Tatsachen dar. Wieder hob er die große diagnostische Bedeutung des Mittels hervor, das, um Wirkung zu erzielen, subkutan gegeben werden mußte. Während der Gesunde bei 0,01 cm^3 keine Wirkung mehr zeigte, löste diese Dosis bei Tuberkulosekranken eine deutliche allgemeine und örtliche Reaktion aus, so daß es möglich war, eine sichere Diagnose zu stellen. Robert Koch überschätzte aber die therapeutische Wirkung des Mittels, die er auf Grund des Phänomens zu beobachten glaubte, daß bei tuberkulös infizierten Meerschweinchen eine mehrere Wochen später erfolgende niedrig dosierte Zweitinfektion mit einer kräftigen, bis zur Abstoßung des Gewebes gehenden Abwehrreaktion der infizierten Hautbezirke beantwortet wird. Dieses Kochsche Phänomen war jedoch Ausdruck einer Infektionsimmunität, die nach der ersten Infektion entstanden war und kein Zeichen eines therapeutischen Erfolgs. Erstmals gab Robert Koch in seiner Darstellung auch Aufschlüsse über die Zusammensetzung des neuen Medikaments, das er ab 1891 Tuberkulin nannte: „Das Mittel, mit welchem das neue Heilverfahren gegen die Tuberkulose ausgeübt wird, ist also ein Glyzerinextrakt aus den Reinkulturen der Tuberkelbazillen."

Unzählige Ärzte des In- und Auslandes strömten nach Berlin, um sich von der Heilwirkung zu überzeugen. In der ärztlichen Praxis und in Kliniken lagen nach einigen Monaten erste Erfahrungen der Heilbehandlung vor. Anläßlich des Kongresses für innere Medizin im Jahre 1891 stand die Tuberkulosetherapie im Mittelpunkt. In regem Erfahrungsaustausch wurden die bisherigen Beobachtungen ausgetauscht. Dabei wurde bereits deutlich, daß man offensichtlich zwischen der diagnostischen und therapeutischen Wirksamkeit des Tuberkulins unterscheiden mußte. Während die diagnostische Bedeutung unbestritten war, meldeten sich kritische Stimmen hinsichtlich der therapeutischen Anwendung.

Es stellte sich in der Folgezeit das ein, was der gewissenhafte Forscher Robert Koch zu vermeiden bestrebt gewesen war: Nachdem sich nach Jahresfrist der Sturm euphorischer Begeisterung gelegt hatte, zeigten sich nach Anfangserfolgen in der Behandlung Rückschläge. Wie nicht anders zu erwarten, konnte das Tuberkulin, das sich nach wie vor in der Entwicklung befand, nicht die von der Sensationspresse geweckten Hoffnungen erfüllen. Wunder zu vollbringen war es außerstande! Erst nach einer längeren Erprobungsphase wäre es nach ruhiger, kritischer Auswertung möglich gewesen, sich eine objektive Meinung zu bilden.

Robert Koch selbst hatte sich in seiner Bescheidenheit immer zurückhaltend gezeigt, was nicht bedeutete, daß er an der Überzeugung von der großen Bedeutung des Präparats und seiner therapeutischen Anwendungsmöglichkeit zu zweifeln begann. Unbeeinflußt von aller Sensationshascherei hatte er die Forschung fortgesetzt, aus Lob und Tadel die sachlich begründeten Hinweise entnommen und versucht, sie für die Weiterentwicklung des Mittels nutzbar zu machen.

Doch wie häufig, schadete ein unbegründeter Freudentaumel der Sache mehr als er ihr Nutzen brachte. Wankelmütige wurden durch Rückschläge veranlaßt, ohne daß sie sich um eine sachliche

Auseinandersetzung bemühten, die Bedeutung des Tuberkulins in Frage zu stellen oder es pauschal in Bausch und Bogen abzulehnen.

Selbst im preußischen Abgeordnetenhaus fand am 9. Mai 1891 eine erregte Debatte über das Tuberkulin statt.

Robert Koch stellte sich mutig allen Kritiken. Auch ihm waren die Mißerfolge durchaus bekannt. Er erklärte diese vor allem damit, daß eine Anzahl Ärzte das Präparat ohne Differenzierung der Tuberkulosearten und deren Infektionsgrad blindlings bei falscher Dosierung in Anwendung brachten. Dabei blieb häufig unberücksichtigt, daß die Erkrankung keine reine Tuberkulose war, sondern eine zusätzliche Komplikation mit Eiterungsprozessen aufwies. Es war nur allzu verständlich, daß eine solche unbedachte, jeder Erfahrungs- und Wissenschaftsgrundlage entbehrende Behandlung großen Schaden anrichtete. Im Ausland hatte man die Hintergründe, wie die Bemerkung aus einer englischen Zeitung zeigt, durchaus erkannt: „Kochs Persönlichkeit und das allgemeine Ansehen, das er durch die ganze Art und Weise erworben hat, in der dieser bescheidene Mann seine früheren Entdeckungen dem Publikum vorlegte, trägt sehr viel dazu bei, eine günstige Stimmung für seine neue Entdeckung zu schaffen. Man ist allgemein dahin gekommen, Koch selbst für gewisse Dinge und Vorkommnisse nicht verantwortlich zu machen, sondern die Schuld dafür der Einwirkung einflußreicher deutscher Persönlichkeiten beizumessen."

Robert Koch hatte nie einen Zweifel daran offen gelassen, daß es notwendig war, das Präparat weiter zu vervollkommnen, und bis in seine letzten Lebensjahre galt der Tuberkuloseforschung, die er als seine Lebensaufgabe ansah, sein ständiges selbstloses Mühen, dem ein überragender Erfolg zuteil wurde. Doch wir wollen der Zeit nicht zu weit vorauseilen und den Lebensweg Robert Kochs seit 1883 weiter verfolgen. Abschließend sei bemerkt, daß auch die weitere Entwicklung bis in die Gegenwart die Bedeutung des Tuberkulins als diagnostisches Hilfsmittel voll bestätigt hat, während es als Heilmittel nicht verwendet werden konnte. Diese Hoffnung erwies sich als Irrtum Robert Kochs.

Sieg über die Cholera

Als Leiter der Choleraexpedition in Ägypten und Indien

Nach Abschluß seiner „Ätiologie der Tuberkulose" widmete sich Robert Koch der Erforschung der Cholera. Diese verheerende Seuche war bis 1817 auf Asien beschränkt geblieben, hatte sich aber von diesem Zeitpunkt an in vier schrecklichen Epidemien über die ganze Welt ausgebreitet. Während Europa von der ersten Epidemie 1817 bis 1823 noch weitgehend verschont geblieben war, wurde es von der zweiten Welle 1826 bis 1837 betroffen. Nach Deutschland gelangte die Seuche 1831. Von besonders großem Ausmaß waren die beiden letzten Epidemiewellen 1846 bis 1862 und 1864 bis 1875, die sich im Gegensatz zu den vorangegangenen in wenigen Wochen über ganz Europa ausbreiteten. Für Deutschland war das Jahr 1866 verheerend. Allein in Preußen forderte die Seuche einhundertfünfzehntausend Opfer. Die Cholera wütete zuerst und in besonderem Umfang in Hafenstädten, wo sie durch den wachsenden Überseeverkehr eingeschleppt wurde, sowie im Bereich größerer Flüsse, deren Uferstädte im allgemeinen stärker unter der Seuche zu leiden hatten als Orte im Landesinneren.

Robert Koch hatte die Cholera erstmals 1866 während seiner Tätigkeit als Assistenzarzt am Hamburger Allgemeinen Krankenhaus beobachten können. Schon in dieser Zeit war er bemüht, mit Hilfe eines Mikroskops ihre Ursache zu ergründen. Sein Onkel Eduard Biewend berichtete: „Mit Schaudern erinnere ich mich noch des Anblicks, wenn ich ihn so mit der Untersuchung des Darminhalts der Cholerakranken und Leichen beschäftigt sah, während auf einem nicht weit davon entfernten Tische das Kernfutter seiner wartete." Wie Bleistiftskizzen seiner damaligen Beobachtungen zeigen, kann angenommen werden, daß Robert Koch schon zu dieser Zeit den Choleraerreger gesehen hat.

Die seinem Werk „Zur Untersuchung von pathogenen Mikroorganismen" beigefügten Photogramme zeigen, daß Robert Koch unabhängig von dem Züricher Pathologen Karl Joseph Eberth (1835–1926) auch den Erreger des Abdominaltyphus entdeckt hatte. Eberth hat jedoch 1880 den Salmonella typhi erstmals eindeutig beschrieben und gilt mit Einverständnis Kochs als Erstentdecker.

Robert Koch übertrug die Weiterführung der Arbeiten zur Ätiologie des Typhus seinem Mitarbeiter Georg Gaffky, dem auf der Grundlage der Kochschen Verfahren im Oktober 1881 die erste Reinzüchtung des Erregers gelang. Gaffky gehörte neben dem Marinestabsarzt Bernhard Fischer (1852–1915) und dem im Gesundheitsamte als Präparator beschäftigten Chemiker Treskow auch der im Auftrage des Staatssekretärs des Inneren von Boetticher von Robert Koch geleiteten deutschen Cholera-Forschungsexpedition an.

1883 hatte, von Bombay ausgehend, die Epidemie ihren vierten großen Seuchenzug im 19. Jahrhundert begonnen. Ende Juni erreichte Europa die Nachricht, daß die Cholera in Ägypten ausgebrochen sei und sich über das ganze Land ausbreite. Allein in Kairo starben täglich mehr als fünfhundert Menschen. Die verheerenden Auswirkungen der letzten Epidemie von 1866 noch in Erinnerung, war man bestrebt, Maßnahmen einzuleiten, um ein erneutes Übergreifen zu verhindern. Anstatt angesichts der alle bedrohenden tödlichen Gefahr die Kräfte und Möglichkeiten zur Bekämpfung zu koordinieren und eine internationale Expertenkommission zur Eindämmung der Seuche zu entsenden, entbrannte erneut ein von den Regierungen entfachter unfruchtbarer Konkurrenzkampf. Unabhängig voneinander entsandten Frankreich, Italien und Deutschland Expeditionen. Da Pasteur wegen Krankheit und Alter die Strapazen nicht mehr auf sich nehmen konnte, wurde die Expedition von dem außerordentlichen Professor Isidore Straus (1845–1896) geleitet. Ihr gehörten der Professor der Veterinärschule Edmond-Isidore-Etienne Nocard (1850–1903) sowie Pasteurs Assistenten Émile Roux und Louis Thŭillier (1856–1883) an.

Die deutsche Expedition begab sich am 16. August 1883, ausgestattet mit Instrumenten und Versuchstieren, auf die Reise über das Mittelmeer. Als die Kommission am 24. August in Alexandria eintraf, war die Seuche bereits im Abklingen. Um keine Zeit zu verlieren, begann Robert Koch bereits wenige

Stunden nach seiner Ankunft mit der Arbeit. Gaffky informiert darüber: „Binnen kurzem war das Laboratorium in vollem Betriebe. Unter Benutzung der verschiedensten Methode wurden Teile von Choleraleichen sowie der Abgänge von Cholerakranken aufs sorgfältigste mikroskopisch durchforscht; immer neue Versuche wurden gemacht, durch das Kulturverfahren die Krankheitsursache zu ermitteln; im frischen und älteren Zustande, feucht und getrocknet, gekocht und ungekocht wurde Material von Choleraleichen in mannigfaltigster Weise in den Körper von Affen, Hunden, Katzen, Hühnern und Mäusen eingeführt, um eine künstliche Infektion zu erzielen. Daneben galt es, immer neues Untersuchungsmaterial zu beschaffen, Obduktionen von Choleraleichen auszuführen, die verbrauchten Nährsubstrate durch neue zu ersetzen, kurz, sämtliche Mitglieder der Kommission waren andauernd in angestrengtester Tätigkeit. Sie waren es im wahrsten Sinne des Wortes im Schweiße ihres Angesichts, denn die Hitze war groß und die Luft mit Feuchtigkeit gesättigt."

Die Seuche in ihrem Wesen zu erforschen, hieß viele ungelöste Fragen klären. Die von dem Florentiner Arzt Filippo Pacini (1812–1883) im Jahre 1854 vorgelegte Erstbeschreibung des „Vibrio cholera" war unbekannt geblieben.

Zunächst versuchte Robert Koch zu ergründen, wo sich die Erreger befanden. Waren sie wie bei anderen Infektionskrankheiten in der Lunge, der Milz, der Leber, den Nieren oder im Blut? Schließlich konnte man im Darm der untersuchten Choleraleichen jeweils eine bestimmte Art von kommaförmigen Bakterien nachweisen. Hatte man die richtige Spur gefunden? Nachdem die englische Delegation ihre Forschungen ergebnislos abgebrochen hatte, kam überraschend die Mitteilung, daß die Franzosen den Erreger gefunden hätten. Es zeigte sich aber, daß sie die im Blut von Cholerakranken vermehrt auftretenden Blutplättchen fälschlicherweise als Bakterien angesehen hatten. Besonders tragisch war, daß sich kurz vor der Abreise der hoffnungsvolle junge Wissenschaftler Thuillier infiziert hatte und starb.

Da eine Epidemie in der abklingenden Phase zur Erforschung nicht die optimalen Voraussetzungen bietet, beabsichtigte Robert Koch, die Krankheit bis zu ihrem Ursprungsherd zu verfolgen. Es war zu befürchten, daß die Regierung eine weitere

Forschung aus rein praktischen Erwägungen für nicht mehr erforderlich hielt. Die Epidemie war im Erlöschen, eine Ausbreitung auf Deutschland schien unwahrscheinlich. Robert Koch ließ sich jedoch keineswegs von einer solchen pragmatischen Zielstellung leiten. Sein Anliegen war es, die Krankheit zu erforschen, um die gesamte Menschheit von einer weiteren schrecklichen Geißel zu befreien. Er beabsichtigte deshalb, seine Forschungsreise nach Indien, der eigentlichen „Heimat" der Cholera fortzusetzen. Das allerdings bedurfte der Genehmigung des preußischen Ministeriums. In einem Schreiben vom 17. September 1883 an den Staatssekretär des Innern begründete er eindringlich die Notwendigkeit: „Die Kommission ist aber von dem lebhaften Wunsche beseelt, das begonnene Werk fortzusetzen und womöglich auch die ihr gestellte Aufgabe zu lösen. Sie würde es schmerzlich empfinden, wenn die bis jetzt gewonnenen Resultate fruchtlos bleiben sollten. Die einzige Möglichkeit zur Fortsetzung der Untersuchung bietet sich zur Zeit in Indien, wo in mehreren großen Städten, insbesondere in Bombay, die Cholera noch in einem Umfang herrscht, daß ein baldiges Aufhören derselben nicht zu erwarten ist ... Ew. Exzellenz hochgeneigtem Ermessen stelle ich demgemäß ganz gehorsamst anheim, ob unter den obwaltenden Verhältnissen die Fortsetzung der Untersuchungen in Indien statthaben soll, und stelle mich, wenn Ew. Exzellenz für die Ausdehnung der Expedition nach Indien sich hochgeneigtest entschließen, zur Führung derselben auch ferner ganz gehorsamst zur Verfügung." [10, S. 5]

Nach erfolgter Genehmigung trat die Kommission am 13. November die Weiterreise nach Indien an und traf am 11. Dezember 1883, dem 40. Geburtstag Robert Kochs, in Kalkutta ein. Mit Feuereifer stürzte sie sich erneut in die Arbeit. Das Ziel war, die bereits in Ägypten erzielten Ergebnisse zu prüfen und durch vielfältige mikroskopische Untersuchungen zu erweitern. Am wichtigsten war zunächst die Frage, ob sich auch hier die gleichen kommaförmigen Bakterien im Darm der Opfer nachweisen ließen. In seinen früheren Berichten hatte Robert Koch bereits diese Gebilde erwähnt, ohne jedoch die Vermutung auszusprechen, daß es sich dabei um den lange gesuchten Erreger handeln könnte.

Erstmals berichtete er am 7. Januar 1884 aus Kalkutta:

„Zunächst bestätigte die mikroskopische Untersuchung auch in allen diesen Fällen das Vorhandensein derselben Bazillen im Choleradarm, wie sie in Ägypten gefunden waren. In meinem gehorsamsten Bericht vom 17. September v. J. mußte ich es indessen noch unentschieden lassen, ob diese Bazillen nicht wie so viele andere Bakterien zu den regelmäßigen Parasiten des menschlichen Darmes gehören und nur unter dem Einflusse des Krankheitsprozesses der Cholera in die Schleimhaut des Darmes einzudringen vermögen. Es fehlte danach noch an Merkmalen, um diese Bazillen von sehr ähnlich geformten anderen Darmbazillen unterscheiden zu können. Dieser Mangel ist nun aber glücklicherweise beseitigt. Denn mit Hilfe der im Gesundheitsamte ausgebildeten Methoden, welche sich auch bei dieser Gelegenheit vorzüglich bewährt haben, gelang es, aus dem Darminhalt der reinsten Cholerafälle die Bazillen zu isolieren und in Reinkulturen zu züchten. Die genaue Beobachtung der Bazillen in ihren Reinkulturen führte dann zur Auffindung von einigen sehr charakteristischen Eigenschaften bezüglich ihrer Form und ihres Wachstums in Nährgelatine, wodurch sie mit Sicherheit von anderen Bazillen zu unterscheiden sind. Damit waren uns aber die Mittel an die Hand gegeben, um die Frage definitiv zu entscheiden, ob diese Bazillen zu den gewöhnlichen Bewohnern des Darmes gehören, oder ob sie ausschließlich im Darm der Cholerakranken vorkommen ... Denn wenn diese mit spezifischen Eigenschaften begabten Bazillen ganz ausschließlich dem Choleraprozeß angehören, dann würde der ursächliche Zusammenhang zwischen dem Auftreten dieser Bakterien und dem Choleraprozeß kaum noch einem Zweifel unterliegen können." [10, S. 12]

Am 2. Februar teilte er mit: „Die in meinem letzten Berichte vom 7. Januar cr. noch unentschieden gelassene Frage, ob die im Choleradarm gefundenen Bazillen ausschließlich der Cholera angehörige Parasiten sind, kann nunmehr als gelöst angesehen werden."

Noch immer aber hatte der gewissenhafte Forscher Zweifel, ob es sich bei diesen Bakterien tatsächlich um den Choleraerreger handelte: „Was nun das Verhältnis dieser Bakterien zu Cholera betrifft, so kann dasselbe ... entweder ein derartiges sein, daß diese spezifische Art von Bakterien in ihrem Wachstum durch den Choleraprozeß lediglich begünstigt wird und sich deswegen in so auffallender Weise mit der Cholera kombiniert, oder daß die Bakterien die Ursache der Cholera sind." [10, S. 16]

Als letztes Glied in der Kette der Beweisführung fehlte noch der gelungene Tierversuch, da alle bisherigen Experimente, die Krankheit auf Versuchstiere zu übertragen, ergebnislos blieben. Robert Koch beschränkte seine Forschungen nicht allein auf die Ermittlung des Choleraerregers und den Nachweis des Infektionsweges. Das war nur ein Problem, das ihn als Bakteriologen in seinen Bann zog. Als Arzt und Humanist stellte er zugleich nachdrücklich die Frage nach dem Ursprung dieser furchtbaren Seuche, nach den Wegen, die deren wellenartige Ausbreitung bis in die europäischen Länder bewirkte. Sein Ziel war das Heilen der Erkrankten und die Vernichtung der Krankheit selbst! Bei seinen Forschungen berücksichtigte er auch die sozialen Verhältnisse und Lebensbedingungen des indischen Volkes und mußte dabei feststellen, daß die Seuche durch unsagbares Elend begünstigt wurde.

Als Folge des durch die britische Kolonialherrschaft verursachten wirtschaftlichen Ruins waren in der zweiten Hälfte des 19. Jahrhunderts wachsende Hungersnöte aufgetreten. So starb 1800 bis 1825 eine Million Menschen den Hungertod. 1850 bis 1875 waren es bereits fünf Millionen, während 1875 bis 1900 mehr als fünfzehn Millionen Menschen in Indien unter englischem „Patronat" verhungern mußten! —

In der von Entbehrungen geschwächten Bevölkerung der Städte hielt die Cholera alljährlich reiche Ernte. Noch zwischen 1910 und 1920 starben allein in Indien vier Millionen Menschen an dieser Seuche. Robert Koch untersuchte, ungeachtet der eigenen Lebensgefahr, die Elendshütten der ärmsten indischen Schichten, da hier die meisten Choleraerkrankungen und -todesfälle zu beklagen waren. Weiterhin war charakteristisch, daß vor allem die Wäscherinnen von der Seuche befallen wurden. Daraus schlußfolgerte Koch, daß der Krankheitsherd in engem Zusammenhang mit dem Wasser stehen müsse. Bei seinen Untersuchungen mußte er feststellen, daß es in dem Elendsdasein der ausgebeuteten indischen Bevölkerung der primitivsten hygienischen Bedingungen ermangelte. So nutzten z. B. die um einen Teich angesiedelten Hüttenbewohner das gleiche Wasser als Trinkwasser, in dem die verschmutzten Kleider der an Cholera

Verstorbenen gereinigt wurden, und infizierten sich damit (siehe Bilder 48, 49). Die Kommission machte ähnliche Beobachtungen mangelhafter Hygiene an vielen Orten und sammelte dabei wertvolle Erkenntnisse zu einer praktischen Bekämpfung und wirksamen Prophylaxe der Epidemie.

Die Feststellung, daß die Infektion durch verseuchtes Wasser erfolgte, war für Robert Koch letztlich der Abschluß seiner Beweisführung: „Es steht fest, daß das Wasser im Tank infiziert wurde durch Cholerawäsche, welche nach den früheren Beobachtungen die Cholerabazillen besonders reichlich zu enthalten pflegt; ferner ist konstatiert, daß die Anwohner des Tanks dieses infizierte Wasser zu häuslichen Zwecken und namentlich zum Trinken benutzt haben. Es handelt sich hier also gewissermaßen um ein durch Zufall herbeigeführtes Experiment am Menschen, welches den Mangel des Tierexperiments in diesem Falle ersetzt und als eine weitere Bestätigung für die Richtigkeit der Annahme dienen kann, daß die spezifischen Cholerabazillen in der Tat die Krankheitsursache bilden." [10, S. 19]

Diese Erkenntnis ist die Bestätigung des Cholerabazillus als Erreger der Seuche. Die Arbeitsbedingungen der Kommission wurden durch die schon frühzeitig eingetretene große Hitze immer schwieriger. Nur unter größter Anstrengung war es zeitweise noch möglich, im Labor zu arbeiten.

Die achtmonatige Trennung von der Heimat belastete Robert Koch persönlich stark, da er sich vor allem um die Erziehung seiner Tochter sorgte. Er versuchte, wenigstens schriftlich auf ihre Entwicklung Einfluß zu nehmen. So schrieb er ihr am 12. Februar 1884:

„Mein liebes Trudchen!
Wenn Du diesen Brief erhältst, wirst Du Dich wahrscheinlich schon rüsten, um in das Elternhaus zurückzukehren. Ich habe an Mama geschrieben, daß ich damit einverstanden bin, wenn Du Ostern Deine Pensionszeit abschließt, d. h. nur den Aufenthalt in einer Pension; das Lernen wird fortgesetzt, und ich hoffe, daß Du Dich in Berlin noch recht fleißig mit Sprachen, mit Musik, Zeichnen und anderen nützlichen Dingen beschäftigen wirst. Sehr gern hätte ich gesehen, wenn Du noch ein halbes Jahr in Waltershausen geblieben wärest. Aber Du wirst Mama Gesellschaft leisten müssen, denn ich weiß immer noch nicht, wann ich

zurückkehren kann, und länger kann Mama doch nicht so ganz allein bleiben. Vor dem Monat Mai werde ich auf keinen Fall zurück sein, möglicherweise muß ich sogar noch den Sommer hindurch in Indien bleiben. Was Du mir über das Leben in Kalkutta nach den Angaben Deines Geographie-Lehrbuches schreibst, ist doch nicht ganz richtig. Während der kalten Jahreszeit, das heißt vom November bis März, ist es hier ungefähr wie in Deutschland während des Sommers, und da lebt man auch ganz so wie in Europa. Ich stehe des Morgens um sieben Uhr auf, gehe oder fahre vielmehr nach meinem Laboratorium, arbeite dort bis um zwei; dann wird gegessen und nachmittags geschrieben, gelesen oder die Ausstellung besucht, vielleicht auch eine Spazierfahrt gemacht. Lange Zeit wird es allerdings in dieser Hitze nicht mehr gehen, denn die Hitze nimmt jetzt schon mächtig zu und bald flüchtet alles, was nur irgend die Stadt verlassen kann, nach dem Norden, zum Himalaya ... Wenn ich in der Ausstellung bin, bedaure ich oft, daß Du alle diese herrlichen Sachen, die aus ganz Indien zusammengebracht sind, nicht sehen kannst. Aber ich habe dort einige Kleinigkeiten für Dich gekauft, damit Du Dir wenigstens eine Vorstellung von Indiens Schätzen machen kannst. Das wird herrlich sein, wenn ich den Reisekoffer auspacken werde und eins nach dem anderen zum Vorschein kommt. Dann wirst Du sehen, daß Dein Papa überall an Dich gedacht und Dir aus allen Gegenden, wohin er kam, ein kleines Andenken mitgebracht hat. Wo es nichts zu kaufen gab, da habe ich Dir wenigstens ein paar Muscheln, eine Blume oder schöne Blätter gesammelt. Außerdem habe ich eine Menge Photographien gekauft, an denen Du sehen kannst, wie schön es in Ägypten und in den tropischen Ländern Asiens ist; da wollen wir dann in Gedanken zusammen reisen und in den Urwäldern von Ceylon und durch die Straßen von Kalkutta spazieren gehen, und ich werde Dir von den fremden Menschen, ihren Städten und Dörfern, von den schönen Pflanzen, merkwürdigen Tieren, von den Göttern der alten Ägypter und von den Tempeln der Inder erzählen. Hoffentlich dauert es nicht mehr allzulange, daß ich Dich wiedersehe und ebenso fröhlich und munter wiederfinde, wie ich Dich verlassen habe. Nun lebe wohl und sei tausendmal geküßt von

Deinem Papa."

Die Hoffnung auf eine baldige Rückkehr sollte sich erfüllen. Die Hitze wurde so unerträglich, daß die Arbeiten nicht mehr fortgesetzt werden konnten. Am 4. April 1884 trat die Kommission nach erfolgreicher Arbeit die Heimreise an. Am 2. Mai 1884 war Robert Koch wieder in Berlin und wurde von der Bevölkerung als Wohltäter der Menschheit dankbar und herzlich begrüßt. Auch der Reichstag ehrte am 13. Mai 1884 die Mitglieder der Cholera-Kommission für ihre hervorragenden Leistungen. Rudolf Virchow war es vor allem, der seinem Kollegen Robert Koch Anerkennung und Hochachtung aussprach: „Meine Herren, daß das [die Entdeckung des Choleraerregers, W. G.] in so kurzer Zeit möglich war, ist eben nur zu verdanken der vorzüglich ausgebildeten Methode, welche bei uns ausgebildet worden ist, und ich muß in dieser Beziehung besonders sagen: wenn auch viele Vorarbeiter daran mitgearbeitet haben, die Materialien herbeizubringen, um endlich diese Methode so weit zu bringen, so ist es doch nur die ausdauernde, hingebende anhaltende Arbeit des Herrn Koch gewesen, die sie zur Vollendung gebracht hat, daß sie mit der Promptheit arbeitet, wie es hier geschehen ist."

Robert Koch hatte seinen großen Erfolgen im Dienste des Menschen eine neue Ruhmestat hinzugefügt. Vorausgesetzt, daß die staatlichen Institutionen die erforderliche Unterstützung geben würden, hatte er die Voraussetzung geschaffen, künftig einem drohenden Ausbruch der Cholera wirksam entgegenzuwirken.

Zufrieden war er jedoch mit seinem Forschungsergebnis noch nicht. Er setzte seine Arbeiten intensiv fort mit dem Ziel, ein wirksames Medikament gegen die Cholera zu entwickeln.

Die unzureichenden hygienischen Verhältnisse in den gefährdeten Ländern haben trotz ständigen Rückgangs der Krankheit die Cholera noch immer nicht der Vergangenheit angehören lassen. Noch heute, hundert Jahre nach der Entdeckung des Erregers und der Aufklärung ihrer Ätiologie, zählt sie zu den international verbreitetsten Krankheiten. Nach einer Verlautbarung der WHO wurden 1977 aus 34 Ländern 58 661 Fälle gemeldet. Große Erfolge weist die Therapie auf. So konnte die Mortalität bis unter 1 % gesenkt werden. Die Bereitstellung von einwandfreiem Trinkwasser und die kontrollierte Beseitigung der Ausscheidungen sind die wichtigsten Maßnahmen im Kampf gegen die Cholera.

Es blieb nicht aus, daß, ähnlich wie bei Kochs Tuberkuloseforschung, über die neuen wissenschaftlichen Erkenntnisse ein Meinungsstreit entbrannte, der allerdings wesentlich sachlicher und damit erkenntnisfördernder geführt wurde. Hauptkontrahent Robert Kochs war Max von Pettenkofer, der in den Auseinandersetzungen zwischen den Verfechtern der kontagionistischen und miasmatischen Theorien gewissermaßen eine Zwischenstellung eingenommen hatte. Pettenkofer lehnte keineswegs die Auffassung ab, daß ein Erreger die Krankheit hervorrufen könnte, räumte aber den örtlichen und zeitlichen Dispositionen eine wesentliche Bedeutung ein. Nach seiner Auffassung bestand ein enger Zusammenhang zwischen der Cholera und den Bodenverhältnissen. Steigendes Grundwasser sollte aus den in den Boden gelangenden menschlichen Exkrementen durch Fäulnis ein Choleragift erzeugen, das bei fallendem Grundwasser frei wird und an die Oberfläche dringt.

Bis zur Entdeckung des Krankheitserregers durch Robert Koch hatte Pettenkofer mit dieser Auffassung die internationale Meinung bestimmt. Nun sollte die Bodentheorie widerlegt worden sein? Zur Klärung der widersprüchlichen Auffassungen und Prüfung seiner Forschungsergebnisse wurde auf Vorschlag Robert Kochs im Juli 1884 in Berlin eine „Konferenz zur Erörterung der Cholerafrage" durchgeführt, bei der Rudolf Virchow den Vorsitz übernahm. Hier hatte·Robert Koch Gelegenheit, seine Erkenntnisse eingehend zu erläutern und mit mikroskopischen Präparaten zu belegen.

Die überwältigende Beweiskraft seiner Argumente und Demonstrationen verfehlten nicht ihre Wirkung auf die Anwesenden. Der kritische Virchow erklärte: „Wir waren einigermaßen durch die eingehenden und lichtvollen Berichte, die er während der Reise geschickt hatte, in der Lage, den Weg seiner Untersuchungen zu verfolgen, indes ich kann wenigstens von mir, und ich denke, das wird auch Ihnen so gegangen sein, sagen, daß die detaillierte und ausführliche Darlegung, wie wir sie heute gehört haben, ganz wesentlich gewesen ist, um uns ein Urteil bilden zu können. Ich erkläre ausdrücklich für mich, daß ich es von Anfang an für höchst wahrscheinlich gehalten habe, daß der Bazillus in der Tat das ens morbi sei, indes nach dem, was ich heute hörte, haben meine Vorstellungen doch ein ganzes Stück an Sicherheit mehr gewonnen." Es war allerdings ein Fehler, daß das Gesundheitsamt die Einladung Pettenkofers zu der ersten Cholerakonferenz „vergessen" hatte, so daß die Auseinandersetzung zwischen Koch und seinem Kontrahenten ausblieb.

Robert Koch sollte bald auch Gelegenheit finden, seine Erkenntnisse anzuwenden. Im Sommer 1884 wurde Frankreich von einer Choleraepidemie heimgesucht und er zu ihrer Bekämpfung entsandt. Bis zu seinem Eintreffen unternahm niemand den einzig richtigen Versuch, die Seuche durch Ermittlung des Infektionsherdes einzudämmen. Statt dessen sah man in der Desinfektion das Allheilmittel. Robert Koch stellte kritisch fest: „Gegen die Seuche geschieht nichts von dem, was nach dem heutigen Stande der Wissenschaft geschehen sollte, so gut wie nichts. Man glaubt sich im Gegenteil wieder um 50 Jahre in die früheren Cholerazeiten zurückversetzt, wenn man sieht, wie allabendlich Feuer auf den Straßen der Stadt angezündet werden, um die Luft zu reinigen, und wenn man erfährt, daß die Reisenden auf den Bahnhöfen in Marseille, Lyon und Paris durch Schwefelräucherungen desinfiziert werden." In praktischen Unterweisungen vermittelte er den Ärzten von Toulon und Marseille, den Hauptzentren der Epidemie, das erforderliche Wissen, um die Seuche einzudämmen und bekämpfen zu können.

Im Mai 1885 wurde im Gesundheitsamt Berlin eine zweite Cholerakonferenz durchgeführt, bei der auch Kochs Kontrahent Max von Pettenkofer anwesend war. Einleitend gab Robert Koch einen Überblick über die seit der Konferenz vom Vorjahr vorliegenden neuesten wissenschaftlichen Ergebnisse der Choleraforschung. Erstmals konnte er hier auch über einen gelungenen Tierversuch berichten, dem letzten Beweisstück seiner Choleraätiologie, das bisher noch in seiner Begründung gefehlt hatte, was gegnerischen Auffassungen Ansatzpunkte bot.

Robert Koch flößte einem Meerschweinchen mittels Schlundsonde 5 ml 5prozentige Sodalösung ein und alkalisierte damit den Magen mehrere Stunden. Dann verabfolgte er dem Tier mit Wasser vermengt eine Cholerakultur und stellte die Därme durch Opiumtinktur ruhig. Nach 24 bis 36 Stunden verendete das Tier an einem choleraähnlichen Krankheitsbild. Mit seinem Darminhalt gelang es, weitere Versuchstiere zu infizieren.

Die Diskussion während der Konferenz wurde weitgehend von der Auseinandersetzung Koch — Pettenkofer geprägt, wobei dieser noch immer auf seiner „Bodentheorie" beharrte: „Es tut mir leid, daß ich einer bakteriologischen Autorität, wie Robert Koch es ist, von meinem epidemiologischen Standpunkt aus noch immer entschieden widersprechen muß ... Die von Koch zuerst entdeckte und von vielen Sachverständigen nun auch bestätigte Konstanz des Befundes ist eine große Bereicherung unseres pathologischen Wissens über die Cholera, aber für sich allein doch nicht genügend, die ursächliche Bedeutung der Kochschen Kommabazillen für die Cholera zu beweisen ... Die Entscheidung über die Pathogenität von Bakterien kann nach Kochs eigenem Ausspruch mit Sicherheit nur durch das Tierexperiment geliefert werden, welcher Beweis aber bisher nicht in exakter Weise erbracht werden konnte. Auch die heute mitgeteilten Infektionsversuche vermögen keinen überzeugenden Eindruck zu machen." Damit aber hatte er sich völlig uneinsichtig in eine Außenseiterposition begeben. Die Teilnehmer der Konferenz, allen voran der Vorsitzende Rudolf Virchow, stimmten Kochs grandiosen Ergebnissen zu und führten die Aussprache über praktische Konsequenzen zur Bekämpfung der Cholera weiter. Hierzu unterbreitete Robert Koch umfangreiche, zum Teil bereits in der Praxis bewährte Maßnahmen, deren Berücksichtigung sowohl in der Vorbeugung als auch in der Therapie vielen Menschen Leben und Gesundheit bewahren sollte.

Die zweite Cholerakonferenz war ein großer Triumph für Robert Koch, und selbst Max von Pettenkofer, der auf seiner Meinung beharrte, obwohl er in keiner Weise Kochs klare überzeugende Beweise entkräften konnte, gab für seine Haltung folgende Erklärung ab: „Wenn wir in manchen Beziehungen auch andere Ansichten haben, so verfolgen wir doch dasselbe Ziel wie Sie. Man kommt nicht bloß immer dadurch zusammen, daß man miteinander geht, sondern auch oft dadurch, daß man gegeneinander geht; man muß sich förmlich, wie man sagt, zusammenraufen, und es sind daraus oft schon ganz gute Freunde entstanden. Ich bitte also meinen Ausführungen, die vielleicht manchmal in einer etwas scharfen Weise geschehen sind, keine persönlichen Motive beizumessen. Ich lebe jetzt so lange in diesen Choleraideen, ich bin wirklich damit alt geworden, daß mich gewisse Gedanken absolut beherrschen. Ich kann nicht anders denken und stütze mich immer auf meine gemachten Erfahrungen und auf Tatsachen. Ich bitte also, in dem Fall, daß ich irgend jemand und namentlich auch Herrn Geheimrat Koch etwas schärfer erwidert habe, es nur aus sachlichem Eifer zu erklären."

Ein brieflicher Bericht, den Pettenkofer am 17.5.1885 unmittelbar nach der Konferenz gab, klang allerdings doch anders und ließ den keineswegs überbrückten Gegensatz zwischen den beiden Schulen deutlich erkennen:

„In Berlin ist es mir besser gegangen, als ich vermutete. Ich wollte anfangs nicht hingehen. Koch hatte mir einen langen Brief geschrieben und sich entschuldigt, daß ich im vorigen Jahr nicht zur Konferenz geladen wurde. Aber einige Kollegen und auch die beiden Minister, von denen ich Urlaub gebraucht hätte, waren der Ansicht, es wäre ein großer Fehler, wenn ich nicht ginge, man würde mirs entweder als Hochmut oder als Feigheit auslegen, und so stieg ich wohlgemut in die Löwengrube hinab. In der 1^h Sitzung sprach Koch fast nur allein und wurde nur bakteriologisch gearbeitet. Nach dieser Sitzung äußerte Wolffhügel allerdings vertraulich gegen mich, er wäre an meiner Stelle nicht nach Berlin gegangen. Aber schon nach der zweiten Sitzung versicherte er mich beim Weggehen auf das Lebhafteste, was für ein Glück es sei, daß ich gekommen. Von Montag den 4. bis Freitag den 8. Mai täglich Sitzung — einmal 5$^1/_2$ Stunden lang. Ich blieb in der glücklichen Lage, keinerlei Konzession machen zu müssen, während mir Virchow und andere versicherten, sie erkennen den Einfluß der örtlichen und zeitlichen Dispositionen an, aber ich soll nicht exklusiv sein und nicht behaupten, daß es ohne diese nie zu Choleraepidemien oder zu Choleraausbrüchen, z.B. auf den Schiffen, kommen könne und daß der Kochsche Kommabazillus doch der Infektionserreger sein könne. Man hat mich fünf Tage lang ‚gekocht‘, aber ich bin nicht mürbe geworden.

Bekehrt habe ich allerdings auch niemanden, aber das erwartete ich auch nicht. Günther aus Dresden und Hirsch — beide Mitglieder der früheren Cholerakommission — standen ohnehin auf meiner Seite, Günther sehr entschieden.

Koch wollte zeigen, daß er jetzt auch Epidemiologe geworden

und in meinen Choleraschriften bewandert sei. Ich sah, daß er nunmehr gelesen oder habe lesen lassen, aber nur mit der Tendenz, ob man nicht hie und da etwas finden könne, um gegen mich aufzutreten. Er hat daraus eine lange Reihe von Angriffen gebildet und hat namentlich aus seinem langen Aufenthalte in Indien (resp. aus dem, was ihm von dort die zahlreichen Trinkwassertheoretiker mitgeteilt haben) Vorteil zu ziehen gestrebt, so daß ich mir förmlich wie ein epidemiologischer Don Juan vorkam, der seinen Leporello mit langem Register gefunden, – aber ich bemerkte ihm, daß seine Einwürfe großenteils auf Mißverständnisse von dem, was ich schrieb und denke, beruhen und daß er sich selbst hätte berichtigen können, wenn er meine Arbeiten nicht bloß mit einem feindlichen Auge angesehen hätte. Ich erklärte, um alle Einwürfe Kochs zu erledigen, dürften wir dafür allein noch wochenlang sitzen, und für manches hätte ich auch das nötige Material nicht sofort zur Hand: es sei aber gut und mir sogar sehr angenehm, daß Koch sich präzisiert habe, und ich verspreche gerne, auf alles eingehend an einem anderen Orte und zu gelegenerer Zeit zu erwidern. Nur als Beispiel, wie mangelhaft Koch mich gelesen hat, wähle ich das Grundwasser als Index für die Bewegung der Bodenfeuchtigkeit und der Typhoid- und Choleraepidemien und zeigte, warum die in Indien gemachten Grundwasserbeobachtungen dafür nicht brauchbar sind.

Doch Sie werden all das genau im stenographierten Berichte lesen, der in Aussicht steht, von dem mir übrigens bis zur Stunde ... noch kein Korrekturbogen zugekommen ist. Am Ende finden die Herren es geraten, sich mit den kurzen Notizen, welche Fränkel für die Berliner Tagespresse gegeben, zu begnügen, die nicht kalt und nicht warm sind und aus denen sich nichts entnehmen läßt. Wenn er doch erscheint, werde ich in unserem Archiv die Einwürfe Kochs verarbeiten.

Virchow hat übrigens mit großer Unparteilichkeit den Vorsitz geführt und gezeigt, wie viel er doch höher steht als der bakteriologische Virtuose Koch, der nun mit einem Schlag auch Hygieniker und Epidemiologe geworden ist. Virchows schwört allerdings auch noch auf das Komma als Infektionserreger, hat aber der vernichtenden Kritik Flügges über Emmerichs Befund in Neapel durchaus nicht beigestimmt, sondern bemerkt, daß man die nächsten Choleraausbrüche in Deutschland oder anderwärts in Europa dazu benützen müsse, um zu sehen, ob die Überimpfung der E. Bakterien aus den Organen auf Nährgelatine ebenso regelmäßig gelinge, wie sie in Neapel gelungen sei. V. hält die Komplikation der Cholera mit anderen pathogenen Mikroorganismen für möglich, die vielleicht verursachen, daß bei einer Choleraepidemie einmal mit großer Konstanz sich bei den Sektionen Erscheinungen zeigen, die bei einer anderen dann wieder fehlen, bei der dann wieder andere nebensächliche Erscheinungen auftreten ..."

Noch immer hatten sich die neuen Erkenntnisse international nicht durchsetzen können. Auf der 6. Internationalen Gesundheitskonferenz Ende Mai 1885 in Rom vermied man jede Diskussion der Kochschen Entdeckung, die in dem umfangreichen Konferenzbericht nicht einmal Erwähnung findet und beharrte auf der Position der „Antikontagionisten". Ein im gleichen Jahr mit dem Vorwort Pettenkofers versehenes Buch des Leiters des indischen Sanitätswesens lehnte Kochs Forschungsergebnisse strikt ab.

Unbeirrt setzte Robert Koch seinen Kampf zur Durchsetzung des Neuen fort. Aus seiner Sicht äußerte er sich am 14. November 1885 zu der zweiten Cholerakonferenz: „Auch ich bedaure sehr, daß zwischen Pettenkofer und mir keine Verständigung über die Cholerafrage zu ermöglichen war, doch fühle ich mich daran schuldlos: denn von meiner Seite ist alles geschehen, um Pettenkofer ein Eingehen auf die doch nicht mehr von der Hand zu weisenden Tatsachen zu erleichtern. Aber er stellte sich auf einen so abweisenden Standpunkt, daß mir nichts anderes übrig blieb, als mich energisch zu verteidigen. Leider ist Pettenkofer auf meine kritischen Bemerkungen in der Diskussion so gut wie gar nicht eingegangen. Anstatt meine Einwände zu widerlegen, las er Abhandlungen vor, welche schon Monate vorher abgefaßt waren, immer die alten, schon längst abgetanen Geschichten enthielten und zu unserer Diskussion wie die Faust aufs Auge paßten. Deswegen sind wir bei der Konferenz auch nicht um einen Schritt näher gekommen. Aber ich überlasse die Sache jetzt ruhig der Zeit. Die Cholerabazillen sind trotz Emmerich nicht mehr aus der Welt zu schaffen und werden ihre Position ebenso behaupten, wie es die Tuberkelbazillen ähnlichen Angriffen gegenüber getan haben. Also hoffen wir im Interesse der Wissenschaft das Beste."

Es war Pettenkofers Fehler, daß er in den Auseinandersetzungen den prädisponierenden Faktoren mehr und mehr das Übergewicht einräumte. Zu dieser Haltung provozierte ihn zweifellos die kontagionistische Auffassung einer linearen Beziehung von Erreger und Krankheit, die den Sachverhalt vereinfachte.

Wie sehr Pettenkofer von der Richtigkeit seiner eigenen Auffassung überzeugt war, zeigt sein heroischer Selbstversuch, den er im Oktober 1892 mit seinem Schüler Rudolf Emmerich (1852–1914) durchführte. Um zu beweisen, daß die Cholerabazillen für sich allein nicht die Cholerainfektion verursachen könnten, tranken sie, nach vorheriger Alkalisierung des Magensaftes, eine von Gaffky übersandte Cholerakultur. Koch hatte offenbar den Verwendungszweck geahnt und deshalb sicherheitshalber nur eine schwach virulente Kultur zur Verfügung gestellt. Trotzdem erlitt Pettenkofer einen heftigen Durchfall und Emmerich hätte es fast das Leben gekostet. Nutzen hatte diese Selbstinfektion keinen, da sie ohnehin nicht als Gegenbeweis gelten konnte. Robert Koch hatte eindeutig erklärt: Cholera wird nicht ohne Bakterieninfektion hervorgerufen. Aber nicht jeder, der Cholerabakterien im Darm hat, muß schwer an Cholera erkranken.

Die von Robert Koch erarbeitete Konzeption zur Bekämpfung der Cholera bestand erneut ihre Bewährungsprobe im Winter 1892/93, als Deutschland von einer Epidemie heimgesucht wurde. Innerhalb weniger Wochen wurden nahezu neuntausend Einwohner Hamburgs ihr Opfer. Die Seuche verbreitete sich in den Flußgebieten von Rhein, Elbe, Oder, Spree, Weichsel und Memel bis zu Beginn des Jahres 1894. Hier bestätigten sich erneut Kochs Beobachtungen eines engen Zusammenhangs zwischen Trinkwasser und Epidemie. Eine von ihm veranlaßte zielstrebige Untersuchung der möglichen Entstehungsherde ergab, daß in Hamburg unfiltriertes Elbwasser als Trinkwasser Verwendung fand. Die Hamburger hatten, wie ein zeitgenössischer Kommentar zu diesem Vorfall zeigt, „den vollen Genuß ihres eigenen Unrats".

Auf ähnliche Ursachen konnten die Erkrankungsfälle auch in den anderen Gebieten zurückgeführt werden. Robert Koch forderte deshalb eindringlich vom Staat wirksame hygienische und prophylaktische Maßnahmen und gab Anleitung zum Aufbau dafür geeigneter Einrichtungen und Überwachungsmaßnahmen. Während der 19. Versammlung der „Deutschen Gesellschaft für öffentliche Gesundheitspflege" in Magdeburg im September 1894 begründete er seine Forderungen, die der Choleraätiologie und -prophylaxe eine feste wissenschaftliche Grundlage gaben.

Auf den Forschungsergebnissen Robert Kochs aufbauend, bemühte sich der Spanier Jaime Ferrán y Clua (1852–1929) um die Entwicklung eines Choleraimpfstoffes. In Ermangelung exakter bakteriologischer Arbeitsmöglichkeiten erlitt er dabei jedoch nach den Anfangserfolgen Rückschläge, mit denen die weitere Choleraforschung belastet wurde. Der von der zaristischen Geheimpolizei verfolgte und in die Emigration getriebene russische Bakteriologe Waldemar Mordecai Wolff Haffkine (1860–1930) führte als Mitarbeiter von Roux am Pariser Pasteur-Institut die Arbeit an einem Anticholeravakzin weiter. Kochs Schüler Wilhelm Kolle gelang es, die Haffkinsche Methode zu verbessern, indem er die lebenden Choleravibrionen durch abgetötete Kulturen ersetzte. Er begründete damit die Choleraschutzimpfung.

Es wurde häufig darüber gerätselt, wie es möglich war, daß Robert Koch in wenigen Jahren so Bedeutendes leisten konnte, daß er, unterstützt von einem nur sehr kleinen Mitarbeiterkollektiv, Ergebnisse erzielte, um die sich seit vielen Jahren auch in anderen Staaten zahlreiche Forscher in intensiver Arbeit bemühten.

Das „Geheimnis" liegt in einer unermüdlichen zielbewußten, harten, planmäßigen Arbeit, die – und das scheint das Entscheidende zu sein – vorbereitet war durch eine exakte Methodologie und Technologie der Forschung, in der er die neuesten Erkenntnisse von Wissenschaft und Technik einbezog. In seiner Wirkungszeit am Gesundheitsamt war Robert Koch nur selten im „Amt" anzutreffen. Er war kein Wissenschaftler, der sich vor allem im Labor abkapselte oder nur am Schreibtisch arbeitete. Sein Hauptbetätigungsfeld war die Praxis. Das Erkennen und Beschreiben der Erreger war für Robert Koch nur ein erster Schritt zur Lösung seines Anliegens, die Menschen von der Seuche zu befreien und zu beschützen.

Nach dem Ausscheiden des Institutsdirektors Heinrich Struck wurde Robert Koch amtierend die Leitung übertragen, eine Aufgabe, die ihm wenig lag.

Neben seinen Tuberkulose- und Choleraforschungen war Robert Koch Initiator und Anreger einer Vielzahl wissenschaftlicher Arbeiten, die von seinen Mitarbeitern am Institut durchgeführt wurden. Die jährlichen Rechenschaftsberichte legen Zeugnis davon ab, zu welchen hohen quantitativen und qualitativen Leistungen auch ein kleines Kollektiv befähigt ist, wenn eine hervorragende Leiterpersönlichkeit die Arbeiten anregt, mit Sachkenntnis verfolgt und durch helfende Hinweise bereichert.

Unter den vielen Ehrungen, die Robert Koch für seine Erfolge in diesen Jahren zuteil wurden, wertete er die ihm im August 1884 angetragene Berufung auf den Lehrstuhl für pathologische Anatomie der Leipziger Universität besonders hoch. Im Interesse der Weiterführung seiner Forschungen lehnte er dieses Angebot ab, obwohl damit eine wesentliche Verbesserung seines Einkommens verbunden gewesen wäre.

Eine große Erleichterung war es für ihn, als mit Beginn des Jahres 1885 Dr. Köhler zum neuen Direktor des Instituts ernannt und er damit von den Verwaltungsaufgaben befreit wurde. Doch er weilte nur noch wenige Monate an seiner Wirkungsstätte. Auch in Preußen-Deutschland mußte der fortschreitenden gesellschaftlichen und wissenschaftlichen Entwicklung Rechnung getragen und an der Berliner Universität ein Lehrstuhl für Hygiene errichtet werden, auf den Robert Koch berufen wurde.

Tätigkeit als Hochschullehrer
Berufung zum Direktor des Instituts für Infektionskrankheiten

Die Hygiene setzt sich als Wissenschaft durch

Die Berufung Robert Kochs zum ordentlichen Professor für Hygiene war keineswegs problemlos verlaufen. Auch hier mußte sich das Neue gegenüber dem Alten, Konservativen, in hartem Kampf durchsetzen.

Nachdem bereits in England und Frankreich Hygiene und öffentliche Gesundheitspflege in Praxis und Lehre entsprechend der fortgeschrittenen gesellschaftlichen Entwicklung die notwendige Beachtung gefunden hatten, konnte man sich auch in Deutschland nicht mehr länger den durch den Industrialisierungsprozeß bedingten Anforderungen sowie den neuen naturwissenschaftlich-experimentellen und praxisorientierten Erkenntnissen entziehen.

Das große Verdienst, hier eine grundlegende Wende herbeigeführt zu haben und damit zum Begründer der modernen Hygiene geworden zu sein, gebührt Max von Pettenkofer. Er beschäftigte sich bereits seit 1858 mit hygienischen Arbeiten, in die er physikalisch-chemische Experimente einführte. Seine 1862 vorgelegte Denkschrift über die Unhaltbarkeit der herkömmlichen, steril gewordenen Medizinalpolizei als medizinisches Lehrfach hatte zur Folge, daß an der Münchener Universität 1865 der erste Lehrstuhl für Hygiene in Deutschland eingerichtet wurde. Diesem ersten großen Erfolg folgte 1879 dank Pettenkofers Beharrlichkeit ein weiterer, der Aufbau eines Hygiene-Instituts. Damit war die Hygiene als selbständige medizinische Disziplin etabliert. Doch der Streit über das Für und Wider ging weiter und wurde bis in das preußische Abgeordnetenhaus getragen. Im Gegensatz zu dem Arzt Eduard Graf (1829–1895), der in der Debatte vom 1. Februar 1864 um den Etat für das geplante Göttinger Hygiene-Institut nachdrücklich dafür eintrat, die praktischen Ärzte durch hygienische Vorbildung für die Aufgaben der öffentlichen Gesundheitsfürsorge auszurüsten, erklärte Rudolf Virchow: „Meine Herren, wir in den Fakultäten denken ein klein wenig anders über Hygiene als die Herren draußen. Nach unserer Meinung sind sowohl die Hygiene als die gerichtliche Medizin angewendete Wissenschaften, welche weder selbständige Methoden noch selbständige Objekte in der Untersuchung haben." Anstatt neue Institute für nur angewandte Disziplinen zu errichten, sei es dienlicher, die Einrichtungen, „welche wirklich wissenschaftlichen Disziplinen dienten", zu erweitern.

Die von München ausgehende Institutionalisierung des neuen Fachgebiets fand zuerst in Sachsen Resonanz. 1878 wurde in Leipzig der Pettenkofer-Schüler Franz Adolf Hofmann (1843–1922) auf den neugegründeten Lehrstuhl berufen.

In Preußen, wo man mit der Gründung des Kaiserlichen Gesundheitsamtes (1876), dessen Hygiene-Labor der Pettenkofer-Schüler Gustav Wolffhügel leitete, bereits über eine Forschungseinrichtung auf dem Gebiet der experimentellen Hygiene verfügte, verlief die Entwicklung akademischer Lehrämter für Hygiene relativ schleppend, obwohl sich sowohl der Kultusminister von Goßler (1838–1902) als auch sein Ministerialdirektor und Leiter der Hochschulabteilung Friedrich Althoff (1839–1902) in dieser Angelegenheit sehr aufgeschlossen zeigten. Der Hauptwiderstand kam offensichtlich, wie auch die Auseinandersetzungen im preußischen Abgeordnetenhaus gezeigt hatten, von den medizinischen Fakultäten selbst, die zwar nicht hygienefeindlich waren, aber eine Zersplitterung der Kräfte befürchteten.

Der 1883 in Göttingen eröffnete erste preußische Lehrstuhl war keine Neugründung, sondern eine Umwandlung des ehemaligen Ordinariats für medizinische Chemie Friedrich Wöhlers in ein Extraordinariat für Hygiene, das von Carl Flügge (1847–1923), dem Schüler Franz Adolf Hofmanns, bekleidet wurde.

Zweifellos haben die Erfolge der Bakteriologie stimulierend auf die Errichtung von Lehrstühlen für Hygiene gewirkt. Wie die Neugründungen in Bayern und Sachsen, aber auch Einzelinitiativen von Privatdozenten bzw. Lehrbeauftragten in Rostock, Halle und Heidelberg während der vorbakteriellen Ära beweisen, waren sie jedoch keineswegs ihre Ursache. Vielmehr waren Bakteriologie und Institutionalisierung der Hygiene gleichermaßen Ergebnis eines Prozesses, der sich infolge der gesellschaftlichen und wissenschaftlichen Entwicklung Bahn brach.

Auf der Versammlung des deutschen Vereins für öffentliche Gesundheitspflege in Hannover 1884 begründete Carl Flügge die Notwendigkeit hygienischer Fachinstitute: „Wenn anerkannt wird, daß die wahre Förderung der hygienischen Forschung in der Anwendung der experimentellen Methode beruht, dann sind auch besondere hygienische Institute unerläßlich. Denn das ist ganz undenkbar, daß etwa die ganze experimentelle Forschung in anderen medizinischen Fachinstituten stattfindet. Dazu erfordert die hygienische Forschung einen viel zu eigenartigen und viel zu komplizierten Apparat." Zu den „eigenartigen" Aufgaben zählten Flügge und die anderen Vertreter der jungen Fachdisziplin die besondere Berücksichtigung kommunalhygienischer Probleme.

Professor der Hygiene

Die Gründung des Berliner Lehrstuhls für Hygiene steht im engen Zusammenhang mit der vom 12. Mai 1882 bis zum 15. Oktober 1883 veranstalteten Berliner „Allgemeinen Deutschen Ausstellung auf dem Gebiet der Hygiene und des Rettungswesens". Nach Abschluß dieser erfolgreichen Exposition wurde der Gedanke erwogen, die wichtigsten Exponate für ein zu gründendes Hygiene-Museum zu erwerben. Eine im Auftrage des Kultusministers von Goßler mit dieser Angelegenheit befaßte Kommission unterbreitete den weitergehenden Vorschlag, die Sammlungen mit einem Hygiene-Institut „nach der Art von Pettenkofer in München" zu vereinigen.

Auch die Mehrheit der medizinischen Fakultät sprach sich nach heftigen Debatten für diesen Plan aus. Weder im Bereich des Ministeriums noch in der Universität wurde zu diesem Zeitpunkt die Personalfrage offiziell erörtert. Die Tagespresse machte sich hingegen zum Sprecher der Öffentlichkeit, indem sie dringend riet, in dieses Amt den populär gewordenen Robert Koch zu berufen, ja teilweise bereits voreilig dessen angebliche Berufung meldete. Erst das Angebot der Leipziger Universität, Koch den nach dem Tode Cohnheims vakant gewordenen Lehrstuhl für pathologische Anatomie anzubieten, brachte Berlin in unerwarteten Zugzwang. Dank der intensiven Einwirkung des Chirurgen Ernst von Bergmann, der sich entgegen dem Votum Virchows besonders nachdrücklich für die Gründung des Hygiene-Instituts eingesetzt hatte, wurde die noch immer offengehaltene Entscheidung zugunsten Kochs getroffen. Bergmann unterrichtete den im Urlaub befindlichen Kultusminister am 8. September 1884 von dem Sachverhalt: „Koch nach Leipzig berufen, hat vom Reichskanzler Erlaubnis zu gehen. Ich möchte Ihrem Ministerium den Ruhm verschaffen, diesen außergewöhnlichen Geist Berlin zu erhalten. Meiner Ansicht hängt Ruf und Zukunft der Fakultät davon jetzt ab. Koch hat mir gesagt, er bleibe, wenn ihm eine sichere Zusage für die Hygiene während des Wintersemesters gemacht werde. Die Sache drängt, da in 8 Tagen sächsischem Ministerium Antwort zugesagt." Bereits einen Tag später gab Goßler Anweisung, alles zu tun, um Koch zu halten. Robert Koch zog daraufhin Berlin vor und reichte am 14. September 1884 eine Bewerbung um die „akademische Lehrtätigkeit" ein, und im Mai 1885 erfolgte die offizielle Berufung zum ordentlichen Professor.

Nach der Berufung Kochs konnte das Gesundheitsamt nicht auf sein Wissen und seine Erfahrungen verzichten, wollte es nicht Gefahr laufen, an wissenschaftlichem Ansehen zu verlieren. Eine weitere Bindung Kochs an das Amt nur als außerordentliches Mitglied hätte der Notwendigkeit einer aktiven engen Mitarbeit nicht entsprochen. Eine Teilbeschäftigung oder Auftragsarbeit aber hätte bezahlt werden müssen. Mit dem „Problem" einer möglichst kostensparenden Weiterbeschäftigung Kochs befaßten sich eingehend der Preußische Staatssekretär und der Kultusminister. In einem ausführlichen Schreiben vom 27. 3. 1885, das zunächst die unabdingbare Notwendigkeit der Weiterarbeit Kochs im Gesundheitsamt begründete, wurde folgende salomonische „Lösung" vorgeschlagen: „Eine Ernennung des Dr. Koch zum außerordentlichen Mitglied des Kaiserlichen Gesundheitsamtes würde ... dem Bedürfnisse nicht voll entsprechen, da so nahe Beziehungen zwischen dem Kaiserlichen Gesundheits-Amt und seinen außerordentlichen Mitgliedern nicht bestehen, wie ich solche zwischen diesem Amte und Dr. Koch zu wünschen habe. Eure Exzellenz darf ich deshalb ergebenst ersuchen, sich gefälligst damit einverstanden erklären zu wollen, daß Dr. Koch künftig im Nebenamt ordentliches

Mitglied des Kaiserlichen Gesundheits-Amts bleibe. Er würde in dieser Stellung kein festes Gehalt beziehen, sondern eine Vergütung, deren Bemessung je nach Umfange der Arbeiten ich mir für den Schluß eines jeden Jahres vorbehalten müßte."

In der Berufung Kochs durch den Reichskanzler vom 13. Mai 1885 wurde im Namen „Seiner Majestät" erneut größter Wert auf die Kostenfrage gelegt. Hier hieß es: „Nachdem seine Majestät der Kaiser und König mittels Allerhöchsten Erlasses vom 8. v. M. geruht haben, Eure Hochwohlgeboren zum Geheimen Medizinalrat und ordentlichen Professor der medizinischen Fakultät der hiesigen Friedrich-Wilhelms-Universität zu ernennen, hat Ihre Stellung beim Kaiserlichen Gesundheitsamt eine Änderung darin erfahren, daß Sie dieser Behörde zwar auch fernerhin noch als ordentliches Mitglied angehören, jedoch im nichtbesoldeten Nebenamt ... Ihnen für Ihre Arbeiten in dieser Stellung Renumeration zu gewähren, behalte ich mir für den Schluß eines jeden Etatsjahres vor.

Der Reichskanzler."

Am 1. Juli 1885 nahm das neueröffnete Institut seine Arbeit auf. Die Räume, die Robert Koch dafür in der Klosterstraße zugewiesen erhielt, entsprachen keineswegs den Anforderungen. Die Unterschätzung des Instituts kam auch darin zum Ausdruck, daß es von der medizinischen Fakultät weit entfernt lag. Den Studenten wurde damit der Besuch der Unterrichtsveranstaltungen erschwert.

Ab Wintersemester 1885 hielt Robert Koch wöchentlich drei Hygienevorlesungen sowie praktische Laborkurse und Unterweisungen in den bakteriologischen Untersuchungsmethoden. Seine Antrittsvorlesung am 3. November 1885 widmete er einem historischen Abriß der Hygiene.

Als Bakteriologe hatte er sich bisher nur im Rahmen seiner speziellen Forschungen mit Fragen der praktischen Hygiene beschäftigt. Doch zeigte er sich ihren Belangen sehr aufgeschlossen und war bestrebt, während eines mehrwöchigen Aufenthalts bei seinem Freund Carl Flügge in Göttingen die Arbeit des Hygienikers kennenzulernen. Auch bei der Ausarbeitung der Hygienevorlesungen gab ihm Flügge bereitwillig Unterstützung.

Die bis Ende der 80er Jahre von progressiven Kräften durchgesetzte Errichtung von Hygiene-Lehrstühlen an sechs deutschen Universitäten schuf zunächst nur die personelle Ausgangsposition. Mit welchen Schwierigkeiten sich das Neue im Kampf gegen das Alte durchsetzen mußte, schildert sehr anschaulich der auf Empfehlung Robert Kochs nach Jena berufene August Gärtner (1848–1934).

„Professor der Hygiene war ich nun, aber wie! Ein hygienisches Institut gab es nicht. Meine Vorlesungen halten durfte ich in dem Hörsaal der inneren Klinik von Professor Roßbach. In dem Saal stand, stolz an die Rückwand gelehnt, ein kleiner Küchenschrank, auf den die Studenten mit Kreide geschrieben hatten: Hygienisches Institut. Er enthielt einige statistische Tafeln, ein Modellchen einer Schornsteinhaube, ein Badethermometer und sonst einige Kleinigkeiten. – Arbeiten durfte ich in dem Laboratorium des Privatassistenten Professor Roßbachs. Dort waren wir zu dritt: In der Ecke der Tür saß in seinem Käfig ein Kaninchen mit Tollwut geimpft, welches Pasteur vor kurzem dem Roßbach geschenkt hatte, 2. in der Mitte des schmalen, einfenstrigen Zimmers saß ich an einem dort hingestellten einfachen Tisch mit einer Schublade, 3. am Fenster vor einem Laboratoriumstisch der Assistent. – Zuerst starb das Kaninchen, wenige Wochen später der Assistent, angeblich an Diabetes. So rückte ich vor auf den Fensterplatz. Ein Mikroskop besaß ich selbst. Kulturen hatte ich mir vom Gesundheitsamt mitgebracht. So konnte ich wenigstens arbeiten; irgendeine Beihilfe hatte ich nicht, mußte mir also die Nährböden usw. selbst bereiten, die gebrauchten Instrumente und Glassachen sterilisieren usw. Bei der Universitätsbibliothek erkundigte ich mich, ob hygienische Bücher vorhanden seien. Antwort: Jawohl, ich werde sie Ihnen sofort bringen. Zwei Minuten später stellte mir der Diener zwei Bücher auf den Tisch, eines betitelt: Das Wohnhaus und das andere: Der Häuserbau. Ich fragte: Ist das alles? Antwort: Jawohl. Ich antwortete dem Mann: Danke sehr, heben Sie die Bücher gut auf. – Der Jahresetat für das hygienische Institut war mit 250 M – zweihundertfünfzig Mark – festgesetzt. Ich war also gezwungen, das, was ich an Büchern und Zeitschriften gebrauchte, selbst zu erstehen in usum proprium. ... Auf Anforderungen, mir Geld zu gewähren, erhielt ich keine Antwort. Ich schickte daher der Universitätsverwaltung ein Bündel unbezahlter Rechnungen und versprach in kürzester Zeit noch mehr zu senden; wieder erfolgte Schweigen. Dann aber legte sich die Fakultät ordentlich ins Zeug, und der Etat wurde auf 1 000 M erhöht."

Trotz aller Schwierigkeiten erfreute sich das von Robert Koch geleitete Institut nicht nur eines regen Zuspruchs der Studenten, es wurde bald mehr und mehr zum Mekka der an der Hygiene interessierten Mediziner aus aller Welt.

Zur Förderung eines regen wissenschaftlichen Gedankenaustauschs und Meinungsstreits gründete Koch 1885 gemeinsam mit Flügge die „Zeitschrift für Hygiene und Infektionskrankheiten".

In dem Geleitwort zum ersten Heft charakterisieren die Herausgeber das wissenschaftliche Anliegen dieses bedeutenden Publikationsorgans: „Die hygienische Lehre und Forschung hat innerhalb des letzten Jahrzehnts eine bedeutungsvolle Umwandlung dadurch erfahren, daß neben der empirischen Beobachtung, welche bis dahin fast ihre ausschließliche Basis bildete, mehr und mehr die Methode der naturwissenschaftlichen Beobachtung und des Experiments zur Lösung der mannigfaltigen und schwierigen hygienischen Aufgaben herangezogen wurde. Durch die Begründung eigener Institute ist es seit kurzem möglich geworden, in der neuen Richtung energisch und erfolgreich vorzugehen, und es ist vorauszusehen, daß fortan in rasch steigender Zahl experimentelle Untersuchungen hygienischer Fragen unternommen werden." Zu der Streitfrage der Beziehung von Bakteriologie und Hygiene wird ausgeführt: „Unter den einer experimentellen Behandlung zugänglichen Kapiteln der Hygiene ist gegenwärtig die Bakteriologie in den Vordergrund des Interesses gedrängt, und da dieses Gebiet gleichzeitig ein neubebautes und ungemein ertragfähiges Terrain darstellt, so ist es wohl selbstverständlich, daß in den nächsten Jahren auch in der Zeitschrift für Hygiene größtenteils Arbeiten bakteriologischen Inhalts erscheinen werden. Von vornherein möchten wir aber der irrtümlichen Anschauung entgegentreten, daß die Zeitschrift einen spezifisch bakteriologischen Charakter tragen solle, so wenig wie die Hygiene in der Bakteriologie aufzugehen bestimmt ist, ebensowenig wird die Zeitschrift für Hygiene einen einseitigen Standpunkt vertreten. Sie hat vielmehr den Arbeiten aus allen Teilen der Experimentalhygiene, aus der hygienischen Statistik und aus der öffentlichen Gesundheitspflege in gleicher Weise Raum zu gewähren. Ihr Ziel ist die Förderung exakter wissenschaftlicher Arbeiten auf dem ganzen Gebiet der Hygiene."

Bereits hier zeigt sich deutlich, daß Robert Koch keineswegs ein Primat der Bakteriologie über die Hygiene anstrebte. Daß seine großartigen Erfolge in der bakteriologischen Forschung einer solchen Tendenz Vorschub leisteten, lag nicht in seiner Absicht. In seinem Institut wurden bakteriologische und hygienische Forschungen betrieben, seine Lehre richtete Robert Koch auf praxisrelevante Fragen vor allem der Kommunalhygiene aus.

Die Vorlesungstätigkeit beanspruchte Robert Koch außerordentlich, wie ein Brief an Carl Flügge zeigt: „Die Vorbereitungen zur Vorlesung haben mir noch immer unendlich viel Zeit gekostet, und so wird es auch fortgehen, bis ich das Pensum einmal durchgearbeitet habe, d. h. bis Ende nächsten Semesters."

Den Vorlesungen waren die großen Anstrengungen ihrer Vorbereitung nicht anzumerken. Nach Aussage seiner Schüler waren sie anschaulich und lebendig — vor allem aber praxisbezogen, eine Eigenschaft, die in dem damaligen akademischen Lehrbetrieb noch eine Seltenheit war. Um die Aufgaben der Hygiene zu verdeutlichen, besuchte Robert Koch mit seinen Studenten und Assistenten häufig kommunale Einrichtungen, wie Wasserwerke, Kanalisationsanlagen, oder er untersuchte in Fabriken die hygienischen Bedingungen. Er wollte seinen Schülern nicht nur theoretische Grundlagen vermitteln, sondern sie durch Einblicke in die Anforderungen der Praxis auf ihre spätere berufliche Tätigkeit vorbereiten.

Die ungewohnte Lehrtätigkeit sowie intensive Forschungsarbeiten beeinträchtigten die Gesundheit Robert Kochs. Hinzu kam ein unaufhaltsames Auseinanderleben der Ehepartner, was auch die kurz bemessene Freizeit zusätzlich belastete.

Robert Koch wußte als Arzt um seinen eigenen Zustand und war bestrebt, zur Wiederherstellung seiner körperlichen und geistigen Leistungsfähigkeit alljährlich einen längeren Erholungsurlaub zu verleben. Als begeisterten Hochtouristen zog es ihn vor allem in die Schweiz, wo er in ausgedehnten Ausflügen die Schönheit der Alpenwelt genoß, leider aber häufig allein oder in Begleitung eines Fachkollegen. Die Ehekrise war inzwischen so unüberbrückbar geworden, daß an eine gemeinsame Ferien-

134

reise des Ehepaars nicht mehr zu denken war. Im Interesse des Kindes hatte Robert Koch die Ehe bisher formal aufrechterhalten. Nun aber war die Tochter erwachsen und hatte sich im Herbst 1887 mit dem Arzt Dr. Pfuhl verlobt. Für Robert Koch war das abzusehende Scheiden des Kindes aus dem Elternhaus ein schwerer Schlag, war er sich doch damit zugleich bewußt, daß für ihn nun seine wegen des Kindes erhaltene Ehe ihren Sinn verlor. In einer Mitteilung über ihre Verlobung informierte er Flügge über seine enge Beziehung zur Tochter: „Meine Empfindungen bei diesem Ereignis sind, wie Sie sich wohl denken können, nicht bloß freudiger Art. Vorläufig werden wir allerdings von unserem Kinde noch nicht vollständig getrennt sein, und das ist ein gewisser Trost; aber in wenigen Jahren wird das junge Paar doch Berlin verlassen müssen, und dann ist das schöne Zusammenleben vorbei. Das ist nun einmal das Los der Eltern, im Alter vereinsamt dazustehen und einen Ersatz darin zu finden, daß sie die Kinder glücklich wissen."

Nach seiner Rückkehr von den Erholungsreisen stürzte er sich jeweils mit Feuereifer in die Arbeit — vor allem in seine Lieblingsbeschäftigung, das Experimentieren. Robert Koch war und blieb ein Mann der Praxis. Die Lehrtätigkeit bereitete ihm große Mühe. Publizistisch wirkte er im wesentlichen dann, wenn er neue experimentelle Forschungsergebnisse zu veröffentlichen oder diese im wissenschaftlichen Meinungsstreit zu verteidigen hatte.

In dem Werk Robert Kochs lassen sich wenig Hinweise finden, die neben dem Praxisbezug seiner Arbeiten auch eine weltanschauliche Beziehung erkennen lassen. Der dialektische Gedanke, der seit Mitte des 18. Jahrhunderts als Ausdruck des bürgerlichen Selbstbewußtseins eine neue Etappe der Naturforschung angebahnt hatte und dem Gesamtzusammenhang der Natur in der Forschung Rechnung trug, wurde von ihm in der Arbeit weitgehend spontan praktiziert, ohne daß er daraus theoretische Konsequenzen ableitete. Haltlose idealistische naturphilosophische Spekulationen, an denen es zu seiner Zeit nicht mangelte, ließen ihn unberührt. In seiner intensiven experimentellen Arbeit bildet die Praxis das eindeutig unleugbare Kriterium der Wahrheit. Er praktizierte die Maxime seines großen Vorbildes, des Begründers der experimentellen Physiologie, Albrecht von Haller (1708—1777): „Von dem aber, was sich nicht mit dem Messer oder dem Mikroskop entdecken läßt, wage ich nicht gern Mutmaßungen und enthalte mich dasjenige zu lehren, was ich selbst nicht weiß."

Werfen wir einen Blick auf die von der herrschenden Klasse zur Desorientierung und Ablenkung geförderte Modephilosophie, so wird nur allzu deutlich, woraus bei dem nüchternen, sachlichen Forscher eine Abneigung gegen das „Philosophieren" resultierte, da er geneigt war, diese Modeerscheinungen als für philosophisches Denken typisch anzusehen.

Unter Verwendung der Phrasen vom „Land der Dichter und Denker" und vom „Adel des Geistes" wurde einem Gegensatz von Philosophie und Naturwissenschaft das Wort geredet. Ja, man war bestrebt, in den realen Naturgegebenheiten etwas Minderwertiges zu erblicken, das es durch den Höhenflug der „Geisteswissenschaften" zu überwinden galt, die sich über die engen Grenzen der Naturwissenschaften erhöben.

Vorausgegangen war dieser Kampfansage gegen den Materialismus eine Reaktivierung des Religiösen, Irrationalen. Man zielte sehr bewußt in Richtung auf das „Gefühlsmäßig-Innerliche", in dem man etwas vermeintlich „Übergesellschaftliches" weiszumachen bestrebt war. Die Skala war sehr breit, sie reichte vom skurrilen Altweiberglauben, der sich auf Gesundbeterei und magnetisch-telepathische Fernwirkungen stützte, über allerlei Empfehlungen einer „natürlichen Lebensweise" zur Stärkung der Seelenkräfte bis hin zum pantheistischen Naturglauben, der dem Materialismus „neues Leben" einhauchen sollte. Was vermochte auch von der gesellschaftlichen Misere besser abzulenken als romantische Naturschwärmerei oder der Weg zum „Reich der Seele" mit seinen vielfältigen Verästelungen ins Religiöse, Mystische, Irrationale? Die klassenbewußte Arbeiterbewegung und, wie das Beispiel Robert Kochs zeigt, auch die einem humanistischen Ziel ergebenen Wissenschaftler ließen sich nicht von ihrem Weg abbringen.

Leider mangelte es zu dieser Zeit noch an dialektisch-materialistischen Orientierungen. Mag auch die von dem damals einflußreichen Privatdozenten der Berliner Universität, Eugen Dühring (1833–1921), gegebene Charakterisierung der Naturphilosophie zu einseitig gewesen sein, wenn er schrieb, sie „sank so tief, daß sie zur wüsten, auf Unwissenheit beruhenden Afterpoesie wurde" und daß die Naturforscher ihrerseits wenig

„Lust zum Ausflug in das Reich der weltumspannenden Ideen" verspürten, so gab sie doch eine im wesentlichen zutreffende Zustandsschilderung, wobei allerdings die von Dühring abgeleiteten Schlußfolgerungen gleichermaßen, vor allem in ihrer politischen Orientierung, in die Irre führten. Deshalb sah sich Wilhelm Liebknecht (1826–1900) angesichts des desorientierenden Auftretens der Dühring-Anhänger veranlaßt, an Friedrich Engels die Bitte zu richten, „dem Dühring aufs Fell zu steigen". Das tat dieser schließlich mit der leidenschaftlichen Streitschrift „Herrn Eugen Dührings Umwälzung der Wissenschaft", die als Artikelserie ab Anfang 1877 im „Vorwärts" erschien, wobei er nicht nur die abstrusen Ideen Dührings ad adsurdum führte, sondern diese Kritik zugleich zu einer umfassenden Darstellung des wissenschaftlichen Sozialismus nutzte.

Robert Koch wurde von diesen ideologischen und politischen Auseinandersetzungen kaum beeinflußt. Doch blieb auf ihn die eifrig betriebene Propaganda einer Kluft zwischen den Naturwissenschaften und den Gesellschaftswissenschaften nicht ohne Auswirkung. Er unterlag zeitweilig der Gefahr des „Nur-Forschertums", das naturwissenschaftliche Tatsachen und nichts als Tatsachen zu liefern habe, für deren philosophische Durchdringung oder gar Deutung der Naturwissenschaftler nicht kompetent sei. Der enge Praxisbezug seines Forschungsgegenstandes, der ihn immer wieder mit der sozialen Determiniertheit der Hygiene konfrontierte, ließ ihn jedoch den Zusammenhang zwischen Natur und Gesellschaft nicht aus den Augen verlieren, wenn ihm auch die enge Beziehung von Krankheit und Seuchen mit den gesamten gesellschaftlichen Verhältnissen verborgen blieb.

Später zeigte er zunehmend auch Interesse an weltanschaulichen Problemen der Naturwissenschaft. Das „Leseprogramm" seines letzten Lebensjahres stellt das deutlich unter Beweis (siehe Bild 94).

Die Hochschullehrertätigkeit, bei der er sich nach Möglichkeit von seinen Assistenten vertreten ließ, vor allem aber die Vielzahl von wissenschaftlichen Gutachten, insbesondere zu Trinkwasseraufbereitungs- und Kanalisationsanlagen, die er vorzulegen hatte, behinderten ihn in seinem Hauptanliegen, der Grundlagenforschung und den bakteriologischen Untersuchungen. Er mußte sich geradezu die Stunden für die Erforschung der Infektionskrankheiten „stehlen". Wenn er jedoch etwas Neuem auf der Spur war, durfte er von keinem gestört werden. Er zog sich in das Laboratorium zurück und arbeitete dort Tag und Nacht weitgehend allein. So blieb es nicht aus, daß sein Wirken den Nimbus des „Geheimnisvollen" erhielt. Er gönnte sich keine Ruhe, um seinem Ziel, der Befreiung des Menschen von der Geißel der Tuberkulose, näher zu kommen.

Schwere Monate der Schaffenskrise

Wie bereits dargelegt, war das von Robert Koch entwickelte Tuberkulin als Therapeutikum ein Mißerfolg. Die negativen Auswirkungen wurden durch das Eingreifen des Staates seit der „Paradevorstellung", die Robert Koch auf dem 10. Internationalen Medizinischen Kongreß im Interesse des nationalen Prestiges zu geben hatte, in unverantwortlicher Weise verstärkt. Diese Enttäuschungen stürzten ihn in eine tiefe Krise, die durch seine persönlich-familiäre Misere noch verstärkt wurde. Trotz aller Anfeindungen hatte er, überzeugt, auf dem richtigen Wege zu sein, an der Vervollkommnung des Tuberkulins weitergearbeitet, um die Nebenwirkungen auszuschalten. Er entwickelte durch vielfache chemische Eingriffe auf die Tuberkelbazillen 1897 das Neutuberkulin, das allerdings auch nicht den erhofften Erfolg zeigte.

Wenn sich damit auch der therapeutische Optimismus als unbegründet erwies, behielt das Tuberkulin seine diagnostische Bedeutung, die insbesondere vor der Entdeckung der Röntgenstrahlen nicht hoch genug einzuschätzen ist. Mit Hilfe des Tuberkulins kann die Tuberkulose rechtzeitig erkannt und einer Heilung zugeführt werden.

Die Bedeutung des Tuberkulins reduziert sich jedoch keinesfalls nur auf seine Wirksamkeit in der Tuberkulosebekämpfung. Seine Entwicklung war vor allem ein historischer Wendepunkt in der weiteren Immunitätsforschung.

Robert Koch setzte im Kampf gegen den Tod auch das eigene Leben ein. So unternahm er einen heroischen Selbstversuch, um die Wirkung des Tuberkulins am Menschen zu erproben:

„Die Symptome, welche nach der Injektion von 0,25 cm³ beim Menschen entstehen, habe ich an mir selbst nach einer am

Oberarm gemachten Injektion erfahren. Sie waren in Kürze folgende: 3—4 Stunden nach der Injektion Ziehen in den Gliedern, Mattigkeit, Neigung zum Husten, Atembeschwerden, welche sich schnell steigerten; in der 5. Stunde trat ein ungewöhnlich heftiger Schüttelfrost ein, welcher fast eine Stunde andauerte, zugleich Übelkeit, Erbrechen, Ansteigen der Körpertemperatur bis 39,9°; nach etwa 12 Stunden ließen sämtliche Beschwerden nach, die Temperatur sank und erreichte bis zum nächsten Tage wieder die normale Höhe: Schwere in den Gliedern und Mattigkeit hielten noch einige Tage an, ebenso lange Zeit blieb die Injektionsstelle ein wenig schmerzhaft und gerötet."

Da die Leitung des Instituts Robert Koch kaum noch Zeit für seine Forschungen ließ, stellte er im Oktober 1890 den Antrag, ihn von dieser Aufgabe zu entbinden. Er beabsichtigte, sich nunmehr ausschließlich der Erforschung der Infektionskrankheiten zu widmen. Um diese Aufgabe verwirklichen zu können, regte er die Errichtung eines Instituts für Infektionskrankheiten an, das nach seiner Vorstellung eine Forschungsabteilung und einen klinischen Bereich umfassen sollte, in dem gesicherte Forschungsergebnisse bereits angewendet und erprobt werden konnten. Der Verwirklichung dieses wichtigen Projekts widmete er nun seine ganze Kraft.

Vor seinem Ausscheiden aus dem Institut brachte Robert Koch erneut seine hohe Wertschätzung gegenüber allgemeinhygienischen Fragen zum Ausdruck, indem er dem Kultusminister dringend riet, als seinen Nachfolger einen Hygieniker zu berufen. „Die Bedeutung, welche dem Lehrstuhl für Hygiene an der Berliner Universität zukommt, läßt es als notwendig erscheinen, daß derselbe mit einem Hygieniker besetzt wird, welcher nicht vorwiegend eine der beiden augenblicklich sich geltend machenden Richtungen, die physiologische oder die bakteriologische vertritt, sondern beide in möglichst gleich vollkommener Weise beherrscht, auch nicht allein als Lehrer, sondern zugleich als Forscher auf den verschiedensten Gebieten der Hygiene sich bewährt hat." Er hielt seinen Freund Carl Flügge für den geeignetsten Nachfolger.

In einer Sitzung des Abgeordnetenhauses wurde am 9. Mai 1891 über das von Robert Koch vorgeschlagene Institut für Infektionskrankheiten beraten. Virchow sprach sich dabei zwar nicht dagegen aus, kritisierte aber die vorliegende Konzeption für den Aufbau des neuen Instituts als unzureichend und warnte vor übertriebener Hast. Die Abgeordneten schienen in ihrer Auffassung unentschlossen. Den Ausschlag für ihre Zustimmung hat schließlich das Argument des Regierungsvertreters Geheimrat Althoff gegeben: „Ich erlaube mir, meine Herren, noch auf einen anderen Gesichtspunkt aufmerksam zu machen. Die Sache hat auch eine patriotische Seite. Es handelt sich um einen Ehrenpunkt für die deutsche Wissenschaft. Meine Herren, die deutsche Forschung hat vorzugsweise das Verdienst, die Ursache der Infektionskrankheiten ... nachgewiesen zu haben. Es sind uns andere Staaten mit ähnlichen und verwandten Instituten vorangegangen; ich brauche sie nicht zu nennen; es ist bekannt, daß Frankreich sein Institut Pasteur hat. Rußland hat ebenfalls ein experimentelles Institut und andere Staaten, wie Österreich, die Türkei usw. sind mit ähnlichen Plänen beschäftigt. Wir möchten nicht zu weit hinter ihnen zurückbleiben, wir möchten ihrem Vorgange folgen, wir möchten, daß Sie die deutsche medizinische Wissenschaft in den Stand setzen, das zu vollenden, was sie angefangen hat, da zu ernten, wo sie gesäet hat."

Wenn die Sachargumente nicht die notwendige Überzeugungskraft hatten, der Appell an das „patriotische Nationalgefühl" blieb nicht ungehört, und die Errichtung des Instituts wurde bestätigt.

Bevor sich Robert Koch der neuen Aufgabe zuwandte, wollte er neue Kräfte sammeln und trat Anfang des Jahres 1891 eine Erholungsreise nach Ägypten an. Hier hoffte er von Tag zu Tag, leider vergebens, auf gute Nachrichten aus Berlin. Mit der Zustimmung des Parlaments war keineswegs auch die finanzielle Frage geklärt, und die für den Bau erforderlichen Mittel flossen nur sehr spärlich, so daß schließlich die Baumaßnahmen gestoppt werden mußten. Diese Umstände waren seiner Erholung keineswegs dienlich.

In dieser Krisenzeit, die von Mißerfolgen des Tuberkulins, der Ungewißheit über die weitere Entwicklung als Wissenschaftler und nicht zuletzt auch von seiner zerrütteten Ehe gekennzeichnet wurde, lernte Robert Koch bei dem Maler Professor Graf, der ihn porträtierte, Hedwig Freiberg, ein junges, vielseitig begabtes Mädchen kennen. Sie machte einen tiefen Eindruck auf ihn und weckte die Hoffnung, ein neues glückliches Leben begründen zu können. Doch der große Altersunterschied von 30 Jahren ließ ihn zögern. Nach längerem Kennenlernen konnte er voller Freude feststellen, daß auch er der erst 17jährigen nicht gleichgültig war. So begann eine Liebe, die nicht selten der große Kraftquell zu Kochs epochalen Leistungen bis ins hohe Alter wurde. Bereits 1890, als die ersten großen Zweifel an dem Tuberkulin laut wurden, hatte sich Hedwig Freiberg ihm in grenzenlosem Vertrauen auf seine ärztliche Kunst für Versuche zur Verfügung gestellt, um so einen kleinen Beitrag für das Gelingen seiner Arbeit leisten zu können. Diese menschliche Reife und das Vertrauen in seine Kraft ließen bei Robert Koch auch die letzten Zweifel über die Richtigkeit einer Verbindung fallen. Auch in den schweren Stunden, die seine Zukunft in Frage stellten, war sie seine Vertraute. Am 6. März 1891 schrieb er ihr aus Kairo:

„Mein liebes Hedchen!
Einige wundervolle Tage habe ich in Luxor, von wo ich Dir zuletzt schrieb, verlebt. Da lacht wirklich einzig blauer Himmel über den grünen Fluren des üppigen Niltals und den dieselben von beiden Seiten einengenden felsigen Wüsten, welche in ihrem ernsten düsteren Aussehen das Fruchtland nun um so lieblicher erscheinen lassen. Auf hohe Berge bin ich gestiegen, wo nur noch Adler hausen, und habe von da weit, weit in die Wüste hineingeschaut, in die ich so gern mit den wandernden Beduinen gezogen wäre. Dann bewunderte ich die herrlichen Ruinen alter Tempel, Malereien und Inschriften von Gräbern, oder begleitete meinen Freund Kartulis auf die Jagd. Kurz, es war ein reizendes Leben in Luxor, und ich hätte dort wochen-, monatelang bleiben mögen, wenn mich nicht ein Magnet nach dem Norden gezogen hätte, ein Magnet, der noch stärkere Anziehungskraft ausübt als das schönste Paradies. Und so eilte ich weiter und verließ das reizende Luxor.

Einige Tage Fahrt mit dem Nildampfer führten mich später nach Kairo, wo es mir erging, wie es nun einmal dem Sterblichen beschieden ist, daß der schöne Trank der Freude und des Glücks durch einige Tropfen Wermut verbittert wird. Ich hatte eine Nachricht von Dir erhofft, aber vergeblich. Statt dessen erhielt ich Briefe aus Berlin mit wenig erfreulicher Botschaft. Du bist ja immer meine Vertraute gewesen, und so will ich Dir auch jetzt mein Herz ausschütten in der Erwartung, daß Du mir die Sorgen tragen hilfst. In der letzten Zeit hat meine Entdeckung viele Gegner gefunden, in erster Linie Virchow, der mit allen Mitteln dagegen arbeitet. Außerdem soll Prof. Liebreich ein Mittel gefunden haben, welches noch wirksamer sein soll als das meinige. Ich glaube allerdings, daß meine Sache schließlich doch siegreich durchdringen wird, aber darüber kann mehr oder weniger lange Zeit vergehen. Augenblicklich hat infolgedessen die Nachfrage nach Tuberkulin sehr abgenommen, und es wird nur verhältnismäßig wenig davon verkauft.

Aber was mir das Bedenkliche ist, auch die Bewilligung der Mittel für die im Bau begriffene Krankenabteilung und das für mich bestimmte Institut ist in Frage gestellt. Bis zum 1. April muß es sich entscheiden, ob der Landtag die hierfür notwendigen Gelder geben will, und ehe das nicht geschehen ist, kann ich nicht nach Berlin kommen. Es wär für mich peinlich, wenn in meiner Gegenwart über eine so delikate Frage verhandelt wird oder wenn gar, wie ich fürchte, das Ministerium verlangen würde, daß ich für die Sache im Landtage auftreten soll. Es steht also augenblicklich ziemlich schlecht; aber verliere darum den Mut nicht.

Im übrigen halte ich fest an dem, was ich Dir neulich geschrieben habe. Aber ich möchte Dich doch bitten, mir zu schreiben, wie Du darüber denkst und ob Du auch im Unglück zu mir halten willst und kannst. Vorläufig bleibe ich in Kairo, etwa bis Mitte des Monats; dann will ich nach Alexandrien gehen und dort die Entscheidung abwarten, um dann sofort nach Berlin zu eilen. Liebstes Hedchen, wenn Du mich nur lieb behältst, dann kann mich kein Schicksalsschlag niederschmettern. Verlaß mich jetzt nicht, Deine Liebe ist mein Trost und mein Stern, zu dem ich aufschaue."

Hatte sich in seinem Privatleben die Wende zum Guten vollzogen, so erfüllte die berufliche Situation Robert Koch nach wie vor mit Mutlosigkeit. Als neue Enttäuschung hatte er erleben müssen, daß seinem Vorschlag, seinen Freund Carl Flügge zum Nachfolger auf den Lehrstuhl für Hygiene zu berufen, nicht stattgegeben worden war.

Carl Flügge hatte Robert Koch während der Zeit am Hygiene-Institut in Fragen der Hygiene mit Rat und Tat unterstützt. Dank bedeutender eigener Leistungen hatte er sich nicht nur neben den beiden sich befehdenden Schulen Kochs und Pettenkofers behauptet, sondern, wie K. Winter beschreibt (Zeitschrift für ärztliche Fortbildung 54 (1960) S. 556), auch erfolgreich zwischen diesen vermittelt: „In dieser Mittlerstellung, die Flügge dank seiner Unabhängigkeit einnehmen konnte, liegt ein guter Teil seiner Bedeutung für die Entwicklung der wissenschaftlichen Hygiene. Pettenkofer und Koch sprechen eine viel zu verschiedene Sprache, als daß sie jemals zueinander hätten kommen können. Ja man kann sagen, das Arbeitsgebiet des einen ist dem anderen niemals geläufig geworden. Flügge und seinen Schülern verdanken wir es, daß der gesicherte wissenschaftliche Gewinn beider Schulen heute dem medizinischen Nachwuchs überliefert werden kann, ohne zwiespältige Empfindungen hervorzurufen."

An Stelle des von Robert Koch vorgeschlagenen Carl Flügge wurde der Physiologe Max Rubner (1854–1932) zum Leiter des Instituts berufen. So unbestritten dessen wissenschaftliche Leistungen auch sind, so eindeutig war auch seine konservative politische Einstellung, die mit Sicherheit die Entscheidung zu seinen Gunsten ausfallen ließ.

Kochs Mitteilung an Flügge vom 9. Juli 1891 läßt über seinen Gemütszustand keine Zweifel offen: „Alle Hoffnungen haben sich nun doch als trügerisch erwiesen ... Jetzt noch Betrachtungen darüber anzustellen, wie schön das alles hätte werden können, hat keinen Sinn mehr und bleibt nichts anderes übrig, als sich in das Gegebene zu fügen ... bei der jetzt in der Fakultät herrschenden Stimmung ist von ihr nur das zu erwarten, was meinen Wünschen entgegen ist; in den letzten Wochen hatte ich noch anderweitige drastische Beweise für diese Gesinnung über mich ergehen lassen müssen, aber ich bin schon so abgestumpft gegen solche Angriffe, daß ich sie ruhig über mich ergehen lasse, so lange ich das Gefühl habe, daß das Recht auf meiner Seite ist. Vielleicht ist es ein schwacher Trost für Sie, zu sehen, daß Sie nicht allein unter dem Unverstand derer zu leiden haben, welche augenblicklich das Heft in den Händen halten."

Einen Tag, bevor er diesen Brief schrieb, hatte Koch die Leitung des Instituts für Infektionskrankheiten übernommen.

Berufung zum Direktor des Instituts für Infektionskrankheiten

Die Bedingungen, unter denen er die neue Tätigkeit aufnahm, stimmten ihn keineswegs optimistisch. Der erhoffte Zweckbau blieb aus, statt dessen wurde für die wissenschaftliche Abteilung, deren Leitung Richard Pfeiffer (1858–1945) übertragen wurde, in einem umgebauten Wohnblock nahe der Charité eine Behelfsunterkunft eingerichtet. Die klinische Abteilung mit einer Kapazität von 108 Betten, geleitet von Ludwig Brieger (1849–1919), wurde in sieben Baracken untergebracht, deren Krankensäle bis zu 18 Betten umfaßten.

Mit der Übernahme des neu geschaffenen Instituts begann 1891 eine neue Phase der wissenschaftlichen Entwicklung Robert Kochs. Ihm stand eine Gruppe begeisterter Mitarbeiter zur Seite. Die hervorragenden Leistungen seines Kollektivs, zu dem unter anderem Emil von Behring (1854–1917), Paul Ehrlich, Shibasaburo Kitasato (1856–1931), Bernhard Proskauer (1851–1915) und August von Wassermann (1866–1925) zählten, begründeten eine Blütezeit bakteriologischer Forschung. Ihre Ergebnisse fanden unmittelbar in Diagnose und Therapie des klinischen Sektors Anwendung, so daß sich Theorie und Praxis hervorragend ergänzten. Robert Koch achtete streng darauf, daß alle Mitarbeiter des Forschungsbereiches ihn bei der täglichen Visite begleiteten und daß andererseits die ärztlichen Mitarbeiter des klinischen Bereichs an der wöchentlich stattfindenden Arbeitskonferenz teilnahmen. Hier wurden alle Mitarbeiter des Instituts eingehend über Stand und Ergebnisse der Forschungsarbeit informiert. Die überragende Persönlichkeit Robert Kochs fügte die Resultate der Einzelforschungen zusammen und inspirierte und organisierte die Weiterarbeit. Er hatte sich von den Mißerfolgen des Tuberkulins keinesfalls entmutigen lassen, sondern stellte für dessen Vervollkommnung und für die Tuberkuloseforschung insgesamt einen wesentlichen Teil der Forschungskapazität des Instituts zur Verfügung.

Das rasche Umsichgreifen der Choleraepidemie im Jahre 1892, die vor allem in Hamburg wütete und allein hier über neuntausend Opfer forderte, war Anlaß, gleich zu Beginn der Arbeit des Instituts zur Bekämpfung dieser Seuche nahezu die ganze Kraft der forschenden und praktischen Arbeit zu widmen. Im Klinikbereich wurde eine Station für Choleraverdächtige eingerichtet. Obwohl Robert Koch zunächst zugunsten der Forschungsarbeit Vorlesungen und andere Maßnahmen der Lehrtätigkeit abgelehnt hatte, führte er im Interesse der Cholerabekämpfung Schulungskurse für Amtsärzte durch, die in

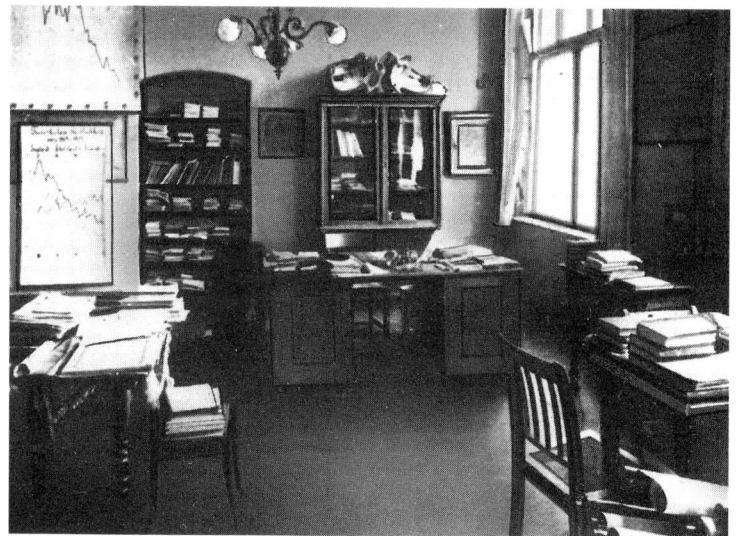

Bild 57. Arbeitsplatz Robert Kochs im Institut für Infektionskrankheiten

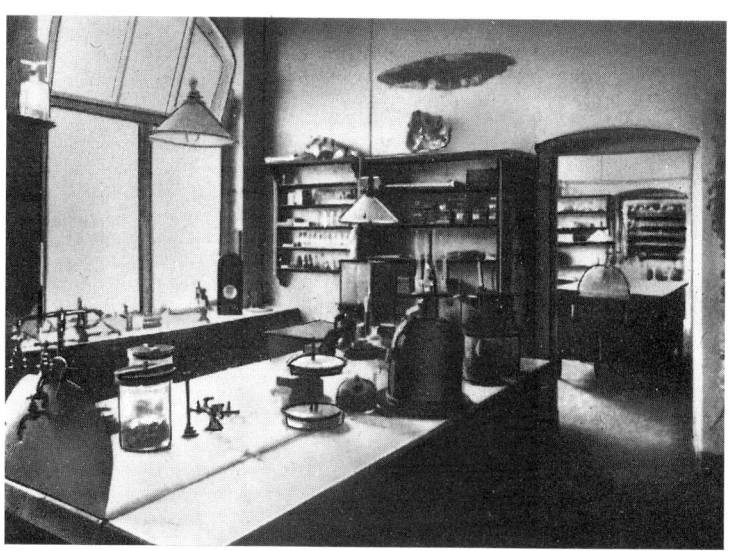

Bild 58. Labor Robert Kochs im Institut

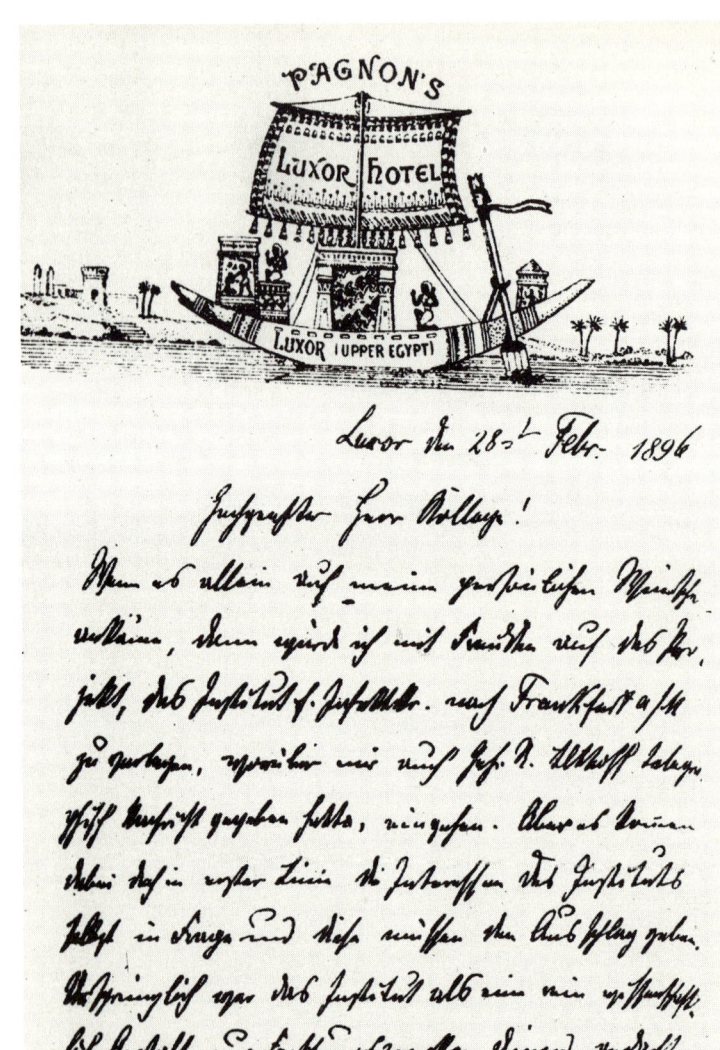

Bild 59. Brief mit Aufgabenstellung für das Institut für Infektionskrankheiten 1896

einigen Tagen ... und das Schiff ... nach Cairo ...
und dann nach dem ... werden. Hier ist es so ...
lich, ... Sonnenschein, die ... in vollen
... und Lärchen pflegen. ...
...

Bitte grüßen Sie Lieberts.

Mit herzlichem Gruß
Ihr R. Koch.

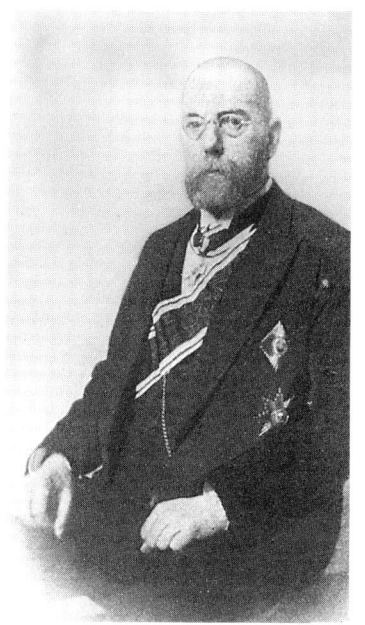

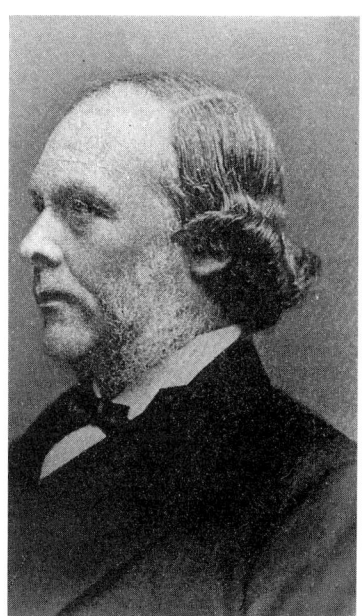

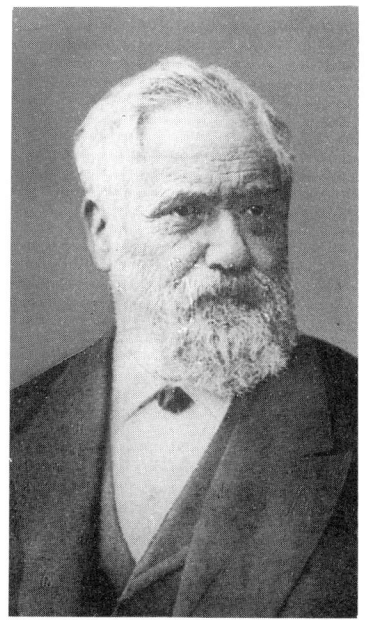

Bild 60. Robert Koch 1893

Bild 61. Max von Pettenkofer
(1818—1901)

Bild 62. Joseph Lister (1827—1912)

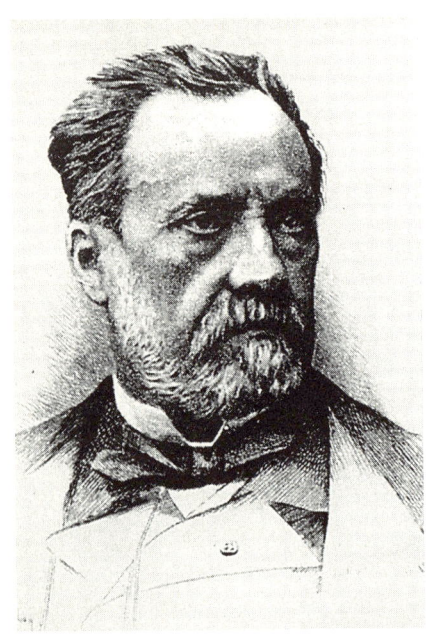

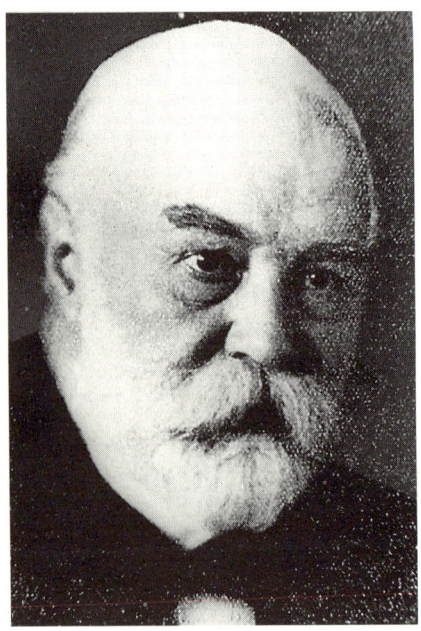

Bild 63. Louis Pasteur
(1822—1895)

Bild 64. Carl Flügge
(1847—1923)

Bild 65. Robert Koch in Kimberley (Südafrika) 1896

Bild 66. Arbeit in den Diamantminen Südafrikas

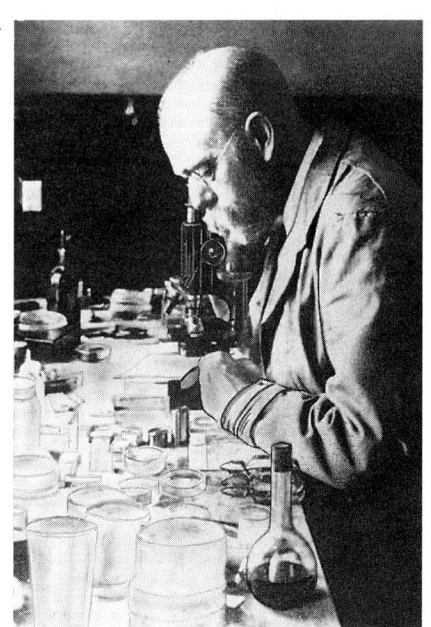

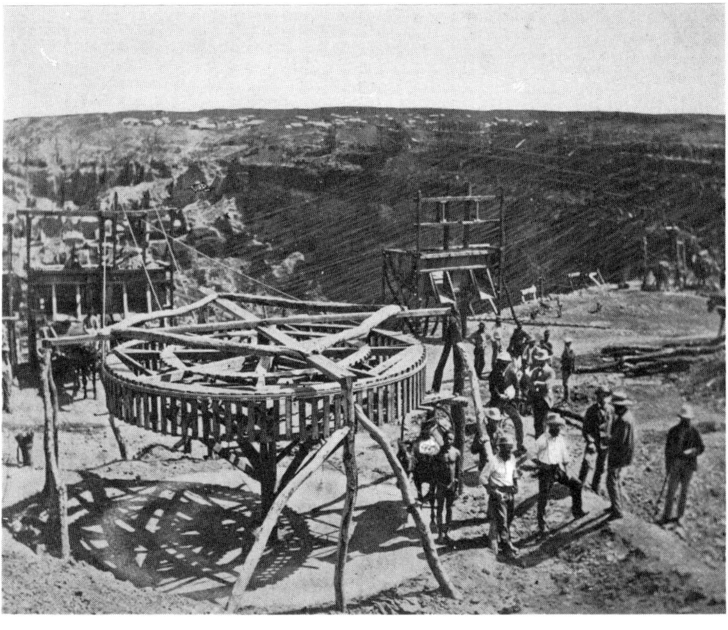

Reise-Berichte

über

Rinderpest, Bubonenpest in Indien und Afrika, Tsetse- oder Surrakrankheit, Texasfieber, tropische Malaria, Schwarzwasserfieber.

Von

Robert Koch.

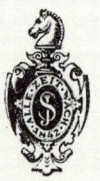

Berlin.

Verlag von Julius Springer.

1898.

Bild 67. Reiseberichte 1898

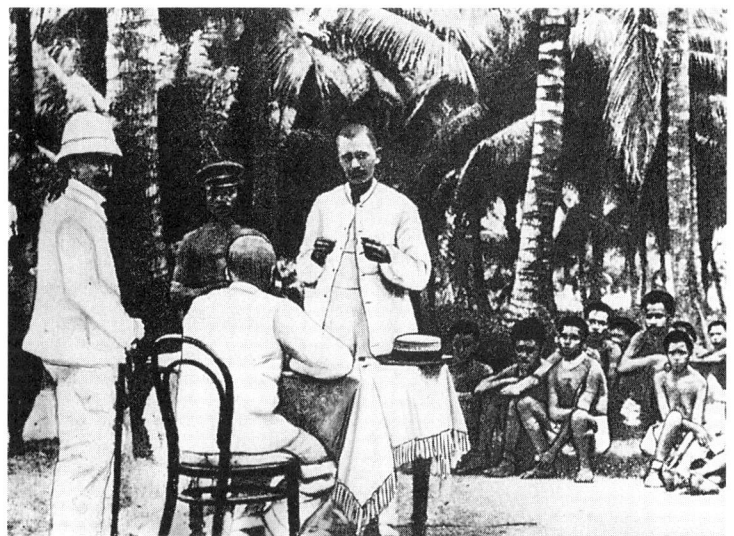

Bild 68. Malariaexpedition in Neuguinea 1899

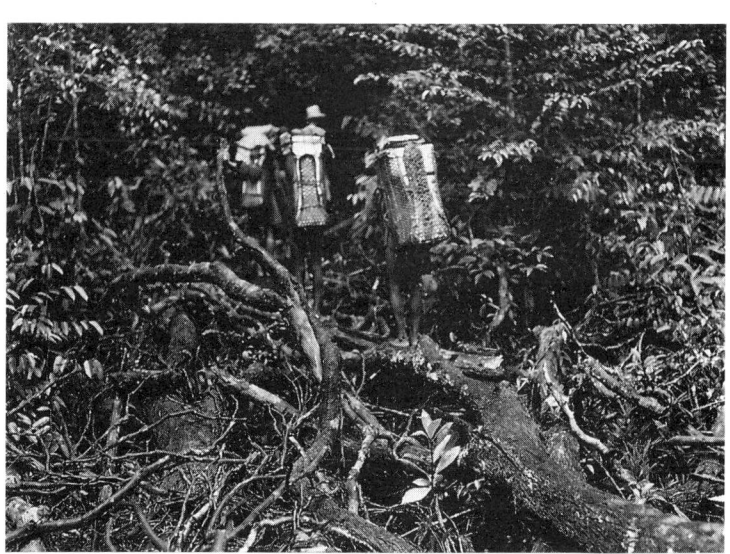

Bild 69. Träger im malariaverseuchten Urwald Neuguineas

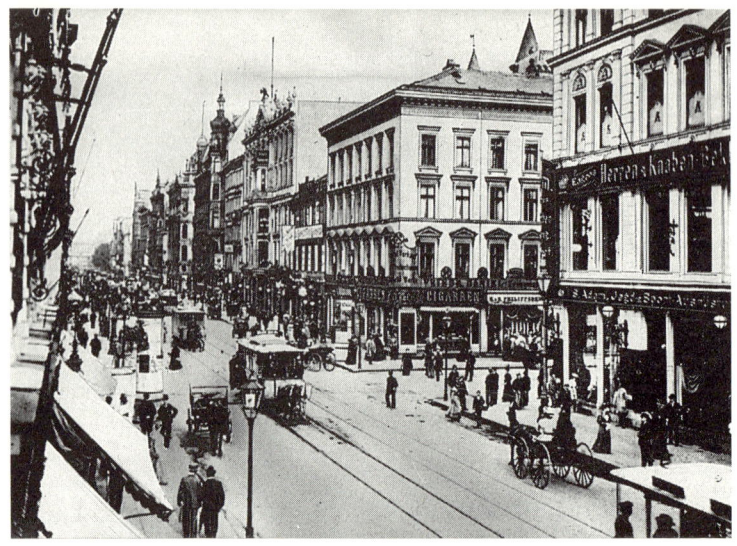

Bild 70. Leipziger Straße, Ecke Friedrichstraße

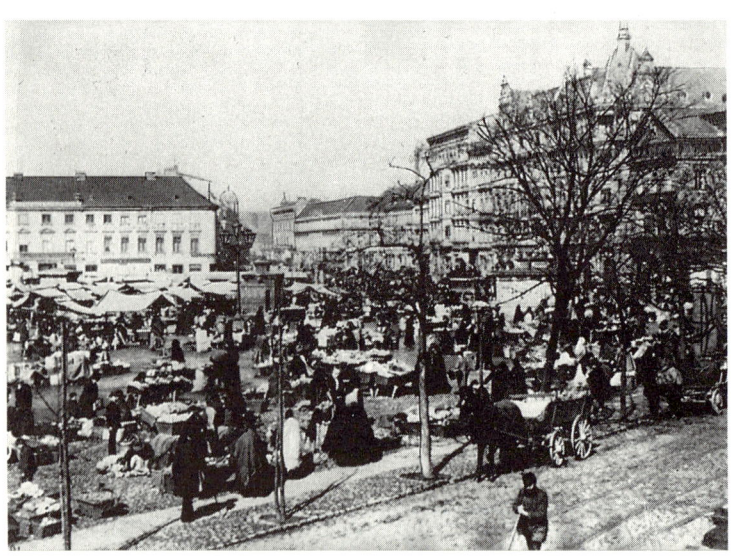

Bild 71. Wochenmarkt am Alexanderplatz

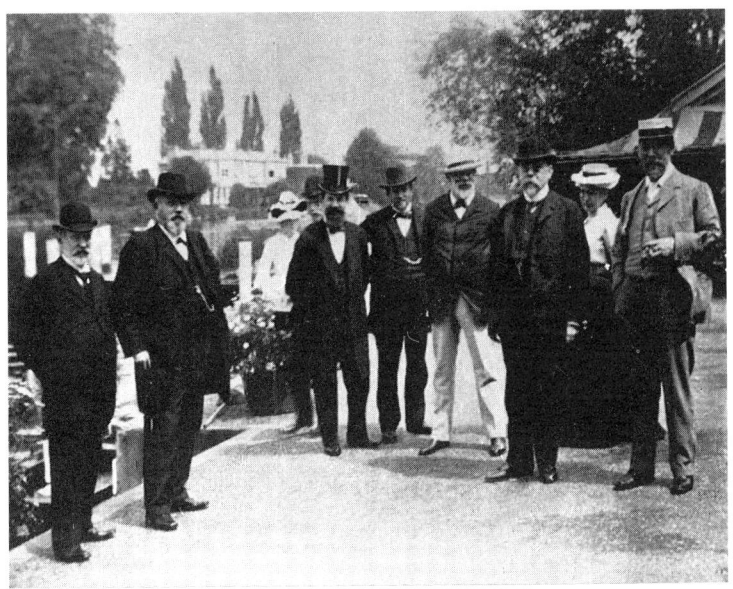

Bild 72. Robert Koch (zweiter von rechts), im Kreise von Freunden, in Berlin vor der Jahrhundertwende

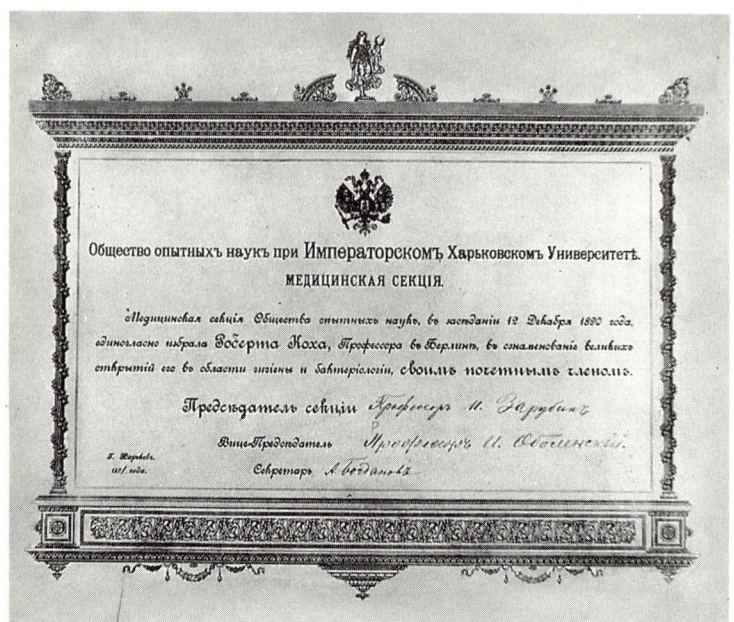

Bild 73. Ernennungsurkunde zum Mitglied der russischen Gesellschaft für experimentelle Wissenschaften an der Universität Charkow

218

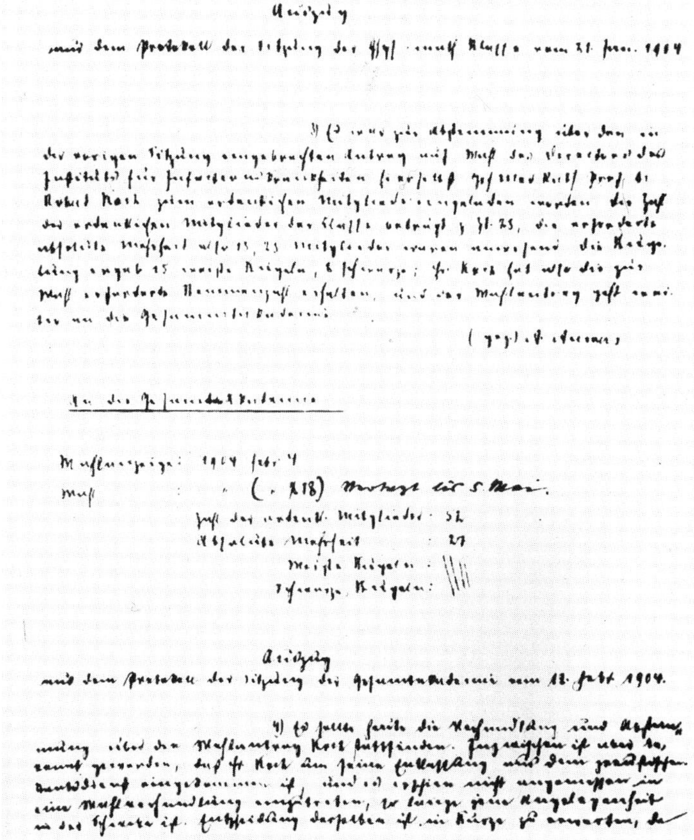

Auszug

aus dem Protokoll der Sitzung der phys.-math. Klasse vom 21. Jan. 1904

3) Es war zur Abstimmung über den in der vorigen Sitzung eingebrachten Antrag auf Wahl des Vorstehers des Instituts für Infektionskrankheiten hierselbst, Geh. Med. Rath Prof. Dr. Robert Koch zum ordentlichen Mitgliede eingeladen worden. Die Zahl der ordentlichen Mitglieder der Klasse beträgt z. Zt. 25, die erforderliche absolute Mehrheit also 13. 23 Mitglieder waren anwesend. Die Kugelung ergab 15 weiße Kugeln, 8 schwarze; Hr. Koch hat also die zur Wahl erforderte Stimmenzahl erhalten, und der Wahlantrag geht nunmehr an die Gesammtakademie.

(gez.) Auwers

An die Gesammtakademie

Wahlanzeige: 1904 Febr. 4

Wahl: (v. 218) vertagt bis 5. Mai.

Zahl der ordentl. Mitglieder: 52

Absolute Mehrheit: 27

Weiße Kugeln: ||||

Schwarze Kugeln: ||||

Auszug

aus dem Protokoll der Sitzung der Gesammtakademie vom 18. Febr. 1904.

4) Es sollte heute die Verhandlung und Abstimmung über den Wahlantrag Koch stattfinden. Inzwischen ist aber bekannt geworden, daß Hr. Koch um seine Entlassung aus dem preußischen Staatsdienst eingekommen ist, und es erschien nicht angemessen in eine Wahlverhandlung einzutreten, so lange seine Angelegenheit in der Schwebe ist. Entscheidung derselben ist in Kürze zu erwarten, da

Bild 74. Wahl zum Mitglied der Akademie der Wissenschaften

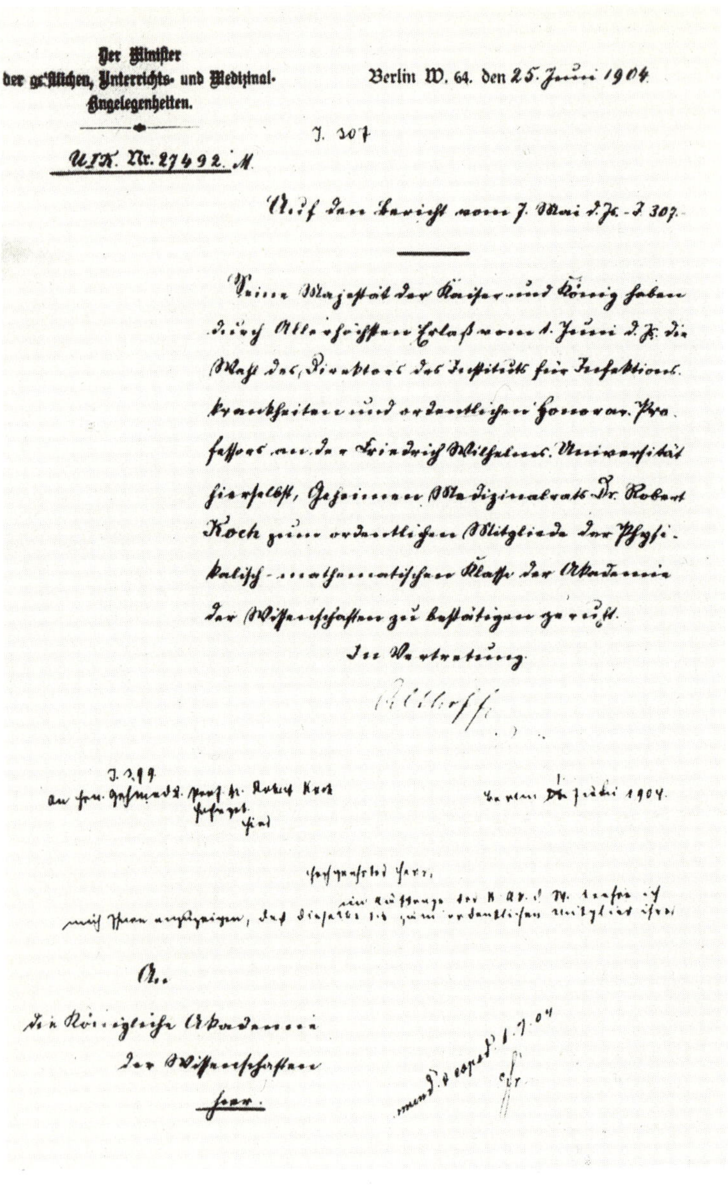
Der Minister der geistlichen, Unterrichts- und Medizinal-Angelegenheiten.

U I K. Nr. 27492. M

Berlin W. 64. den 25. Juni 1904

J. 307

Auf den Bericht vom 7. Mai d. Js. - J. 307.

Seine Majestät der Kaiser und König haben durch Allerhöchsten Erlaß vom 1. Juni d. J. die Wahl des Direktors des Instituts für Infektions-krankheiten und ordentlichen Honorar-Professors an der Friedrich Wilhelms-Universität hierselbst, Geheimen Medizinalrats Dr. Robert Koch zum ordentlichen Mitgliede der physikalisch-mathematischen Klasse der Akademie der Wissenschaften zu bestätigen geruht.

In Vertretung

Althoff

J. 299

An Herrn Geh. Med. R. Prof. Dr. Robert Koch Hochgeboren hier

Berlin den 1. Juli 1904

Hochgeehrter Herr,

Im Auftrage der K. Ak. d. W. beehre ich mich Ihnen anzuzeigen, daß dieselbe Sie zum ordentlichen Mitglied ihrer

An die Königliche Akademie der Wissenschaften hier.

mund. 1.7.04

Bild 75. Ernennungsurkunde zum Akademiemitglied 1904

Der Minister
der geistlichen, Unterrichts- und Medizinal-
Angelegenheiten.

Berlin W 64, den 29. Juli 1904.

U I K. Nr. 28236 M.

J 415.

Nachdem der Direktor des Instituts für Infektionskrankheiten und ordentliche Honorar-Professor an der hiesigen Friedrich Wilhelms-Universität, Geheimer Medizinalrat Dr. Robert K o c h unter dem 1. Juni d. Js. als ordentliches Mitglied der Physikalisch-mathematischen Klasse der Königlichen Akademie der Wissenschaften hierselbst
Allerhöchst bestätigt worden ist, weise ich die Königliche Universitätskasse auf Antrag der Akademie an, dem Genannten vom 1. Juni d. Js. ab das akademische Gehalt von
jährlich

900 M "

buchstäblich: Neunhundert Mark in vierteljährlichen Teil-
beträgen im voraus zu zahlen und die gezahlten Beträge in
der Rechnung der Akademie der Wissenschaften für das
Etatsjahr 1904 ff. unter Titel I 1 in Ausgabe nachzuweisen.

Unterschrift.

An die Königliche Universitätskasse hier C. 2. Platz am
Opernhause.

_____

Abschrift auf den Antrag vom 9. Juli d. Js. - J.415-
zur weiteren Veranlassung.

In Vertretung.

An
die Königliche Akademie
der Wissenschaften

h i e r .

Bild 76. Gehaltseinstufung

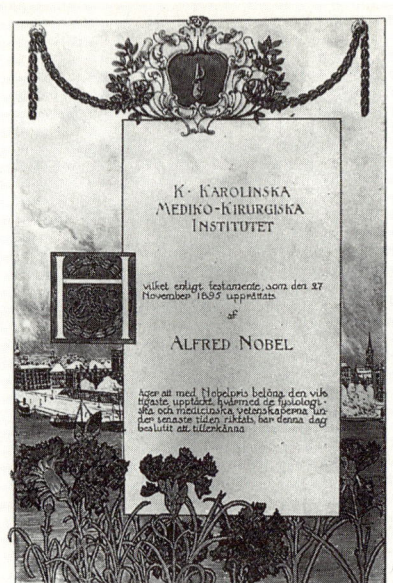

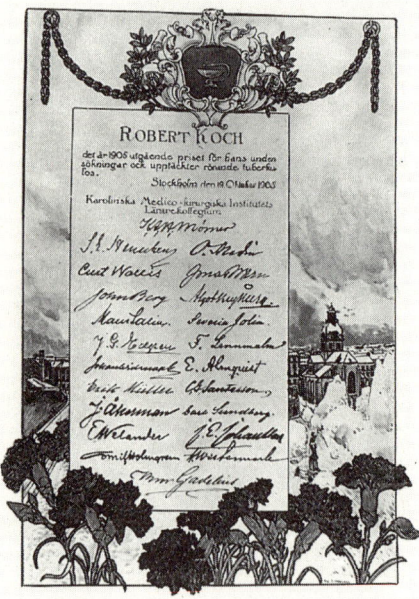

ihrem Verwaltungsbereich, gerüstet durch das ihnen vermittelte anwendungsfähige Wissen, die notwendigen hygienischen Maßnahmen veranlassen und kontrollieren sollten. Darüber hinaus veranstaltete das Institut einen Vorlesungszyklus für praktische Ärzte. Die in medizinischen Fachorganen publizierten Arbeiten, insbesondere die von Robert Koch selbst, waren eine weitere unschätzbare Hilfe für die Praxis. Doch die Mitarbeiter des Instituts waren nicht nur forschend, lehrend und diagnostisch bzw. therapeutisch tätig, sie wirkten zur Unterstützung der örtlichen Behörden auch unmittelbar an Seuchenschwerpunkten. So konnte unter Robert Kochs persönlicher Leitung schließlich der Sieg über die Seuche errungen und mit der strikten Forderung und Durchsetzung von Isolierungs- und Desinfektionsmaßnahmen sowie der Einrichtung von Kontrollstellen an Schwerpunkten möglicher Einschleppung, wie See- und Flußhäfen, einer erneuten Ausbreitung vorgebeugt werden.

In der Forschung konnte sich das Institut nun erneut weiteren Gebieten der Infektionskrankheiten sowie den Fragen der Immunität zuwenden und erzielte dabei große Erfolge. Seit den 80er Jahren hatte man sich in der Bakteriologie neben dem Erforschen der Erreger auch dem Untersuchen der von diesen erzeugten Gifte zugewandt. Hierbei konnten die Mitarbeiter Robert Kochs hervorragende Ergebnisse erzielen.

Emil von Behring und seinem Mitarbeiter Kitasato gelang es 1890 auf Grund von Immunisierungsversuchen an Tieren, die Fähigkeit des Organismus zur Antitoxinbildung gegen Diphtherie und Tetanus nachzuweisen. Eine Entdeckung, die für die gesamte Serumtherapie bahnbrechend wurde.

Im Gegensatz zur passiven Immunisierung, bei der dem Körper antitoxinhaltiges Serum zugeführt wird, wird bei der durch Pasteur begründeten aktiven Immunisierung der Organismus durch Zuführung von lebenden oder toten Erregern zur Antitoxinbildung angeregt.

Die weitere Entwicklung der Serumforschung führte im ausgehenden 19. Jahrhundert zur Serologie, einem Wissenschaftszweig, der die Erforschung der biologischen und chemischen Eigenschaften des Blutes und seiner Bestandteile zum Gegenstand hat. Noch schien die Frage nach dem Wirkungsprinzip der Immunität offen zu sein. Robert Koch und mit ihm die Mehrheit der Bakteriologen sahen darin eine chemische Reaktion des

Blutes, die durch künstliche Infektionen ausgelöst wurde. So fand die bereits 1883 in ihren Grundzügen formulierte Phagozytentheorie des bedeutenden russischen Biologen Ilja Iljitsch Metschnikow (1845–1916) nicht die erforderliche Beachtung. Robert Koch hatte keine Einwände gegen die Auffassung, daß die weißen Blutkörperchen gewissermaßen als „Gesundheitspolizei" gegen körperfremde Eindringlinge vorgingen — mit Immunisierung aber sollte diese biologische Reaktion nach seiner Meinung nichts zu tun haben. Doch die Entdeckung Metschnikows, daß auch die Zellen bei der Bekämpfung der Krankheitserreger und der Bildung von Antikörpern bedeutungsvoll sind, setzte sich durch.

Im Zusammenhang mit der weiteren Entwicklung der Immunitätslehre wurde die Erkenntnis bestärkt, daß keineswegs Erreger und Infektion gleich Erkrankung seien, sondern, daß auch die Disposition des befallenen Menschen eine wesentliche Rolle im Ablauf des Krankheitsgeschehens spiele. Der Mechanismus seiner mehr oder weniger großen konstitutionellen Resistenz gegen die Erreger der Infektionskrankheit war abhängig von dem ihn beeinflussenden sozialen Milieu. Auf diesem dialektischen Zusammenhang von Erreger und Umwelt basiert die objektive Verbindung von Bakteriologie und Hygiene.

Bereits Cohnheim hatte 1897 in seiner Schrift „Die Tuberkulose vom Standpunkt der Infectionslehre" die Bedeutung der Konstitution erörtert. Der zuweilen gegen Robert Koch erhobene Vorwurf, er habe die Rolle der Disposition unterschätzt, ist völlig unbegründet. In seinem klassischen Werk „Die Ätiologie der Tuberkulose" hatte er 1884 dazu ausführlich Stellung genommen:

„Gegen die einheitliche Auffassung sämtlicher durch Tuberkelbazillen bedingten Krankheitsformen scheint noch die erhebliche Verschiedenheit im Verlauf der Krankheit bei verschiedenen Individuen derselben Art und in der Empfänglichkeit derselben gegen die Tuberkelinfektion zu sprechen ... Man hilft sich in diesem Falle damit, eine verschiedene Disposition für die Krankheit, sowohl was das Befallenwerden von derselben als was ihren mehr oder weniger intensiven Verlauf betrifft, anzunehmen ..."

Robert Koch untersuchte nun einige Fragen der Disposition, wobei er feststellte, daß auch der einzelne Mensch selbst unter-

schiedliche Dispositionen für eine Tuberkuloseinfektion auf-
weist:

„Übrigens lehrten oft schon die einzelnen Krankheitsfälle,
daß ein und derselbe Mensch nicht zu jeder Zeit ein gleich
günstiges Objekt für die Entwicklung der Parasiten ist; denn es
kommt bekanntlich gar nicht so selten vor, daß tuberkulöse
Herde, welche eine nicht geringe Ausdehnung erlangt hatten,
schrumpfen, vernarben und zur Heilung gelangen. Das heißt aber
so viel, daß derselbe Körper, welcher bei der Invasion der Tuberkelbazillen einen günstigen Nährboden für dieselben abgab,
so daß sie sich vermehren und ausbreiten konnten, allmählich
diese den Tuberkelbazillen günstigen Eigenschaften verliert, sich
in einen schlechten Nährboden verwandelt und damit dem
ferneren Wachstum der Bazillen eine Grenze setzt. Es bestand
also in demselben Menschen zeitweilig eine Disposition für
Tuberkulose und zeitweilig wieder nicht. Worin dieser Unterschied begründet ist ... das müssen spätere Untersuchungen
lehren. Soviel steht fest, daß diese Unterschiede bestehen, und
es steht gewiß nichts der Annahme entgegen, daß ähnliche, den
Tuberkelbazillen günstige oder ungünstige Bedingungen bei
gewissen Menschen nicht bloß zeitweilig, sondern auch während
des ganzen Lebens bestehen."

Entgegen diesen Auffassungen Robert Kochs hatte in den
Folgejahren die Entdeckung zahlreicher Krankheitserreger und
die Klärung der Krankheitsursachen zeitweilig die Bedeutung
der Disposition eingeschränkt. Doch sind der Nachweis des
Erregers sowie die Untersuchung des Kranken und dessen in-
dividuelle Konstitution, die bakteriologische und die klinische
Betrachtung für das ärztliche Urteil gleichermaßen wesentlich.

Der klinische Bereich des von Robert Koch geleiteten Instituts
hatte sich praktisch zum Seuchenkrankenhaus entwickelt, in dem
neben Tuberkulose- und Cholerapatienten auch solche mit anderen Infektionskrankheiten wie Pocken und Flecktyphus behandelt wurden.

Im persönlichen Leben Robert Kochs war eine glückliche
Wende eingetreten. Nach der Eheschließung seiner Tochter hatte
er, in Übereinstimmung mit seiner Frau, die unter den Bedingungen ihrer unglücklichen Ehe ebenso wie er litt, die Scheidung
eingeleitet. Robert Koch sicherte auch nach der Trennung
weiterhin die materiellen Lebensbedingungen seiner geschiede-

nen Frau, der er in dem gemeinsamen Heimatort Clausthal das Haus seiner Eltern überließ.

Im Herbst 1893 schloß Robert Koch seine zweite Ehe mit der Kunstschülerin Hedwig Freiberg. Gewiß war die Eheschließung des bereits 50jährigen mit dem wesentlich jüngeren Mädchen keineswegs konventionell und erregte Aufsehen. Das Glück der neuen Ehe war Ansporn und Impuls für die weitere wissenschaftliche Arbeit Robert Kochs, der nunmehr, frei von psychischen Belastungen, die zeitweilig aufgetretenen Krisenerscheinungen überwunden hatte. Seine junge Frau war nicht nur an seiner Arbeit interessiert, sie nahm auch voller Verständnis alle damit verbundenen Schwierigkeiten in Kauf und wurde ständige Begleiterin auf den gefahrvollen und anstrengenden Forschungsreisen, die weitgehend Robert Kochs nun folgende Schaffensperiode charakterisierten.

Forschungsreisen

Als Leiter der Pestexpedition in Indien und Ostafrika

Robert Koch war intensiv damit beschäftigt, neue Tuberkulinpräparate zu erforschen, als ihn im Oktober 1896 die Bitte der britischen Regierung erreichte, bei der Bekämpfung der Rinderpest in Südafrika zu helfen, der bis zu 90 % der Viehbestände zum Opfer gefallen waren.

Bereits in den Jahren 1883/84 hatte sich Robert Koch zur Bekämpfung der Cholera in Ägypten und Indien aufgehalten. Mit der Expedition, die er jetzt, 13 Jahre später, am 11. November 1896 nach Afrika antrat, begann die Phase seiner großen Forschungsreisen, mit denen er im Kampf gegen Tropenkrankheiten und Tierseuchen sein großes Lebenswerk vollendete. In dem vergangenen Jahrzehnt hatte sich nicht nur in seinem persönlichen Leben vieles verändert. Um die Jahrhundertwende vollzog sich in den fortgeschrittenen kapitalistischen Ländern der Übergang vom Kapitalismus der freien Konkurrenz zum Monopolkapitalismus, der durch die äußerste Zuspitzung aller gesellschaftlichen Widersprüche gekennzeichnet wird. In erster Linie verschärften sich die Widersprüche zwischen Kapital und Arbeit sowie der Kampf der imperialistischen Mächte um Rohstoffquellen und Territorien.

Auch an Robert Koch war diese gesellschaftliche Entwicklung nicht vorübergegangen. Ihm war die weitgehend soziale Determiniertheit der Seuchen bewußt geworden, und er hatte erkannt, daß zu ihrer Beseitigung nicht nur Forschungsarbeiten, aufklärende Vorträge, sondern in erster Linie die Verbesserung der Lebensbedingungen des Volkes notwendig waren. Allerdings erkannte er nicht die gesellschaftlichen Ursachen des Elends und die Wege zu seiner Beseitigung, zumal er keine unmittelbaren Beziehungen zu den progressiven Kräften hatte. Blieben seine gesellschaftlichen Erkenntnisse damit in dem ihn umgebenden kleinbürgerlichen sozialen Bereich eingeengt, so waren sie hinsichtlich der sich entwickelnden Kolonialpolitik zunächst noch völlig unbefangen.

Am Vorabend des Burenkrieges, den der britische Imperialismus zur Erweiterung seiner kolonialen Eroberungen in Südafrika führte, nahm Robert Koch im Dezember 1896 seine Arbeit in Kapstadt auf.

Hier hatten Holländer (Buren) 1652 ihre erste Niederlassung gegründet. Damit nahm die Kette von Aggressionsakten gegen die afrikanische Bevölkerung, die ihre Unabhängigkeit und ihr Land verteidigte, den Anfang. Ende des 17. Jahrhunderts befanden sich die Niederlande als See- und Kolonialmacht im Niedergang, während Großbritannien seine Vormachtstellung ausbaute. 1806 wurde auch die Kapkolonie der holländischen Ostindienkompanie britisch. Nach der Besitznahme durch Großbritannien ergaben sich zwischen der britischen Kolonialverwaltung und den ansässigen Siedlern Widersprüche, die 1836 bis 1854 zu einer Massenauswanderung führten. Dieser „Große Treck", das weitere Vordringen der Buren ins Landesinnere, um einen von Britannien unabhängigen Staat zu gründen, war nicht primär eine Rebellion gegen die britische Vorherrschaft. Er war vor allem ein bewaffneter Aggressionsakt gegen die Afrikaner. Im Ergebnis der Allianz des britischen und burischen Kolonialismus wurden die Burenrepubliken Transvaal und Oranjefreistaat gegründet. Seit 1870 unternahm Großbritannien eine Reihe von Aggressionskriegen, um die politische und ökonomische Herrschaft über ganz Südafrika auszudehnen. Dabei wurden in dem mit großer Grausamkeit geführten Burenkrieg (1899–1902) auch die Burenrepubliken erobert. Die Buren verteidigten ihre Unabhängigkeit tapfer vor der überwältigenden Übermacht und wurden dabei von der demokratischen Weltöffentlichkeit moralisch unterstützt – wobei jedoch die historischen Zusammenhänge, die Unterdrückung der afrikanischen Bevölkerung auch durch die Buren, meist außer acht blieben.

Die britische Propaganda hatte die brutale Unterjochung und Versklavung der afrikanischen Bevölkerung in den Burenrepubliken als Rechtfertigung ihrer Eroberungspolitik angeprangert – doch nach dem Sieg im Jahre 1902 blieb die Vorrangstellung der Weißen nicht nur erhalten, sie wurde noch weiter ausgebaut. So wurden die Voraussetzungen geschaffen, daß 1910 die Südafrikanische Union konstituiert wurde, in der die Ziele des britischen und burischen Kolonialismus gleichermaßen manifestiert wurden.

In dieser Zeit der politischen und ökonomischen Festigung der Kolonialmacht war die verheerende Tierseuche, die unaufhaltsam von Norden nach Süden vordrang und sich schnell über Transvaal und den Oranjefreistaat verbreitete, ein schwerer Rückschlag. Zum Schutz der bedrohten Kapkolonie wurde an der Grenze ein zweifacher, Hunderte Kilometer langer, durch Tausende Polizisten bewachter Stacheldrahtzaun errichtet, um das Eindringen von infizierten Menschen oder Tieren zu verhindern. Doch diese Maßnahme erwies sich keineswegs als sicherer Seuchenschutz. So rief man die bakteriologische Wissenschaft zu Hilfe, die man in Robert Koch verkörpert sah.

Am 1. Dezember 1896 nahm er, unterstützt von Paul Kohlstock (1861–1901), die Arbeit in Südafrika auf. Seine in der Experimentalstation Kimberley durchgeführten Arbeiten waren vor allem auf eine wirksame Rinderschutzimpfung gerichtet. Dank intensiver Arbeit konnte er bereits im Januar 1897 die entscheidenden Immunisierungsmaßnahmen einleiten und Ende März als Sieger über die Rinderpest das Land verlassen.

Robert Koch hatte seine Arbeit noch nicht abgeschlossen, da erreichte ihn ein neuer Auftrag, der ihn als Leiter einer Pestkommission nach Indien führen sollte. Ohne nach Deutschland zurückzukehren, begab er sich am 24. März 1897 in Begleitung seiner Frau auf die Reise. Sein ehemaliger Mitarbeiter Georg Gaffky hatte, als Robert Koch am 1. Mai in Bombay eintraf, bereits wertvolle Vorarbeit geleistet, so daß sich der Indienaufenthalt, da die Seuche wieder abklang, nur bis Ende Juni erstreckte. Hauptanliegen seiner Arbeit war wiederum die Immunisierung sowie die Überprüfung der Wirksamkeit eines von englischen Wissenschaftlern entwickelten Impfserums. Die Ursachen der Pest, die in dem unsagbaren Elend der Bevölkerung und den nicht zu beschreibenden unhygienischen Lebensbedingungen bestanden, zu beseitigen, war der Kommission, der auch Pfeiffer, Georg Sticker (geb. 1860) und Adolf Dieudonné (geb. 1864) angehörten, nicht möglich. Da der britische Kolonialismus nicht die geringsten Maßnahmen zur Verbesserung der Lebensverhältnisse einleitete, konnte der Erfolg der Kommission nur zeitweilig sein.

Auch nach Abschluß der Arbeiten in Indien war es Robert

Koch nicht möglich, die Heimreise anzutreten. Im Gebiet des damaligen Deutsch-Ostafrika war eine pestartige Krankheit aufgetreten, die er untersuchen sollte. Damit erhielt er erstmals den Auftrag, im deutschen Kolonialgebiet wirksam zu werden.

Wie war die Situation in den damaligen deutschen Kolonien dieser Zeit? Welche Ziele hatte die Kolonialpolitik des deutschen Imperialismus?

Feudale Zersplitterung und die zurückgebliebene ökonomische Entwicklung hatten Deutschland bei der seit dem 16. Jahrhundert einsetzenden Aufteilung der Welt ins Hintertreffen geraten lassen. Bis zur Gründung des Deutschen Reiches widmete die deutsche Bourgeoisie der Kolonialpolitik wenig Aufmerksamkeit. Im Vordergrund ihres Strebens standen unmittelbare Lebensfragen, wie die Errichtung eines inneren Marktes. Das änderte sich schlagartig zu dem Zeitpunkt, als die stürmische industrielle Entwicklung ein politisches und ökonomisches Interesse an kolonialer Expansion hervorrief. Auch Otto von Bismarck, der zunächst aus innen- und außenpolitischen Erwägungen gegenüber der Kolonialpolitik Zurückhaltung geübt hatte, paßte sich den neuen Bedingungen an. Mit der am 14. April 1880 im Reichstag eingebrachten Samoa-Vorlage wurde die Ära der offiziellen deutschen Kolonialpolitik eingeleitet.

Zum organisatorischen Zusammenschluß aller kolonialer Interessenvereine war am 6. Dezember 1882 auf Initiative des Bankiers und späteren preußischen Finanzministers Johannes von Miquel (1828–1901) der Deutsche Kolonialverein gegründet worden. Diese Propagandaorganisation sollte durch kolonialpolitische und nationalistische Agitation dem Gedanken des Kolonialismus in Kreisen der Mittelschichten eine Massenbasis sichern und Druck auf den noch immer schwankenden Reichstag ausüben, der wiederum die Regierung zur Unterstützung kolonialer Expansionen veranlassen sollte. Die Führung der Organisation lag in den Händen von Hochfinanz, Schwerindustrie und — das allerdings mehr zur Dekoration — der Hocharistokratie.

Als die intensive Kolonialagitation ihren ersten Höhepunkt erreicht und Großkaufmann Adolf Lüderitz 1883 in Südwestafrika das erste Beispiel kolonialer „Landerwerbung" gegeben hatte, wurde am 28. März 1884 als Vollzugsorgan kolonialer Aktionen unter Führung von Carl Peters die „Gesellschaft für Deutsche Kolonisation" gegründet. In ihr fanden vorwiegend

Glücksritter und Abenteurer, verkrachte Existenzen, die sich möglichst bald bereichern wollten, ein Betätigungsfeld. Peters wurde am 16. September 1884 bevollmächtigt, an der Ostküste Afrikas Land zur Errichtung einer „deutschen Ackerbau- und Handelskolonie" zu erwerben.

Frei von Skrupeln und Sachkenntnis begab sich die Konquistadoren-Gruppe auf ihren Raubzug. In wenigen Wochen hatte sie bis zum Ende des Jahres 1884 etwa 140 000 km² „in Besitz genommen". Die Gesamtkosten der Expedition einschließlich der „Kaufsumme" des Landes beliefen sich auf 17 000 Mark.

Über den Charakter der mit ostafrikanischen Häuptlingen abgeschlossenen Verträge informierte Peters den Reichskanzler Bismarck in einem Brief: „Die betreffenden Herrscher treten ihr Land und alle Rechte, insbesondere die Rechte der Staatshoheit nach europäischen Begriffen, unter anderem das Recht, überall Farmen, Häuser, Straßen, Bergwerke anzulegen, Grund und Boden, Forsten und Flüsse nach Belieben auszunutzen, Kolonisten in das Land zu führen, eigene Justiz und Verwaltung einzurichten, Zölle und Steuern aufzuerlegen, an die Gesellschaft für deutsche Kolonisation ab. Als Gegenleistung werden Geschenke beziehungsweise Jahresrenten gewährt ..."

Das Reich sanktionierte diesen Betrug im Februar 1885 durch Unterstellung des Territoriums unter deutsche „Schutzherrschaft". Doch ein solcher raffinierter Gaunerstreich gelang nicht überall. Die afrikanische Bevölkerung zeigte wenig Interesse an dem „Schutz" durch die ungebetenen Eindringlinge. Aber auch dafür hatte man gesorgt. Die Kanonen der Kriegsschiffe sowie Truppenverbände schlugen den Widerstand blutig nieder und kämpften den Weg frei für weitere „Schutzverträge" und deren Einhaltung.

Neben den bereits genannten Gebieten waren in kurzen Abständen im Juli 1884 Togo und Kamerun, im Oktober des gleichen Jahres ein Teil von Neuguinea und der Bismarck-Archipel annektiert worden. 1885 folgten die Marshall-Inseln.

Nur wenige Jahre nach dem Unwesen eines Peters nahm Robert Koch seine Tätigkeit in Ostafrika auf. Er verkörperte, wenn auch unbewußt, mit seinem humanistischen Werk das bessere Deutschland. Dieses hatte, geführt von der Arbeiterklasse, bereits den Kampf gegen den Kolonialismus aufgenommen.

Mit Robert Koch wirkten noch weitere Ärzte unter Einsatz ihres Lebens gegen die Tropenkrankheiten. Doch lag in ihrer Tätigkeit eine gewisse Tragik. So subjektiv ehrlich zweifellos diese Arbeit einzelner auch war, wurde sie doch von den Kolonialisten für ihre Interessen mißbraucht. Nicht die Sorge um die Gesundheit der afrikanischen Bevölkerung ließ die deutsche Regierung Maßnahmen auf dem Gebiete des Gesundheitswesens einleiten.

Die wenigen medizinischen Einrichtungen standen völlig im Dienste der kolonialen Ausbeutung. In den späteren deutschen Kolonien waren bei einer Bevölkerung von etwa 12 Millionen im Jahre 1911 insgesamt 138 Ärzte tätig, die wiederum vorrangig für die Versorgung der 24 000 Europäer zuständig waren. Es zählt zu den traurigsten Kapiteln der deutschen Kolonialgeschichte, daß unter ihrer Herrschaft die Sterblichkeit der Einheimischen beträchtlich anstieg. Erst als diese Tatsache auch negative wirtschaftliche Konsequenzen zeigte — wer sollte denn das geraubte Land bearbeiten oder die Naturschätze ausbeuten, wenn nicht die billigen Arbeitssklaven in den Kolonien? —, war man nach 1912 zu einigen Maßnahmen im Gesundheitswesen bereit. Nicht das humanitäre Streben, sondern nackte politische und ökonomische Interessen waren die Triebkraft gewisser medizinischer und hygienischer Maßnahmen, die ohnehin dürftig genug waren.

In der Frühzeit des Kolonialismus hatten allerdings Robert Koch und seine Helfer, in den Weiten des Landes weitgehend auf sich gestellt, noch in größerem Umfang die Möglichkeit, in den bereisten Gebieten wirksame medizinische Hilfe zu leisten. Diesem praktischen humanitären Anliegen und der wissenschaftlichen Forschung widmete sich Robert Koch mit ganzer Kraft. Die sozialökonomischen und politischen Ursachen der Kolonialexpansion und deren Folgen und damit auch das Wesen des Kolonialismus blieben ihm verborgen. Er schritt konsequent gegen alle Ausschreitungen ein, die er erlebte oder die ihm bekannt wurden. Doch sah er darin nur Vergehen einzelner, nicht die Symptome einer Ausbeutergesellschaft.

Robert Koch hat — und das war sein Anliegen — mit seinen Forderungen den von Seuchen geplagten und bedrohten Menschen des afrikanischen Kontinents Hilfe gebracht, doch hat er zugleich mit seinem Wirken und mit den Forschungsergebnissen des von ihm geleiteten Instituts objektiv auch den Aufenthalt der deutschen Eroberer in den tropischen Gebieten erleichtert. Am Beispiel von Robert Kochs selbstlosem Kampf gegen die Tropenkrankheiten zeigt sich sehr deutlich das zutiefst humanistische Grundanliegen der Wissenschaft, zugleich aber auch die Abhängigkeit ihrer Wirksamkeit von den konkreten gesellschaftlichen Bedingungen. Die antihumanistischen Ziele des Kolonialismus standen im krassen Gegensatz zu den humanitären Möglichkeiten, die Kochs Werk bot. Sie engten dessen Anwendung ein und nutzten es für ihre Zwecke aus.

Kurz vor der Abreise aus Indien schrieb Robert Koch am 28. Juni 1897 einem Freund, daß er seine Arbeit in Ostafrika fortsetzen werde: „Die Peststudien in Bombay sind nun vorüber, aber für mich bedeutet das noch nicht das Ende meiner Expedition. Ich erhielt vor einigen Tagen telegraphisch den Auftrag, nach Ostafrika zu gehen, und werde noch heute dahin abfahren. Ich reise mit einem kleinen Dampfer, werde im günstigsten Fall 12 Tage unterwegs sein und muß beständig gegen den Monsun, der seit einigen Wochen recht heftig weht, angehen. Hoffentlich fühlen Sie ein wenig Mitleid mit mir. Bis jetzt habe ich die Strapazen der Reise, obwohl sie manchmal in bezug auf das Ertragen von Hitze und Luftfeuchtigkeit, tagelang Eisenbahnfahrten, anstrengenden Wanderungen im Gebirge recht große Anforderungen stellten, gut überstanden. Und so hoffe ich, auch die Expedition nach Ostafrika, welche mich möglicherweise tief ins Innere führen wird, gut zu Ende zu führen. Für meine Frau wäre diese Fortsetzung der Reise allerdings zu viel geworden, und sie hat deswegen meinen dringenden Wünschen nachgegeben und ist mit der Pestkommission vor einigen Tagen nach Ägypten abgefahren ...“

So setzte Robert Koch die Reise ohne sie fort und traf am 12. Juli 1897 in Ostafrika ein. In einem ersten Bericht aus Daressalam, wo er seinen Standort einrichtete, teilte er mit: „Über die pestartige Krankheit, um welche es sich hier handelt, waren bisher nur ungenügende Nachrichten an die Küste gelangt. Nach den Mitteilungen von Missionaren und Reisenden soll die Seuche in den Ländern herrschen, welche den Victoria-Nyanza im Norden und Nordwesten umgeben. Sie zeigt sich hauptsächlich unter den Völkern, deren Hauptnahrung die Bananen bilden und welche in dichten Bananenhainen wohnen. So erwähnt Stuhlmann in seinem Reisewerk eine von den Eingeborenen Kampuli genannte Krankheit, welche in Uganda vorkommt, im höchsten Grade ansteckend und tödlich ist und oft ganze Dörfer dahinrafft; wo sie auftritt, schwellen in kurzer Zeit die Lymphdrüsen an und vereitern unter sehr starken Fiebererscheinungen: vermutlich eine Art von Bubonenpest ... Ob es sich nun aber in der Tat hier um die echte Bubonenpest handelt, womit die eben ausgesprochenen Vermutungen eine feste Gestalt gewinnen würden, kann nur durch Untersuchungen in den von der Seuche ergriffenen Gebieten, also zunächst in Kisiba, ermittelt werden. Kisiba ist von der ostafrikanischen Küste [dem Aufenthaltsort Robert Kochs, W. G.] nur durch einen zwei und einen halben bis drei Monate dauernden Marsch zu erreichen. Rechnet man für den Hin- und Rückweg sechs Monate und etwa zwei Monate Aufenthalt, dann ergibt sich eine Expeditionsdauer von etwa acht Monaten. Es entstand nun die Frage, ob ich selbst die Expedition unternehmen und damit sechs Monate hindurch aller wissenschaftlichen Tätigkeit entzogen werden sollte, oder ob es nicht zweckmäßiger sein würde, einen für diesen Fall besonders eingeübten Arzt nach Kisiba zu senden, welcher das für die Untersuchung erforderliche Material einsammeln und nach Daressalam bringen würde." [12, S. 58, 61]

Robert Koch entschied sich dafür, in Daressalam zu bleiben, um hier die Zeit für Untersuchungen der Malaria und Tierseuchen zu nutzen. Dem Expeditionsleiter Zupitza gab er genaue Instruktionen. Seine Arbeit sollte darin bestehen, Untersuchungsmaterial zur Erforschung der Krankheit zu beschaffen, deren klinische Symptome festzustellen und auch Erkundigungen einzuholen über die Art der Infektion, die Inkubationszeit, Sterblichkeitsrate, eine eventuelle Immunität nach überstandener Erkrankung, über Vorkommen der Krankheit zu den verschiedenen Jahreszeiten, ihre Ausdehnungsgebiete und Beziehungen zu Tierkrankheiten, insbesondere der der Ratten.

Robert Kochs Plan der Seuchenbekämpfung beschränkte sich keineswegs auf die Pest. Seine exakte Aufgabenstellung enthielt die Orientierung: „Soweit sich die Gelegenheit dazu bietet und der Hauptzweck der Expedition dadurch nicht beeinträchtigt wird, sind andere Krankheiten in bezug auf ihr Vorkommen, ihre Verbreitung und Ätiologie zu berücksichtigen und Nachrichten sowie Material davon zu sammeln.

In erster Linie sind hierbei Malaria, Surra und Texasfieber zu beachten, ferner Lepra, Tuberkulose, Dysenterie [Darmerkrankungen, W. G.], Bilharzia-Krankheit [Wurmkrankheit, W. G.], Elephantiasis, Ainhum [Einschnüren der Zehen und Abstoßen des verdickten Endes, W. G.]; unter den Tieren: Milzbrand, Rinderpest ..., Blutparasiten der Tiere ...
Sammlung von Insekten, welche mit einem Stechrüssel versehen sind (hauptsächlich Moskitos, Stechfliegen, Zecken). Dieselben sind in Alkohol zu konservieren." [12, S. 64]

Im Februar 1898 erhielt Robert Koch von der Expedition das erste Untersuchungsmaterial übermittelt. Er verglich es mit den Pestpräparaten aus Indien und konnte dabei eine völlige Identität feststellen. Damit bestätigte sich seine Vermutung, daß es sich bei der Krankheit um die Beulenpest handelte und daß sich auch im Innern Afrikas ebenso wie in Asien ein Pestherd befand, den es konsequent zu bekämpfen galt.

Auch in Europa war die schreckliche Seuche, die man wegen der durch Hautblutungen hervorgerufenen dunklen Flecken am Körper der Opfer den „Schwarzen Tod" nannte, keineswegs unbekannt geblieben. Nachdem sie im Altertum grausame Ernte gehalten hatte, verschonte sie zunächst Europa und wütete endemisch in ihren asiatischen Ursprungsgebieten. Im 14. Jahrhundert suchte sie Europa erneut heim und vernichtete mehr als ein Viertel der Bevölkerung. Wenn auch in der Folgezeit eine Epidemie von derartig grauenhaftem Ausmaß nicht mehr auftrat, so verschonte die Pest auch Europa bis ins 19. Jahrhundert hinein keineswegs. Die Ohnmacht des Menschen war ein guter Nährboden für Aberglauben und Quacksalberei, die das Elend noch vergrößerten.

Die wissenschaftliche Erforschung der Krankheit, bei der man die Lungenpest und die weitaus häufigere Bubonen- oder Beulenpest unterscheidet, war abhängig von dem Entwicklungsstand der Bakteriologie. Kochs langjährigem Schüler Shibasaburo Kitasato war es bereits 1894 gelungen, den Pesterreger zu entdecken. Fast zur gleichen Zeit vermochte auch Alexandre Yersin (1863—1943), ein Assistent von Émile Roux, die Pestbakterien nachzuweisen.

Dem Ausbruch der Seuche ging jeweils ein Rattensterben voraus. Der hungrige Rattenfloh sprang auf den Menschen über und wurde damit zum Pestüberträger. Diesen Zusammenhang von Rattenpest und Seuchenausbruch hatte Robert Koch erkannt, und er veranlaßte ihn, die Rattenbekämpfung als eine entscheidende Maßnahme gegen die Pest einzuleiten.

Nach anderthalbjähriger Abwesenheit traf er am 20. Mai 1898 wieder in Berlin ein. Im Gegensatz zu manchen anderen Wissenschaftlern seiner Zeit machte Robert Koch aus seinen Forschungsergebnissen und Arbeitserfahrungen kein Geheimnis. Sie sollten im Interesse der Menschen allen zur Verfügung stehen.

Er mußte sich jedoch mit der Aufzeichnung seiner neuesten Erkenntnisse sehr beeilen, denn der Aufenthalt in Berlin war wiederum nur von kurzer Dauer. Neue Aufgaben warteten auf den berühmten, erfolgreichen Forscher. In fieberhafter Arbeit schloß er das Manuskript zu seinen „Reiseberichten über Rinderpest, Bubonenpest in Indien und Afrika, Tsetse- oder Surrakrankheit, Texasfieber, Tropische Malaria, Schwarzwasserfieber" ab, und noch im gleichen Jahr konnte das Buch erscheinen. Auch in Vorträgen vermittelte Robert Koch seine „Ärztlichen Beobachtungen in den Tropen".

Als Leiter der Malariaexpeditionen in Italien, auf Java und in Neuguinea

Die Malaria beschäftigte Robert Koch bereits seit einigen Jahren. Während des Aufenthalts in Ostafrika hatte er im Sommer 1897 erste Untersuchungen durchgeführt und diese später durch eine Fülle von Detailstudien fortgesetzt.

Am 11. August 1898 reiste er, begleitet von seiner Frau sowie den Mitarbeitern Richard Pfeiffer und Hermann Kossel (1864–1925), nach Italien, um hier vorbereitende Studien für die geplante große Malariaexpedition durchzuführen.

Wenn wir uns vergegenwärtigen, daß von der schrecklichen Tropenkrankheit noch immer etwa 400 Millionen Menschen heimgesucht werden, von denen alljährlich 2 Millionen sterben, so wird deutlich, welch große Bedeutung die Malariaforschungen Robert Kochs hatten.

Im Altertum wurden ganze Völker von der Malaria dahingerafft, und noch im Jahre 1932 waren zirka 40% der Weltbevölkerung erkrankt.

Wie war der Stand der Malariaforschung zur Zeit Robert

Kochs? 1876 begann Alphonse Laveran (1845–1922) mit der systematischen Untersuchung der Krankheit, die schon um 400 vor der Zeitrechnung durch Hippokrates beschrieben worden war. Noch bis in das 18. Jahrhundert hielt man Luftvergiftungen für die Ursache der Krankheit, der man deshalb die Bezeichnung male aria (ital.) — schlechte Luft, gab. Laveran gelang es 1880, den Erreger nachzuweisen, der in den roten Blutkörperchen ein Schmarotzerdasein führt. Doch wie gelangten die Parasiten in das Blut? Diese Frage beantwortete 1897 Ronald Ross (1857–1932), der die Vermutung, die Krankheit würde durch Stechmücken übertragen, experimentell bestätigte. Die durch den Stich der Anopheles übertragenen Erreger dringen in die roten Blutkörperchen ein, wachsen und vermehren sich, von der Blutsubstanz zehrend, bis sie schließlich in die Blutbahn ausschwärmen, wo sie weitere Blutkörperchen befallen und die gleiche Entwicklung neu beginnt. Reift eine sehr große Anzahl der Parasiten zur gleichen Zeit und strömt damit auch zugleich aus, so werden die für die Malaria typischen Fieberanfälle hervorgerufen.

Als Robert Koch seine Forschungen begann, waren zwar der Malariaerreger und die Grundzüge seiner Entwicklung bekannt, doch es erforderte noch nahezu sieben Jahrzehnte intensiver Forschungsarbeit, bis in den 30er und 40er Jahren der Entwicklungsgang der Malariaerreger vollständig geklärt wurde. Der Praktiker Robert Koch hatte sich mit seiner Arbeit dem noch ungeklärten Problem der einzuschlagenden Therapie gewidmet.

Sechs Wochen betrieb er in Grossetto, einem kleinen Städtchen nördlich von Rom, vorbereitende Untersuchungen. Nach Berlin zurückgekehrt, führte er seine Arbeiten an dem mitgebrachten Material weiter. Er erforschte die Lebens- und Entwicklungsbedingungen des Erregers, um die geplante große Malariaexpedition gewissenhaft vorzubereiten. In einem Brief an Carl Flügge vom 16. November 1898 bestätigte er Ross' Erkenntnisse von der Entwicklung der Schmarotzer:

„Ich arbeite jetzt ausschließlich über Malaria, d. h. in Ermangelung von menschlicher Malaria mit einem nahen Verwandten derselben, dem Proteosoma, welches im Blute von Vögeln schmarotzt. Ich habe es aus Rom mitgebracht, und es wird durch Weiterimpfung erhalten. Die zugehörigen Stechmücken züchte ich in Reinkultur. Sie haben gewiß die Nachrichten über die Versuche von Ross und Calaitta mit Proteosoma gelesen. Bis jetzt kann ich dieselben vollkommen bestätigen. Es ist eine höchst wunderbare Entwicklungsgeschichte, welche die Parasiten haben. Für gewöhnlich, d. h., solange sie im Blute leben, vermehren sie sich durch Teilung; daneben gibt es aber auch noch eine sexuelle, für die Außenwelt (d. h. in einem Zwischenwirt) bestimmte Entwicklung. Es bilden sich männliche und weibliche Individuen; die männlichen (die sogenannten Geißelkörper der Malariaparasiten) bilden Spermatozoen, befruchten die Weibchen; aus letzteren entstehen würmchenartige Gebilde, welche durch die Magenwand der Stechmücke wandern und sich an der Außenwand festsetzen. Hier wachsen sie zu großen, kugelförmigen Gebilden aus, die im Laufe von 5–7 Tagen Hunderte von Sichelkeimen in ihrem Innern entwickeln. Soweit bin ich; was aus diesen Sichelkeimen noch wird, das weiß ich vorläufig noch nicht."

Wenige Tage später hatte er eine Sendung lebender Mücken erhalten und konnte erfreut von neuen Erkenntnissen berichten: „Mit den Untersuchungen bin ich ziemlich fertig, wenigstens was das Proteosoma anbelangt. Die coccidienartigen Kugeln am Magen platzen schließlich, lassen die Sichelkeime frei werden, und letztere gehen in die Speichel- oder Giftdrüse der Mücke über, wo sie sich lebend und auch in Schnitten mit vollkommener Sicherheit haben nachweisen lassen. Von da müssen sie natürlich durch den Stich der Mücke wieder verimpft werden. Damit wäre der Circulus vitiosus geschlossen ..."

Mit diesem Wissen ausgerüstet, begab sich Robert Koch, wiederum in Begleitung seiner Frau, am 20. April 1899 auf die große Malariaexpedition, an der auch Paul Frosch (1860–1928) und Stabsarzt Ollwig teilnahmen. Er begann die Arbeit in Grossetto, um hier die Verhältnisse vor dem Beginn der eigentlichen Hauptzeit der Malaria zu untersuchen. Robert Koch äußerte sich über die Ergebnisse der ersten Etappe:

„Der erste Abschnitt der Malaria-Expedition ist beendigt; wir haben Grossetto verlassen und befinden uns auf der Reise nach Neapel, wo wir uns am 23. August nach Batavia einschiffen werden ... Mit dem Gang unserer Arbeiten bin ich recht zufrieden. Wir haben sehr viele Malariafälle (fast 500) zu sehen und zum größten Teil auch zu behandeln bekommen, so daß ich immer größere Erfahrungen sammle, was mir natürlich auf der weiteren Expedition von großem Nutzen sein wird ... Im schönen Lande Italien war es anfangs wundervolles Klima, aber seit zwei Monaten ist es ganz tropisch geworden, so daß wir hier schon ganz gründlich für die Weiterreise präpariert wurden.

Meiner Frau hat es in Grossetto auffallend gut gefallen. Ich glaube, sie wäre am liebsten noch dort geblieben. Aber wir haben uns alle dort wohlgefühlt. Die Arbeit war ja manchmal recht anstrengend. Dann kamen auch wieder Exkursionen in Malariasümpfe und die sonstige Umgebung, die ganz interessant waren ..."

Die nächsten Reiseziele der Expedition waren das damalige Niederländisch-Indien (heute Republik Indonesien) und Neuguinea. Robert Koch hatte den Abreisetermin so geplant, daß es ihm möglich war, noch vor Beginn der Regenzeit Batavia, die Hauptstadt des niederländischen Kolonialreiches (heute Djakarta) zu erreichen, um den für Malariastudien besonders günstigen Übergang von der trockenen zur nassen Jahreszeit nutzen zu können.

Am 21. September traf er in Batavia ein und führte unverzüglich seine Forschungen weiter, die alle bisherigen Ergebnisse im vollen Umfang bestätigten. Mitte Dezember setzte er die Reise fort und kam kurz vor dem Jahreswechsel, am 29. Dezember, in Neuguinea an.

Das Deutsche Reich war daran interessiert, in seinen Kolonien wirkungsvolle Maßnahmen gegen die Malaria zu entwickeln. Es war bereit, für die Durchführung der Expedition im Südseegebiet sechzigtausend Mark zu bewilligen.

Der Drang der deutschen Kolonialisten hatte sich nicht mit dem Landraub in Afrika zufriedengegeben, wo man neben Ostafrika, wo Robert Koch bereits gewirkt hatte, Togo, Kamerun und Südwestafrika an sich riß. Ihr Macht- und Besitzstreben richtete sich auch nach der Südsee, wo sie sich auf verstreuter Insellage ein Territorium von dem Ausmaß der Hälfte des ehemaligen Deutschen Reiches aneigneten. Zentrum des geraubten Gebietes war der Nordosten Neuguineas, dem man, um die Besitzansprüche zu verewigen, den absurden Namen „Kaiser-Wilhelms-Land" gab. Die erhoffte Ausbeutung des tropischen Landes bereitete den Räubern jedoch erhebliche Schwierigkeiten. Das feuchtwarme Klima ließ einen äußerst üppigen

Pflanzen- und Baumwuchs gedeihen, der es außerordentlich erschwerte, in das Innere des Landes zu gelangen, das von dichtem, undurchdringlichem Urwald bedeckt war. Das Dickicht und die unzähligen Sümpfe waren zugleich die Brutstätten der Malaria.

Hier sollte Robert Koch Abhilfe schaffen. Das Reich wollte schließlich nicht umsonst die Mittel für die Durchführung seiner Expedition bewilligt haben. Wie Kochs regelmäßig erarbeitete Berichte zeigen, widmete sich die Expedition aber auch hier der Behandlung von Malariapatienten:

„Hand in Hand mit diesen Untersuchungen über die augenblicklich in Neuguinea bestehenden Malariaverhältnisse gingen unsere Bestrebungen, der Malaria soviel als möglich Herr zu werden. Wenn meine in den vorhergehenden Berichten bereits dargelegte Ansicht, daß die Malaria sich nur auf den Menschen beschränkt, richtig ist, dann muß es möglich sein, durch Ausrottung der Parasiten im Menschen der Malaria gewissermaßen den Lebensfaden abzuschneiden und sie allmählich zum Verschwinden zu bringen.

Zu diesem Zwecke haben wir alle Menschen, bei denen Malariaparasiten gefunden wurden, in Behandlung genommen. Wir begnügten uns aber nicht damit, die augenblicklich vorhandene Malaria zu beseitigen, sondern strebten danach, auch das Eintreten der Rezidive [Rückfälle, W. G.] zu verhüten, denn ein Mensch ist nicht eher frei von Malariaparasiten, als bis keine Rezidive mehr erfolgen …"

Zur medikamentösen Prophylaxe und Therapie benutzte Robert Koch das seit langem bekannte Chinin, änderte aber das Behandlungsschema grundlegend, indem er die Malariakranken in fieberfreien Zwischenräumen und die Gesunden prophylaktisch mit Chinin behandelte. Gleichzeitig forderte er eine umfassende Moskitobekämpfung:

„Man sieht also, daß malariaempfindliche Menschen in einer malariaverseuchten Gegend mit Sicherheit vor der Infektion geschützt werden können. Aber ich nehme an, daß man sich in Zukunft nicht allein auf die prophylaktische Anwendung des Chinins verlassen, sondern sich bemühen wird, die Malariaparasiten so viel als möglich zu vertilgen. Je weniger Infektionsstoff dann schließlich noch vorhanden ist, um so weniger wird man veranlaßt sein, die immerhin etwas lästige und für manche

Personen sogar recht unangenehme Chininprophylaxis befolgen zu müssen."

Als zu optimistisch erwies sich das im Ergebnis der bisherigen Erfolge gezogene Resumé: „Nach allen diesen Erfahrungen halte ich mich jetzt schon zu der Behauptung berechtigt, daß man imstande ist, mit Hilfe des von mir angegebenen Verfahrens jede Malariagegend je nach den Verhältnissen ganz oder doch nahezu frei von Malaria zu machen. Voraussetzung dabei ist nur die erforderliche Zahl von Ärzten und eine ausreichende Menge von Chinin."

Robert Koch erkannte nicht, daß es nicht möglich ist, die Malaria mit Chinin auszurotten. Er wurde davon getäuscht, daß im Ergebnis seines Wirkens die Malaria gemildert und die Zahl der Todesfälle stark reduziert werden konnte.

Am 6. August 1900 trat die Expedition die Heimreise an. In einem Brief an Richard Pfeiffer schilderte Robert Koch, bereits wieder zu Hause, am 10. November 1900 seine Eindrücke: „Wir mußten recht angestrengt arbeiten, um die so notwendigen Massenuntersuchungen durchführen zu können. Daneben noch ärztliche Praxis, da wir während unseres langen Aufenthalts in Stephansort den Plantagenarzt vertreten mußten, der bei unserer Ankunft krank nach Europa geschafft werden mußte, um bald darauf zu sterben. Ich speziell habe noch zwei Monate lang bei meinen Fahrten in der Südsee den Schiffsarzt spielen müssen. Da können Sie sich ungefähr vorstellen, wie es uns ergangen ist. Eine Erholungsreise war es wahrlich nicht, dagegen sehr anstrengend, mitunter auch gefährlich, denn zweimal bin ich mit knapper Not dem feuchten Grab in den Meereswellen entgangen; aber alles in allem, namentlich in der Erinnerung, wenn man wieder trocken und sicher daheim sitzt, hochinteressant ... Wie weit ich mit meinen Malariastudien gekommen bin, werden Sie wohl aus meinen Berichten gesehen haben. Ich bin von den Ergebnissen vollkommen befriedigt und glaube die Malariafrage, wenigstens soweit es sich um die Bekämpfung der Malaria handelt, und das war ja die Aufgabe der Expedition, gelöst zu haben. Im Grunde genommen ist es allerdings weiter nichts als die Anwendung der von mir für die Bekämpfung der Cholera aufgestellten Grundsätze für die Malaria."

Die Ergebnisse seiner Arbeit publizierte Robert Koch nicht nur in einer Reihe von Aufsätzen, er nutzte auch das Podium, um breite Kreise, die im allgemeinen die medizinische Fachpresse nicht lasen, zu informieren. Bedeutungsvoll ist vor allem ein Vortrag, den er am 5. November 1900 vor der Deutschen Kolonialgesellschaft hielt, um vor diesem Kreis unmißverständlich Forderungen zu stellen, deren Berücksichtigung seinem humanistischen Anliegen dienen sollte:

„Wie sollen wir nun aber vorgehen, um möglichst bald praktischen Nutzen aus den neueren wissenschaftlichen Untersuchungen über die Malaria ... zu ziehen? Diese Frage ist einfach dahin zu beantworten, daß wir weit mehr Ärzte hinaussenden müssen als bisher und daß wir das Chinin allen Unbemittelten, namentlich den Arbeitern und den Eingeborenen möglichst zugänglich zu machen haben ... Die Ärzte, welche zur Bekämpfung der Malaria in die Kolonien hinausgesandt werden, müssen zwei Bedingungen erfüllen; sie müssen erstens im Mikroskopieren so geübt sein, daß sie auch die schwierigen latenten Fälle, bei denen oft nur vereinzelte Parasiten nachzuweisen sind, mit Sicherheit diagnostizieren können, und sie müssen zweitens verstehen, die Malaria gründlich zu heilen, d. h. so zu heilen, daß keine Rezidive mehr erfolgen.

Wie es in unseren Kolonien in bezug hierauf stellenweise noch aussieht, das habe ich in Neuguinea erfahren. Dort sind überhaupt nur zwei Ärzte. Beide sind durch die Praxis so in Anspruch genommen, daß ihnen zum Mikroskopieren keine Zeit bleibt; aber wie sollen sie die Malaria in rationeller Weise bekämpfen, wenn es ihnen nicht einmal möglich ist, eine sichere Diagnose der einzelnen Malariafälle zu stellen.

So lange diese Zustände herrschen, wird an eine Abnahme der Malaria in Neuguinea nicht zu denken sein." [13, S. 446—447]

Seine Auffassung, daß es durchaus möglich sei, malariaverseuchte Gebiete von der Krankheit zu befreien und auch frei zu halten, glaubte Robert Koch 1901 auf der Insel Brioni unter Beweis gestellt zu haben, wo es ihm auf kleinem Raum gelungen war, 66 Malariakranke zu heilen und damit auch die übrigen 234 Einwohner vor einer Erkrankung zu bewahren.

Diesen Erfolg hoffte er auch auf andere, größere Gebiete zu übertragen. Allerdings zeigte die durch Ollwig in Ostafrika 1901 eingeleitete Malariabekämpfung nicht die erhofften Ergebnisse. Entsprechend den Empfehlungen Robert Kochs hatte er begonnen, in Daressalam die Malariakranken zu ermitteln und mit

Chinin zu behandeln. Doch das erwies sich als Fehlschlag, da im Unterschied zu Robert Kochs erfolgreichem Wirken in Neuguinea und vor allem auf Brioni, also in relativ abgeschlossenen Gebieten, hier in den Küstenbereich von Daressalam mit Karawanen ständig erneut malariaverseuchte Parasitenträger eindrangen. Eine wirksame Bekämpfung hätte eine wesentlich stärkere medizinische Kontrolle und systematische Bekämpfung der Stechmücke vorausgesetzt. Dazu aber fehlten die Möglichkeiten und Mittel, so daß sich in Ostafrika die Zahl der Malariaerkrankungen weiter erhöhte.

Die grundsätzliche Richtigkeit der von Robert Koch vertretenen Möglichkeit, befallene Gebiete malariafrei zu machen und zu halten, hat sich vollauf bestätigt. Durch großangelegte Anwendung von Kontaktinsektiziden wurden die Mücken in weiten Gebieten der Sowjetunion, der USA und anderen Bereichen potentieller Malariagefahr ausgerottet. Während die Malaria damit aus Europa und den USA verbannt werden konnte, werden die Menschen in Mittel- und Südamerika, dem tropischen Afrika und Südasien noch immer von dieser schrecklichen Seuche heimgesucht. Die weltweite Ausrottung der Malaria ist das erklärte Ziel der Weltgesundheitsorganisation (WHO), eine Aufgabe, deren Verwirklichung der materiellen Hilfe aller ökonomisch fortgeschrittenen Länder bedarf, um die notwendigen gesellschaftlichen Voraussetzungen für erfolgversprechende chemische, biologische und medizinische Bekämpfungsmaßnahmen zu schaffen.

Da sich resistende Mückenpopulationen entwickelten, haben sich beim Einsatz von Insektiziden Rückschläge ergeben. Eine neue Möglichkeit der Malariabekämpfung zeichnete sich durch ein biologisches Mittel, den Bacillus Sphaericus, den Erreger einer Mückenkrankheit, ab. Die Lösung des Problems scheint jedoch nicht über die Mückenbekämpfung, sondern über die aktive Schutzimpfung erzielbar zu sein. Dabei ist durch die Gentechnologie als neuestem Weg zur Produktion von Malariaimpfstoff, an der international intensiv gearbeitet wird, eine optimale therapeutische Behandlung zu erwarten. Die von der WHO veranschlagten 450 Millionen Dollar, die für einen Sieg über die Malaria notwendig wären, stehen in keinem Verhältnis zu den alljährlich in der Welt durch das Wettrüsten verschlungenen Milliarden.

Robert Koch war an seine Wirkungsstätte zurückgekehrt. Die wachsende internationale Bedeutung des Instituts für Infektionskrankheiten hatte schließlich von den Behörden nach langem Zögern den von Koch bereits seit Jahren geforderten Neubau erzwungen. Dieser wurde in Berlin-Spandau weitgehend nach seinen Plänen ausgeführt und konnte ab Sommer 1900 bezogen werden. Die Erfüllung dieser Forderung schuf für Koch und seine Mitarbeiter wesentlich günstigere Arbeitsbedingungen, was sich sehr positiv auf die Forschungsergebnisse auswirkte.

Nach wie vor hatte das Institut folgende Hauptaufgaben: die wissenschaftliche Erforschung von Infektionskrankheiten, die aktive Teilnahme an deren Bekämpfung einschließlich entsprechender Expeditionen, die Bearbeitung umfangreicher gutachterlicher Stellungnahmen, die Erarbeitung von Vorlagen für hygienische Maßnahmen, Aus- und Weiterbildungskurse für Ärzte und die Veröffentlichung von Forschungsergebnissen.

Sobald die umfangreichen Aufgaben Robert Koch Zeit ließen, widmete er sich mit großer Intensität immer wieder seinem wissenschaftlichen Hauptanliegen, der Tuberkuloseforschung. Vornehmlich beschäftigte ihn weiterhin die Verbesserung des Tuberkulins, vor allem hinsichtlich seiner Wirkungs- und Anwendungsweise.

Die Persönlichkeit Robert Kochs bildete den Mittelpunkt des britischen Tuberkulosekongresses im Juli 1901. Während seines denkwürdigen Vortrages vor der Berliner Physiologischen Gesellschaft über die Entdeckung des Tuberkulosebakteriums (siehe S. 85) hatte er 1882 erklärt, daß die Tuberkulose der Haustiere zweifellos auch eine Ursache der Tuberkulose beim Menschen sei. Er war auf der Grundlage des damaligen Standes der Erforschung von Zoonosen der Annahme, daß es nur wesensgleiche Tuberkulosebakterien gäbe.

Erste Zweifel über die Identität der Tuberkulose des Menschen und des Rindes hatte er im Ergebnis seiner bakteriologischen Forschungen 1884 geäußert: „Sollte sich auch wirklich noch im Laufe weiterer Untersuchungen wieder eine Differenz zwischen den Tuberkel- und Perlsuchtbazillen herausstellen, welche uns nötigen würden, dieselben nur als nahe Verwandte, aber doch als verschiedene Arten anzusehen, dann hätten wir gleichwohl alle Ursache, die Perlsuchtbazillen für im höchsten Grade verdächtig zu halten."

Angeregt von Theobald Smith (geb. 1859), der 1896 eine Abgrenzung von „Sputumvarietät" und „boviner Varietät" vornahm, konnte Robert Koch in Zusammenarbeit mit dem Veterinärmediziner Schütz experimentelle Unterschiede für die „Stämme boviner und menschlicher Herkunft" nachweisen.

Auf dem Tuberkulosekongreß 1901 in London gab er in seinem bedeutungsvollen Vortrag „Die Bekämpfung der Tuberkulose unter Berücksichtigung der Erfahrungen, welche bei der erfolgreichen Bekämpfung anderer Infektionskrankheiten gemacht sind" vor dreitausend Teilnehmern aus aller Welt seine Untersuchungsergebnisse bekannt und widerrief dabei seine frühere Auffassung einer Identität der Tuberkuloseerreger bei Mensch und Tier. Er führte dazu aus: „Obwohl die wichtige Frage der Empfänglichkeit des Menschen für die Rindertuberkulose noch nicht endgültig entschieden ist und auch nicht heute oder morgen entschieden werden kann, so darf man doch jetzt schon sagen, daß, wenn eine solche Empfänglichkeit wirklich bestehen sollte, die Infektion von Menschen ein sehr seltenes Ereignis ist ... ich halte es deshalb nicht für ratsam, irgendwelche Maßnahmen dagegen zu ergreifen."

Über die Resonanz, die Kochs Vortrag fand, berichtet Friedrich Loeffler: „Wie eine Bombe schlug es ein, als Koch auf dem internationalen Kongreß in London im Jahre 1901 mit diesen neuen Anschauungen öffentlich hervortrat. Die Menschentuberkelbazillen sind von den Rindertuberkelbazillen verschieden. Ein Sturm des Widerspruchs erhob sich. Mit ganz besonderer Heftigkeit wandten sich die Tierärzte aller Länder gegen diese neuen, ihre ganze Stellung, ihren Einfluß auf die menschliche Pathologie schwer bedrohenden Ideen. In allen Kulturländern wurden Kommissionen ernannt, welche mit der experimentellen Prüfung dieser für die Bekämpfung der menschlichen Tuberkulose von der fundamentalsten Wichtigkeit erscheinenden Fragen betraut wurden."

In dem wissenschaftlichen Meinungsstreit vertrat Kochs bedeutender Meisterschüler Emil von Behring eine entgegengesetzte Auffassung. Nach seinen hervorragenden Leistungen bei der Entwicklung der Heilserumtherapie und der aktiven Schutzimpfung gegen Diphtherie hatte er den Kampf gegen die

Tuberkulose zu seiner neuen Hauptaufgabe erklärt. Leider wurde dieses Streben mehr und mehr durch eine persönliche Konfrontation mit seinem großen Lehrmeister Robert Koch getrübt.

Behrings Arbeiten basierten auf Kochs Tuberkulinforschungen. Er vermutete, daß ebenso wie bei Diphtherie und Tetanus infolge Einwirkens eines spezifischen Giftes der Tierkörper zur Antitoxinbildung angeregt wird, woraus ein Tuberkuloseheilserum entwickelt werden könnte. Auf dem XV. Kongreß für innere Medizin hatte er 1897 in seinem Referat „Über experimentell begründete aetiologische Therapie" seiner Erwartung Ausdruck verliehen und diese 1898 auf dem IX. Internationalen Kongreß für Hygiene und Demographie in Madrid, wo er im Mittelpunkt des Interesses stand, weiter verstärkt.

Dieses spezifische Gift war in seiner Grundzusammensetzung das Kochsche Tuberkulin, das nach Behrings Weiterentwicklung in seinem Giftwert etwa 30- bis 40mal stärker und damit wirksamer war. Doch auch die neuen Tuberkulosetoxine ermöglichten nicht die Herstellung eines Heilserums, so daß Behring schließlich nach jahrelangem intensivem Forschen feststellte, daß die „Hoffnung, von geheilten und immunisierten tuberkulösen Rindern ein für den Menschen verwendbares Antitoxin zu erhalten, endgültig aufgegeben werden mußte, und daß er überhaupt auf antitoxischem Wege die Tuberkuloseheilung nicht mehr anstrebe". Als auch seine Versuche einer antibakteriellen Serotherapie erfolglos blieben, stellte er die Forschungen zur Entwicklung eines Tuberkuloseheilmittels ein und wandte sich nun der Tuberkulosevorbeugung mit Hilfe der Schutzimpfung zu.

Eine wirksame Prophylaxe setzte aber die sichere Kenntnis des Infektionsvorganges voraus. Während Robert Koch auf dem britischen Tuberkulosekongreß 1901 den bereits erwähnten Standpunkt vertrat, sprach Behring 1903 auf der 75. Tagung der Gesellschaft Deutscher Naturforscher und Ärzte in Kassel über das Thema „Die Säuglingsmilch ist die Hauptquelle für die Schwindsuchtentstehung". Er führte dazu aus: „Die Schwindsucht des Menschen und die schließlich gleichfalls zur Schwindsucht führende Perlsucht des Rindes, beide Krankheiten werden durch ein mikroskopisch und kulturell nicht zu unterscheidendes Kleinlebewesen pflanzlicher Art, den Kochschen

Tuberkelbazillus hervorgerufen", und kam zu dem Schluß: „Die Säuglingsmilch ist die Hauptquelle für die Schwindsuchtentstehung." Von großer Bedeutung waren seine Vorschläge zur Stall- und Milchhygiene.

So richtig die von Robert Koch gegebene Orientierung auch war, die Tuberkulose als soziale Krankheit zu charakterisieren, die Hauptinfektionsgefahr in dem Tuberkulosekranken zu sehen und die Vorbeugungsmaßnahmen darauf auszurichten, so hatte er doch in seiner Unterschätzung der Mycobacteriums bovis für den Menschen geirrt. Bereits sein letzter Schüler und späterer Biograph, Bernhard Möllers, stellte in Auswertung statistischer Erfassungen bis zum Jahre 1927 fest, daß der Anteil des M. bovis an der Tuberkulose des Menschen 13% ausmacht. Mit der Verminderung der Rindertuberkulose wurde diese Gefahr geringer, doch noch 1952 war der Anteil 10,2%. Diese Tatsache ließ die Rindertuberkulosebekämpfung zu einem wichtigen Bestandteil der Bekämpfung der Tuberkulose auch beim Menschen werden. In der DDR wurde Ende der 70er Jahre die Schaffung tuberkulosefreier Rinderbestände gewährleistet.

Wie ein Brief an Libbertz zeigt, begannen Robert Koch seit Februar 1902 gesundheitliche Störungen in seiner Arbeit zu behindern: „Mir selbst geht es auch nicht besonders. Ich weiß nicht, ob es noch Malariawirkung ist oder ob ich das Winterklima schlecht vertrage. Im vorigen Winter ging es mir ähnlich. Man fühlt sich nicht eigentlich krank, aber auch nicht gesund. Am liebsten möchte ich für einige Zeit ausspannen und irgendwohin reisen, wo die Sonne scheint. Aber ich bin mit den Arbeiten über Perlsucht usw. noch so beschäftigt, daß ich vor Ostern gar nicht daran denken kann, Urlaub zu nehmen."

Aus der erhofften Erholung wurde nichts. Seit dem Jahre 1901 waren in Deutschland in größerem Umfang wieder Typhusfälle aufgetreten. Robert Koch begab sich deshalb im Frühjahr 1902 in die Infektionszentren, führte dort Untersuchungen durch und entwickelte ein Programm zur systematischen Bekämpfung des Abdominaltyphus, dessen Grundlage ein Netz bakteriologischer Untersuchungsstationen bildete. Er wies nach, daß mangelhafte hygienische Bedingungen, vornehmlich in der Trinkwasserversorgung, die Hauptherde waren. Robert Kochs Maßnahmen zur Typhusbekämpfung richteten sich deshalb vor allem auf eine Verbesserung der Trinkwasserversorgung und auf eine Sanierung der Kanalisation. Trotz der Kenntnis des Erregers war die gezielte Vorbeugung gegen die endemisch auftretende Krankheit auf Grund der komplizierten, zeitaufwendigen bakteriologischen Diagnostik bisher noch immer schwierig. Kochs Mitarbeiter Wilhelm von Drigalski (1871–1952) und Heinrich Conradi (1876 bis etwa 1935) entwickelten ein effektiveres Nachweisverfahren, so daß eine raschere Bekämpfung möglich wurde.

Die höchste militärärztliche Bildungsstätte des Deutschen Reiches, die Kaiser-Wilhelm-Akademie, zeigte sich an den Forschungsergebnissen, die für die Armeeführung von besonderer Bedeutung waren, sehr interessiert und lud Robert Koch, der 1887 zum Generalarzt befördert worden war und dem Senat der Akademie angehörte, zu einem Referat ein. In seinem Vortrag „Die Bekämpfung des Typhus" sind neben den hohen fachlichen Leistungen auch nationalistische Töne unverkennbar.

Kaum war es Robert Koch gelungen, die weitere Ausbreitung des Typhus zu verhindern, kaum hatte er auf dem Internationalen Tuberkulosekongreß im Oktober 1902 in Berlin erneut nachdrücklich seine Auffassung zum Verhältnis von Menschen- und Tiertuberkulose dargelegt, da erhielt er einen neuen Auftrag zur Erforschung von Tierseuchen in Südafrika.

Der fast 60jährige, durch Krankheit gezeichnete Wissenschaftler konnte sich keine Ruhe gönnen. So sehr ihm auch daran gelegen war, an seinem Lebensabend verdiente Stunden der Entspannung zu finden, vor allem aber auch seine Tuberkuloseforschung weiterzuführen, war er immer bis ins hohe Alter in aller Welt dort zu finden, wo es die Situation erforderte. Ein Brief vom 25. Dezember 1902 an seinen engen Mitarbeiter Georg Gaffky zeigte, daß ihm das keineswegs leicht fiel: „Meine Hoffnung, die paar Jahre, welche mir noch beschieden sind, in beschaulicher Ruhe verbringen zu können, scheint nicht in Erfüllung gehen zu sollen. Ich erhielt vor einigen Tagen von der englischen Regierung die Aufforderung, wieder einer Rinderseuche wegen nach Südafrika, und zwar nach Rhodesia zu gehen. Ablehnen kann ich in diesem Falle nicht, da es gewissermaßen die Fortsetzung meiner vor zehn Jahren im Kaplande begonnenen Arbeiten ist, und so werde ich denn wieder hinausgehen. Meine Frau begleitet mich."

Mit größtem Verständnis war Hedwig Koch stets bereit, die

Unbequemlichkeiten und Gefahren einer Forschungsexpedition auf sich zu nehmen, um ihrem Mann, soweit sie es konnte, eine Helferin zu sein, auf jeden Fall aber, um die kurz bemessene Freizeit mit ihm zu teilen und ihn im Krankheitsfalle zu pflegen. Ohne ihre Liebe und Unterstützung wäre Robert Koch ohne Zweifel nicht in der Lage gewesen, diese Anstrengungen auf sich zu nehmen. Bei der Würdigung seiner hervorragenden Leistungen sollte deshalb auch nicht die selbstlose Hilfsbereitschaft seiner Frau, die ihre persönlichen Interessen und Wünsche der Forschungsarbeit ihres Mannes unterordnete, vergessen werden.

Wieder in Südafrika

Nach sechs Jahren weilte Robert Koch nun wieder in Südafrika. Die wenigen Jahre der Ausbreitung und Festigung des Kolonialismus hatten genügt, das Land zu verändern. Die Kolonialisten beuteten nicht nur das Land und seine Menschen aus, sie hatten auch dessen Natur verunstaltet. Wenn Robert Koch die politisch-ökonomischen Zusammenhänge in ihrem Wesen nach wie vor weitgehend verborgen blieben, so beklagte er doch entschieden die augenscheinlichen zerstörerischen Einwirkungen der „Kulturbringer": „... es ist aber recht schade, daß die europäische Kultur so unbarmherzig alles wegfegt, was das Land früher so interessant machte. Bei der Eisenbahnfahrt habe ich sehr wenige Eingeborenendörfer gesehen, auch in Gegenden, wo überall sich Spuren früherer Ansiedlungen zeigten. Von Wild, welches früher in zahllosen Herden überall zu erblicken war, keine Spur mehr. Menschen und Tiere, welche das Land früher bewohnten, ziehen sich vor dem Europäer zurück. Ich hoffe aber, später noch Gelegenheit zu finden, auch die noch unberührten Teile des Landes, wo noch kein Gold gegraben wird, kennen zu lernen."

Nach anstrengender Arbeit, die vor allem das Erforschen der Zecken als übertragende Parasiten einschloß, hatte er, unterstützt von Friedrich Karl Kleine (geb. 1869), das Wesen der Tierseuche, die dem Texasfieber verwandt war, erkannt. Nun wurde methodisch der bekannte Forschungsweg weiter beschritten und ein immunisierendes Serum entwickelt. Die Arbeiten dauerten jedoch wesentlich länger, als Koch ursprünglich annahm. In dieser Zeit verstärkte sich sein Entschluß, die Leitung des Instituts wegen der zunehmenden Belastung durch Verwaltungsaufgaben niederzulegen, wie ein Brief vom 10. Oktober 1903 an Gaffky zeigt:

„Mein Aufenthalt in Südafrika scheint viel länger zu werden, als ich ursprünglich gedacht habe, und da möchte ich Sie doch nicht so gänzlich ohne Nachricht von mir lassen, um so mehr, als ich annehmen muß, daß Sie mit meiner langen Abwesenheit von Berlin und vom Institut gar nicht einverstanden sind. In gewisser Beziehung haben Sie ja auch recht; für das Institut ist es nicht von Vorteil, wenn ich mich demselben nicht beständig persönlich widmen kann. Aber das kann ich nun eben nicht, und ich muß die Verantwortung für den Schaden, der dem Institut geschieht, ablehnen, weil ich schon früher einmal darum gebeten habe, mir die Direktion des Instituts abzunehmen, und auch jetzt wieder (aber ich bitte ganz unter uns gesagt) diesen Antrag gestellt habe. Aber abgesehen vom Institut, halte ich es für meine Pflicht, dahin zu gehen und dort zu arbeiten, wo ich der Wissenschaft am meisten nützen kann. Bei uns zu Hause ist nun schon so gründlich aufgearbeitet und die Konkurrenz eine so gewaltige, daß es sich wirklich nicht mehr lohnt, dort zu forschen. Hier draußen aber, da liegt noch das Gold der Wissenschaft auf der Straße. Wie viel Neues habe ich gesehen und gelernt, als ich zum ersten Male nach Afrika kam! Und so geht es mir auch jetzt wieder. Ich habe diesmal nicht mit der Rinderpest, sondern mit einer Gruppe von Krankheiten zu tun, deren Parasiten zu den Protozoen gehören. Diese Krankheiten bieten so ganz neue Seiten und Eigenschaften im Verhältnis zu unseren biederen europäischen Bakterienkrankheiten, daß man sich fast in eine neue Welt versetzt fühlt. Und dabei ist die Ätiologie derselben so verwickelt, manchmal geradezu verzwickt, daß es mir viel Kopfzerbrechen und mehr als ein halbes Jahr lang angestrengteste Arbeit gekostet hat, um so weit zu kommen, wie ich jetzt bin. Vom rein praktischen Standpunkt genommen, habe ich meine Aufgabe nahezu gelöst, nachdem es mir gelungen ist, ein Schutzimpfungs-Verfahren zu finden, das die Viehbesitzer vor größeren Verlusten bewahren wird. Dasselbe muß nur noch in der Praxis erprobt und vielleicht in einzelnen Punkten verbessert werden. Aber wissenschaftlich bietet die Krankheit ebenso wie die anderen zu dieser Gruppe gehörenden Krankheiten noch manches Rätselhafte. Am liebsten bliebe ich noch Jahre hier, um alles bis auf den Grund zu enträtseln."

Welche Leidenschaft für die Wissenschaft erfüllte Robert Koch, der am 11. Dezember 1903 in Bulawayo seinen 60. Geburtstag feierte. Mit unerbittlicher Konsequenz und Zielstrebigkeit bewältigte er seine Aufgaben. Kleine, sein treuer Begleiter, berichtete über ihren anstrengenden Tagesablauf:

„Unsere Tagesarbeit war streng geregelt. Morgens um 7 Uhr frühstückten wir schnell und fuhren dann etwa 25 Minuten nach unserer Experimentalstation ‚Hillside Camp'. Das Labor bestand aus einigen Häusern, die die drei Koch zugeteilten englischen Tierärzte bewohnten, einer großen Baracke mit drei Zimmern und einer Anzahl von Tierställen. Die Baracke wurde als Laboratorium hergerichtet. In den Ställen standen unsere Versuchstiere, die mitsamt dem täglichen Futter aus einer seuche- und zeckenfreien Gegend mit der Eisenbahn weit herkamen. In der Frühe, noch vor unserer Ankunft, fertigten die Tierärzte alle nötigen Blutpräparate an. Wir färbten sie und begannen zu mikroskopieren, während Koch mit dem Chief Veterinary Surgeon alle Ställe durchging. Stundenlang folgten dann die Autopsien der eben gefallenen Tiere. Bei jeder einzelnen Sektion stand Koch aufmerksam und unermüdlich in der prallen Sonne. Auf den Bäumen in der Nähe des Platzes hockten große, vollgefressene Geier. In demselben Augenblick, wo wir den Rücken wendeten, stürzten sie sich zu vielen Hunderten auf die Kadaver, um bis zum Abend alles bis auf die großen Knochen hinunterzuschlingen. — Nach kurzer Mittagsrast im Hotel kehrten wir zu unserem Laboratorium zurück. Wenn die Sonne sank, wurde die Arbeit beendet. So ging es täglich, mit Einschluß der Sonntage."

Neben der vielen anstrengenden Arbeit versuchte Robert Koch, hin und wieder Zeit zu finden, um Land und Menschen kennenzulernen.

Auch während seiner zweiten Ehe blieb er mit seiner Tochter und deren Familie eng verbunden. In einem Brief, den er Mitte Dezember 1903 an sie schrieb, erwähnte Robert Koch erstmals seine Herzkrankheit, deren Auswirkungen er bagatellisierte, die aber doch, nicht zuletzt durch seinen schonungslosen Einsatz im Dienste des Menschen, ihren forcierten Verlauf nahm.

„Liebes Trudchen!

Ich danke Dir und den Deinigen recht herzlich für die freundlichen Wünsche zu meinem sechzigsten Geburtstage. Es ist doch eine eigene Sache mit diesem Tage, an dem das eigentliche Alter beginnt. Ich fühle mich zwar frisch und leistungsfähig, aber es muß doch nun bald kommen, hin und wieder habe ich, wie mir scheint, auch schon leise Andeutungen davon, Herzbeschwerden, verbunden mit Kurzatmigkeit, die zwar immer bald vorübergehen, aber doch zur Vorsicht mahnen. Berge möchte ich nicht mehr steigen; glücklicherweise gibt es hier keine, wenigstens nicht in der Nähe von Bulawayo. Dagegen war ich vor einigen Wochen im District Victoria, wo wir die von mir gefundene Schutzimpfung gegen die hiesige Rinderseuche in größerem Umfange ausgeführt haben. Da gibt es Berge und wunderbar geformte Granitfelsen. Auf einem dieser Felsen und am Fuße desselben liegen die merkwürdigen Ruinen von Zimbabwe, die man für die Reste von der Hauptstadt des in der Bibel erwähnten Landes Ophir hält. Zwischen unseren Impfungen konnten wir einige Ruhetage zum Besuch dieser Ruinen verwenden. Aber es sind nicht allein diese Ruinen, die einen unvergeßlichen Eindruck auf mich gemacht haben, sondern die Landschaft, die Bewohner, die Vegetation – alles zusammen trägt einen echt afrikanischen Charakter. Auch an Löwen fehlt es nicht. Wenn ich wieder in Berlin bin, will ich Euch manches davon erzählen.

Eine andere Reise hatte ich neulich nach Pretoria und Bloemfontain zu machen, zu einer Rinderpestkonferenz. Um dahin zu gelangen, mußte ich fünf Tage mit der Eisenbahn fahren, Hin- und Rückreise also zehn Tage. Auch das ist afrikanisch, Entfernungen spielen hier gar keine Rolle. Über diese verschiedenen Reisen bin ich gar nicht dazu gekommen, Dir frühzeitig genug zum Weihnachtsfest zu schreiben und Dich zu bitten, jedem von Deinen Söhnen hundert Mark als Weihnachtsgeschenk von mir zu übergehen. Aber ich hoffe, daß sie nicht böse sein werden, wenn es noch nachträglich geschieht. Du hast wohl die Güte, das Geld auszulegen; ich werde es Dir sofort nach meiner Rückkehr erstatten. Ich hoffe, mit meinen Arbeiten etwa Anfang März fertig zu sein; dann werde ich abreisen, halte mich noch ein paar Wochen in Daressalam auf und gedenke im Mai wieder in Berlin zu sein. Auf diese Weise komme ich nicht in den deutschen

Winter hinein, was immer recht unangenehm ist, wenn man aus dem sonnigen Süden kommt.
Mit herzlichen Grüßen an Eduard und die Kinder
Dein Dich liebender Vater."

Auch in Afrika verfolgte Robert Koch aufmerksam die Arbeiten seines Instituts. Doch fühlte er sich den vielfältigen, mit dessen Leitung verbundenen Aufgaben nicht mehr gewachsen. So war er in gewisser Beziehung froh, wenn er auf den Expeditionen ganz seinem Hauptanliegen, der Forschung, leben konnte. Die weltweit geachtete Persönlichkeit Robert Kochs, die hervorragenden Ergebnisse seiner Arbeit und die des von ihm geleiteten Kollektivs hatten die Reichsregierung zu einer für preußische Verhältnisse beachtlichen Förderung des Instituts veranlaßt – nicht zuletzt auch aus Gründen des nationalen Prestiges. Die Zuwendungen waren aber weitgehend auf die Persönlichkeit Kochs orientiert, so daß sich während der langen Zeit seiner Abwesenheit die Unterstützung erheblich verminderte. Seine Mitarbeiter hatten sich darüber bei ihm beklagt. Diese Verärgerung aktivierte, wie ein Brief vom 14. Dezember 1904 an seinen Stellvertreter Wilhelm Dönitz (geb. 1838) zeigt, Kochs Absicht zurückzutreten.

Robert Koch legt die Leitung des Instituts nieder

„... Wohin soll das nur führen, wenn es so fort geht? Es will mir gar nicht behagen, daß ich mich nun bald wieder mit diesen mir höchst unsympathischen Angelegenheiten befassen soll. Der Gedanke, die Sorgen und den Kampf für die Interessen des Instituts einer jüngeren Kraft zu überlassen und die wenigen mir noch beschiedenen Jahre in Ruhe und Frieden zu verleben, drängt sich mir unter solchen Verhältnissen immer stärker auf. Wenn ich zurückkomme, werde ich mich mit der gründlichen Bearbeitung des hier gesammelten Materials zu beschäftigen haben, und dann muß ich mich mit meinen Tuberkulose-Gegnern auseinandersetzen. Das gibt viel Arbeit, und dazu brauche ich Ruhe, aber nicht nutzlosen Streit und Ärger."
Am 15. Januar 1903 teilte er Dönitz seinen endgültigen Entschluß, die Leitung des Instituts niederzulegen, mit: „Sie werden

sich erinnern, daß es von jeher meine Absicht war, nach Vollendung meines 60ten Lebensjahres mich zur Ruhe zu setzen. Diese Absicht habe ich nun, nachdem ich es mir oft und reichlich überlegt habe und immer wieder zu dem Resultat gekommen bin, daß es sowohl für mich als auch für das meiner Fürsorge anvertraute Institut das Beste ist, zur Anführung gebracht und habe um meine Verabschiedung aus dem Staatsdienste gebeten. Da ich nicht glaube, daß irgendwelche Gründe vorliegen, welche gegen die Bewilligung meines Gesuches sprechen, so hoffe ich, schon in kurzer Zeit einen zusagenden Bescheid zu erhalten. In diesem Falle würde vom 1ten April 1904 ab die Leitung des Instituts in andere Hände übergeben ..."

Zu seinem 60. Geburtstag wurde er mit Ehrungen aus aller Welt überschüttet. In einem Dankschreiben an Paul Frosch stellte er fest: „Deswegen ist es für mich immer die schönste Zeit, wenn ich in die weite Welt hinausziehen kann und da irgendwo ganz für mich so studieren, als ob ich niemals in Berlin gewesen wäre und niemals wieder hinkommen würde."

Nur allzugern entsprach Robert Koch deshalb dem Wunsche der britischen Regierung, nach dem Abschluß seiner Arbeiten den Aufenthalt zu verlängern, um sich der Untersuchung der Pferdesterbeseuche zu widmen, die alljährlich unter den Pferde- und Maultierbeständen viele Opfer forderte. Anfang April 1904 trat Robert Koch schließlich die Heimreise an, begab sich jedoch, bevor er seine Tätigkeit in Berlin wieder aufnahm, zu einer dringend notwendigen Kurbehandlung.

Nach der Rückkehr leitete er unverzüglich Verhandlungen mit dem Ziel seiner Ablösung ein. Seinem Gesuch wurde mit Wirkung des 1. Oktober stattgegeben und Georg Gaffky, sein langjähriger Assistent, zu seinem Nachfolger bestimmt. Robert Koch hoffte nun endlich die Zeit für systematische kreative Forschungen gefunden zu haben. Die wissenschaftlichen Arbeitsmöglichkeiten blieben ihm auch nach seinem Ausscheiden aus dem Institut erhalten.

Die Mitarbeiter des Instituts ließen es sich nicht nehmen, die ausgefallene Geburtstagsfeier ihres hochverehrten Direktors, der am 25. Juni 1904 zum ordentlichen Mitglied der physikalisch-mathematischen Klasse der Akademie der Wissenschaften zu Berlin berufen worden war, gebührend nachzuholen. In der Dankrede an seine Gäste formulierte Robert Koch die von hohem

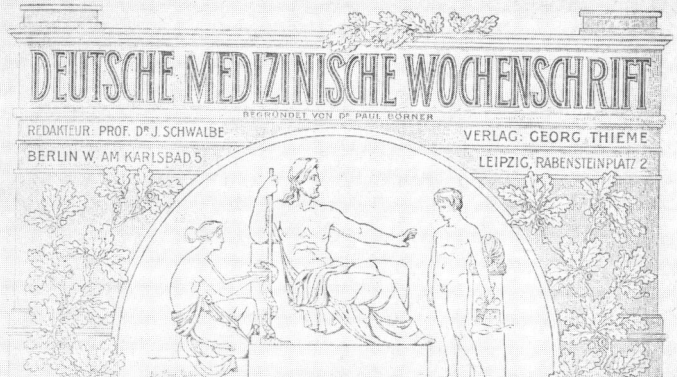

DEUTSCHE MEDIZINISCHE WOCHENSCHRIFT

BEGRÜNDET VON D? PAUL BÖRNER

REDAKTEUR: PROF. D? J. SCHWALBE

BERLIN W. AM KARLSBAD 5

VERLAG: GEORG THIEME

LEIPZIG, RABENSTEINPLATZ 2

№ 3.   Donnerstag, den 18. Januar 1906.   32. Jahrgang

Ueber den derzeitigen Stand der Tuberculosebekämpfung.[1])

Von R. Koch.

Noch vor zwanzig Jahren wurde die Tuberculose, selbst in ihrer gefährlichsten Form, der Lungenschwindsucht, nicht für ansteckend gehalten. Durch die Arbeiten von Villemin und die experimentellen Untersuchungen von Cohnheim und Salomonsen waren allerdings schon gewisse Anhaltspunkte gegeben, daß diese Auffassung eine irrige sei. Aber erst durch die Entdeckung des Tuberkelbacillus wurde die Aetiologie der Tuberculose auf eine sichere Grundlage gestellt und die Ueberzeugung gewonnen, daß dieselbe eine parasitäre, d. h. eine ansteckende, aber auch vermeidbare Krankheit ist.

Schon bei den ersten Mitteilungen über die Aetiologie der Tuberculose habe ich auf die Gefahren hingewiesen, welche durch die Verbreitung der bacillenhaltigen Absonderungen der Schwindsüchtigen entstehen, und habe dazu aufgefordert, prophylaktische Maßregeln gegen die Seuche zu ergreifen. Aber meine Worte sind unbeachtet geblieben. Es war eben noch zu früh, und sie konnten deswegen noch keinem vollen Verständnis begegnen. Es ging damit wie bei so vielen ähnlichen Gelegenheiten in der Medizin, wo es auch langer Zeit bedurft hat, ehe alte Vorurteile überwunden und die neuen Tatsachen von den Aerzten als richtig anerkannt wurden.

Aber ganz allmählich hat sich dann die Erkenntnis von der ansteckenden Natur der Tuberculose verbreitet und immer tiefere Wurzeln gefaßt, und je mehr die Ueberzeugung von der Gefährlichkeit der Tuberculose sich Bahn brach, um so mehr hat sich auch die Notwendigkeit aufgedrängt, sich dagegen zu schützen.

Zuerst machten sich die darauf gerichteten Bestrebungen in belehrenden und warnenden Schriften bemerkbar. Bald darauf entstanden, angeregt durch die Erfolge, welche Brehmer mit der diätetisch-hygienischen Behandlung der Lungenkranken erzielte, Sanatorien für Schwindsüchtige, denen sich Erholungsstätten, Seehospize, Dispensaires und ähnliche Einrichtungen anschlossen. Es entwickelte sich eine überaus reiche Vereinstätigkeit, Internationale Kongresse wurden abgehalten. Die Anzeigepflicht, fakultative oder obligatorische, wurde hier und da eingeführt. In manchen Staaten und Städten wurden voll-kommen ausgearbeitete Gesetze gegen die Tuberculosegefahr erlassen. Es gibt wohl kaum noch ein Land, wo man nicht in der einen oder anderen Weise den Kampf gegen die Tuberculose aufgenommen hat, und es ist außerordentlich erfreulich zu sehen, wie jetzt ganz allgemein und mit großem Nachdruck gegen den gefährlichen Feind zu Felde gezogen wird. Aber im ganzen genommen trugen alle diese Bestrebungen einen recht ungleichen Charakter; sie verfolgten zwar alle dasselbe Ziel, wählten dazu aber ganz verschiedene Wege. In dem einen Lande wollte man alles durch Belehrung erreichen, in einem anderen hoffte man, die Tuberculose durch therapeutische Maßnahmen beseitigen zu können, und wieder in einem anderen wandte man sich fast ausschließlich gegen die Gefahren, welche angeblich von der Rindertuberculose drohen.

In neuester Zeit ist allerdings schon ein gewisser Ausgleich insofern eingetreten, als die einzelnen Länder nicht mehr ganz so einseitig vorgehen wie früher und das eine von dem anderen dasjenige an Kampfesmitteln annimmt, was erprobt zu sein scheint. Aber bei der immerhin noch großen Verschiedenheit in der Art und Weise der Tuberculosebekämpfung ist es doch notwendig zu fragen, welche Maßregeln wohl am meisten den wissenschaftlichen Anforderungen und den allgemeinen Erfahrungen in der Seuchenbekämpfung entsprechen.

Ehe wir indessen an die Beantwortung dieser Frage herantreten, müssen wir uns vollkommene Klarheit darüber verschaffen, in welcher Weise die Ansteckung bei der Tuberculose zustande kommt, d. h. wie die Tuberkelbacillen in den menschlichen Organismus eindringen; denn alle prophylaktischen Maßregeln gegen eine Seuche können doch nur darauf gerichtet sein, das Eindringen der Krankheitskeime in den Menschen zu verhindern.

In bezug auf die Ansteckung mit Tuberculose haben sich nun bisher nur zwei Möglichkeiten geboten: 1. die Ansteckung durch Tuberkelbacillen, welche vom tuberculösen Menschen ausgehen, und 2. durch solche, welche im Fleisch und in der Milch perlsüchtiger Rinder enthalten sind. Diese zweite Möglichkeit können wir nach den Untersuchungen, welche ich gemeinschaftlich mit Schütz über das Verhältnis zwischen Menschen- und Rindertuberculose angestellt habe, fallen lassen oder doch als so gering ansehen, daß diese Quelle der Ansteckung gegenüber der anderen ganz in den Hintergrund tritt. Wir waren nämlich zu dem Ergebnis gekommen, daß die menschliche Tuberculose und die Rinder-

[1]) Nobel-Vorlesung, gehalten in Stockholm am 12. Dezember 1905.

12

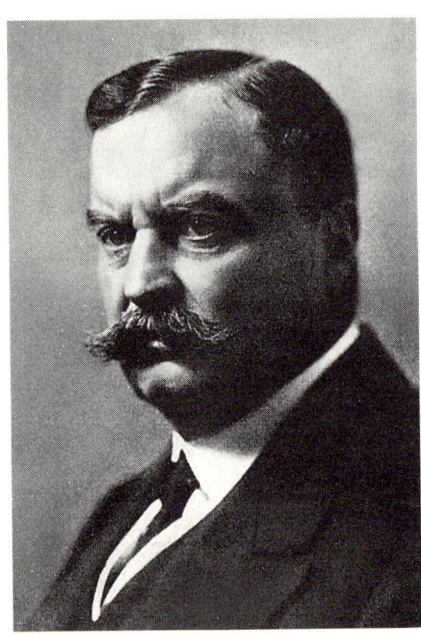

Bild 79. David Bruce
(1855—1931)

Bild 80. Anlegestelle am
Victoriasee

Bild 81. Schlafkrankheits-
expedition 1905 bis 1907

Bild 82. Hafen von Daressalam

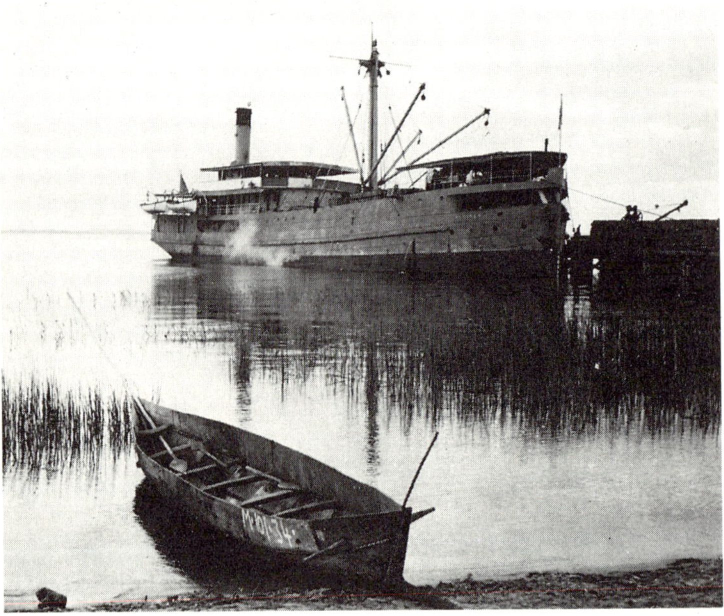

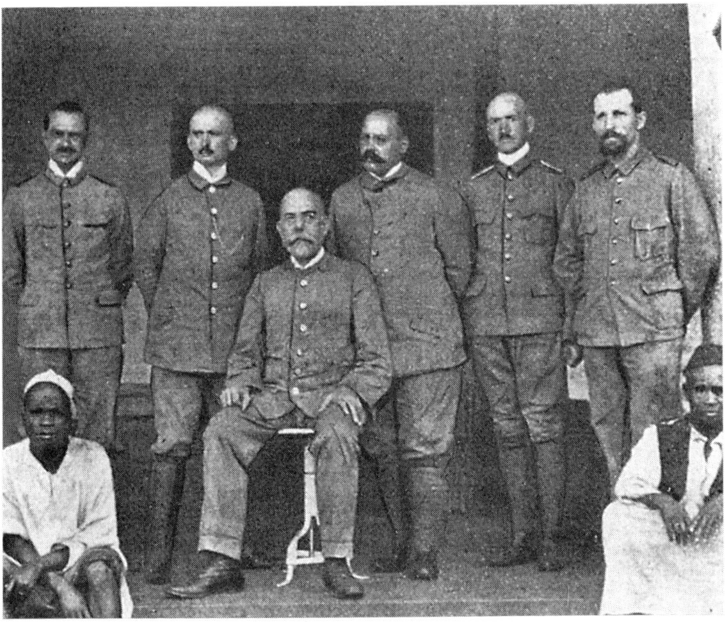

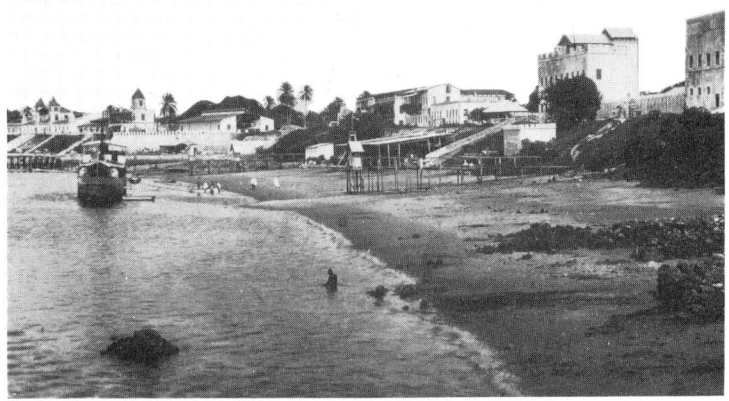

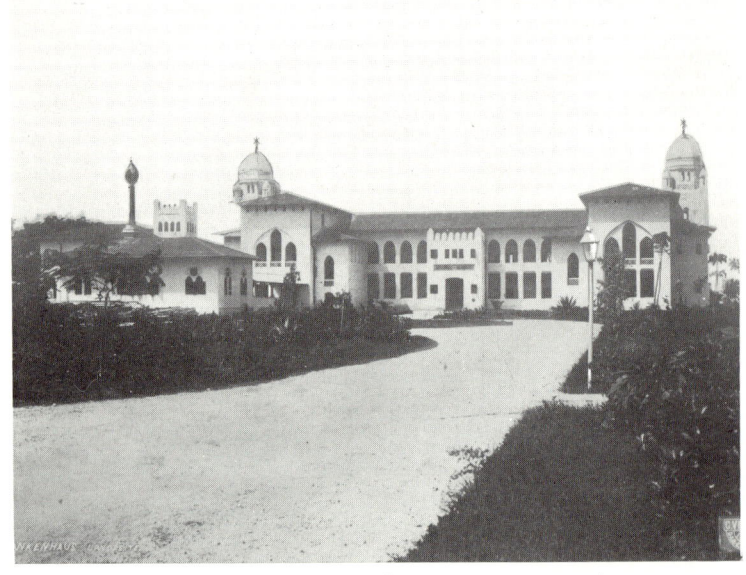

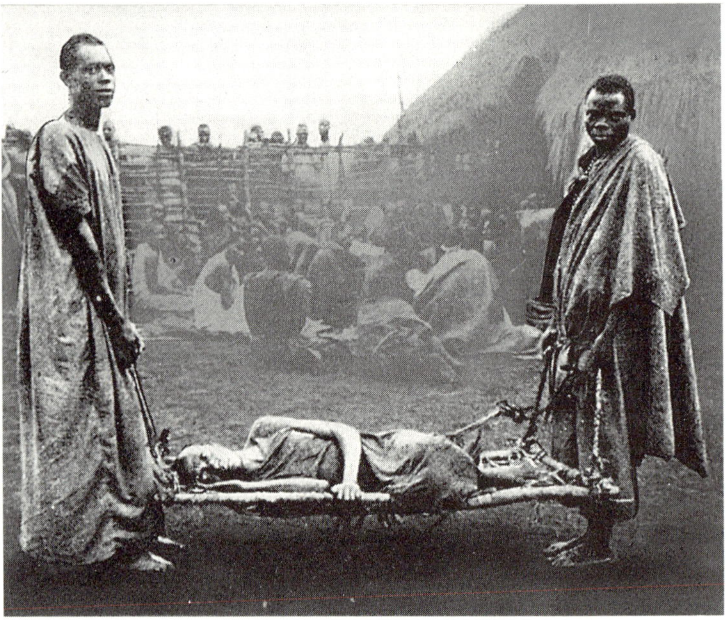

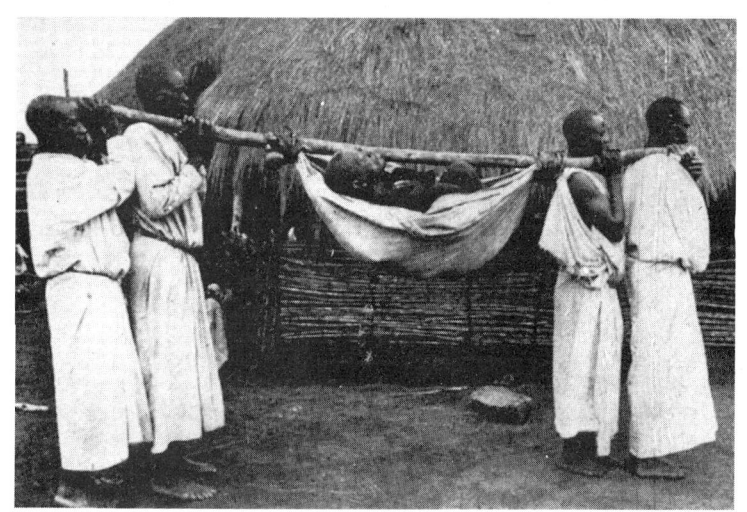

Bild 83. Krankenhaus Daressalam (nur für Europäer!)

Bild 84. „Krankenpflege" Eingeborener

Bild 85. Transport eines Schlafkranken

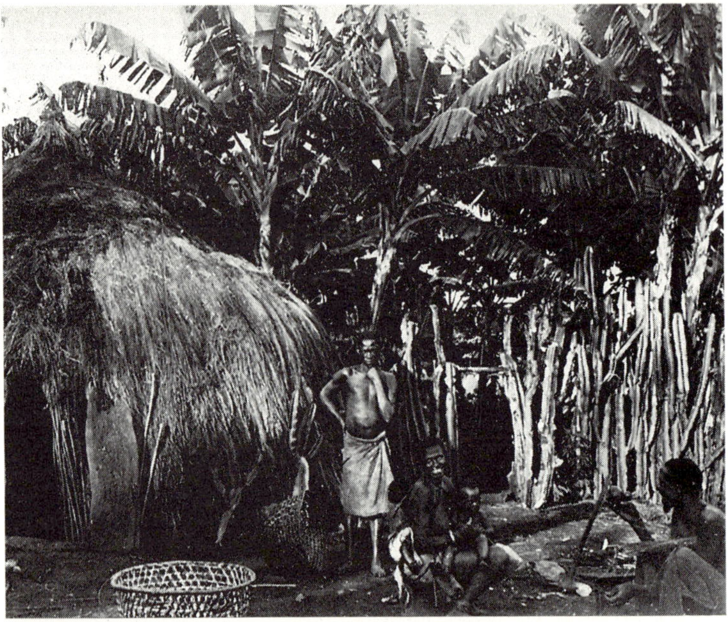

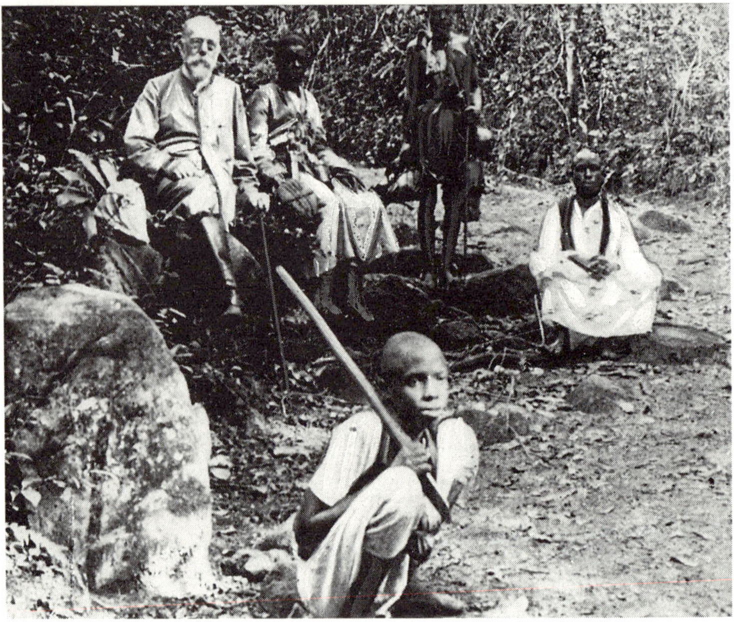

Bild 86. Lebensbedingungen der Bevölkerung in dem von der Schlafkrankheit verseuchten ehemaligen deutschen Kolonialgebiet Ostafrika

Bild 87. Robert Koch während der Schlafkrankheitsexpedition

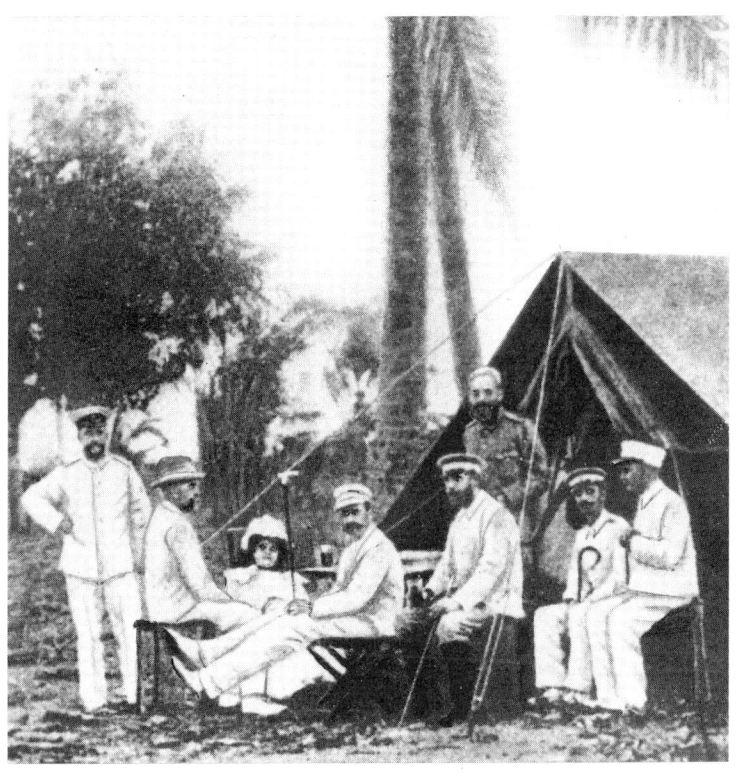

Bild 88. Lager der Schlafkrankheitsexpedition

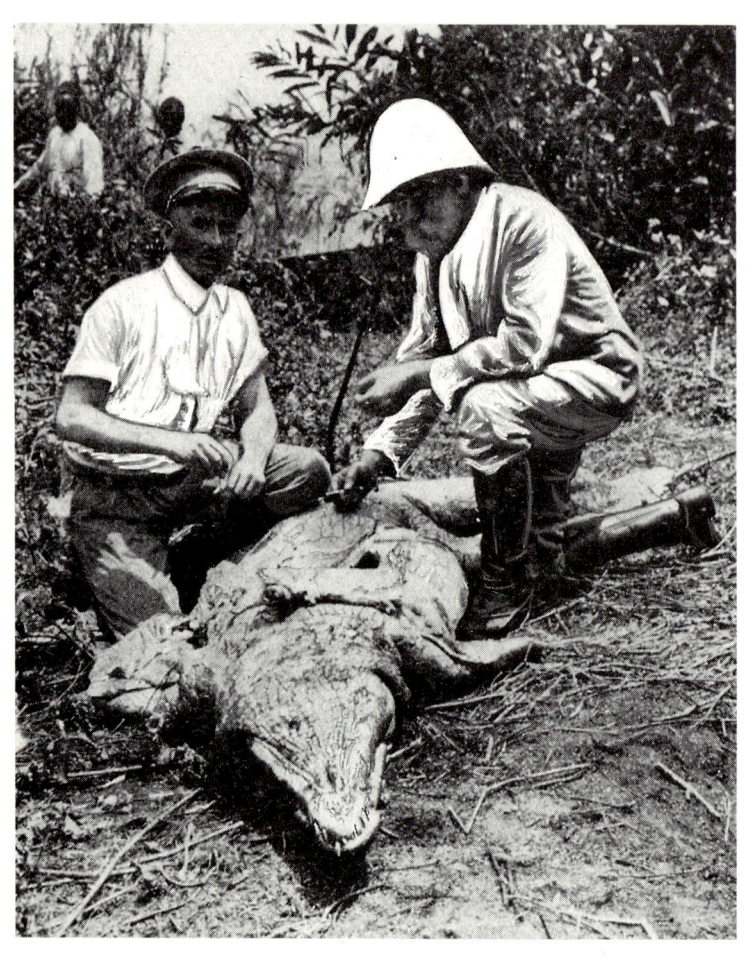

Bild 89. Sektion eines Krokodils durch Robert Koch und F. K. Kleine

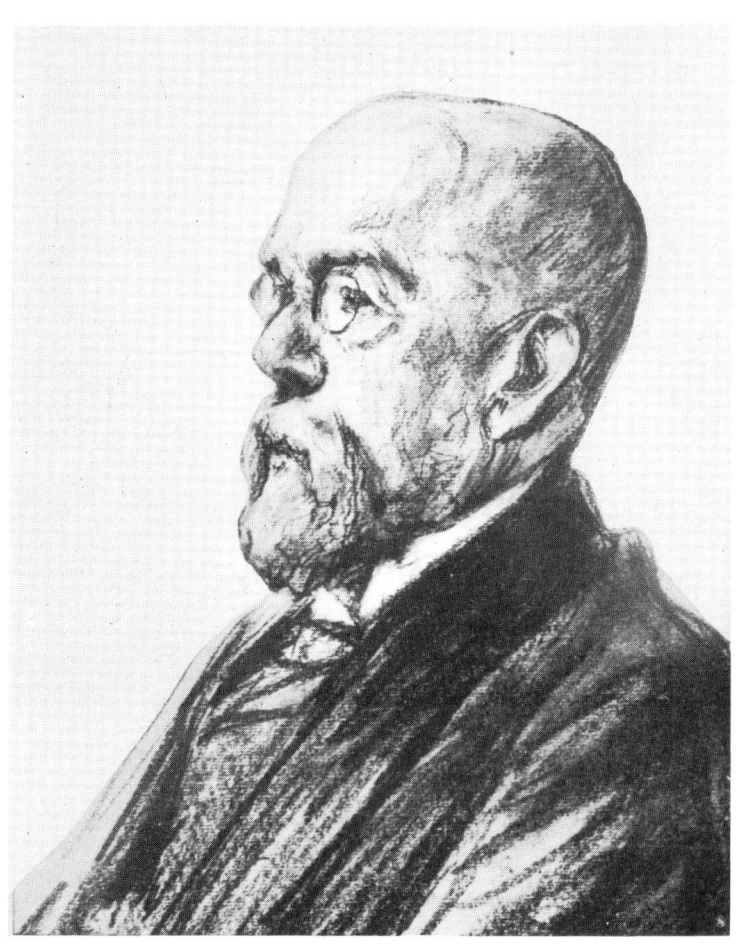

Bild 90. Robert Koch. Zeichnung von Max Liebermann 1907

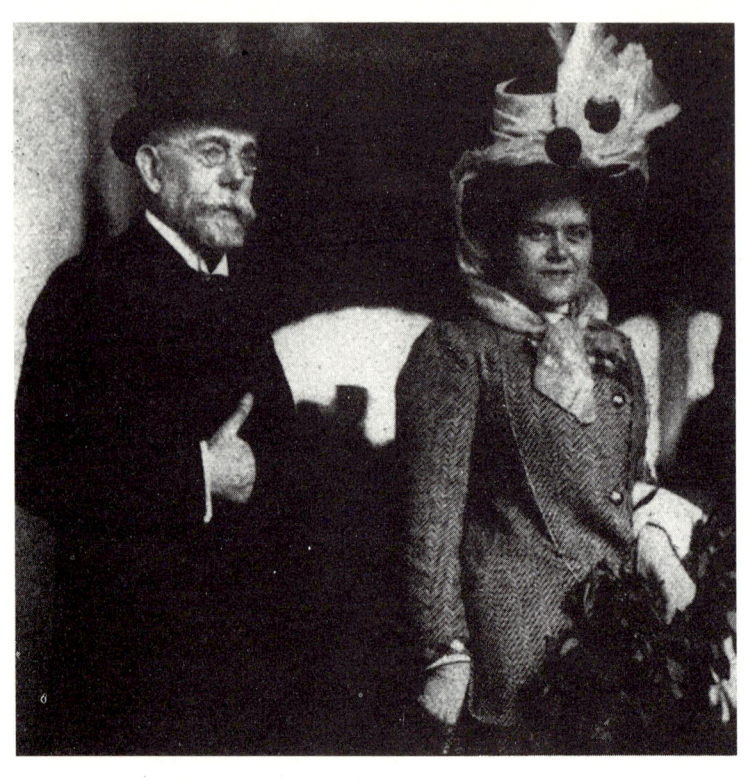

Bild 91. Robert Koch mit seiner zweiten Frau in New York 1908

Bild 92. Altersbildnis

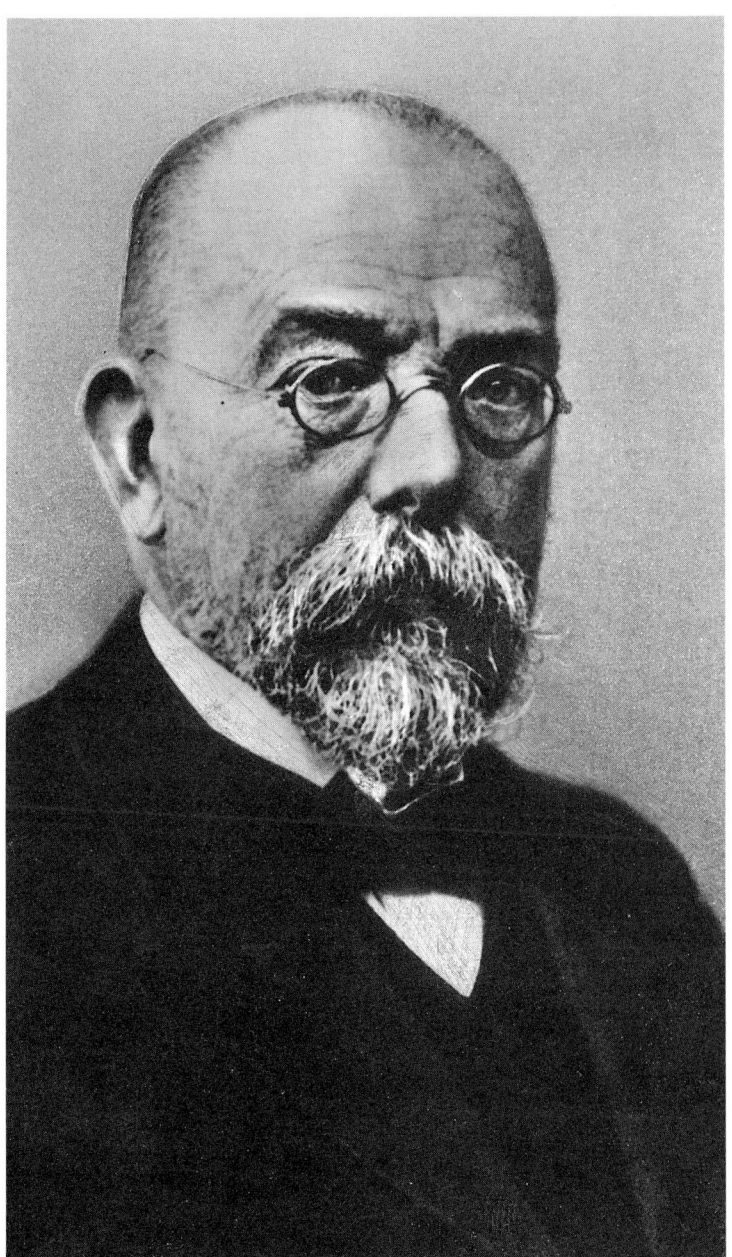

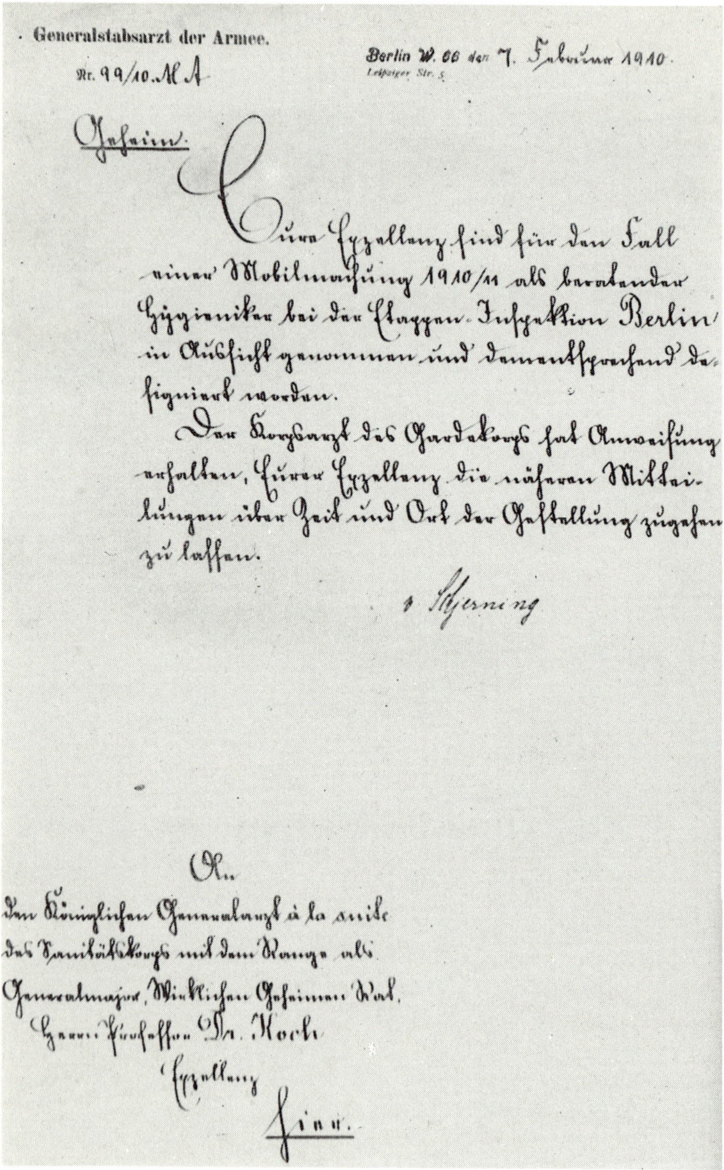

Generalstabsarzt der Armee.

Nr. 99/10. M.A.

Berlin W. 66 den 7. Februar 1910
Leipziger Str. 5

Geheim.

Euer Exzellenz sind für den Fall einer Mobilmachung 1910/11 als beratender Hygieniker bei der Etappen-Inspektion Berlin in Aussicht genommen und demanttsprechend designiert worden.

Der Korpsarzt des Gardekorps hat Anweisung erhalten, Euer Exzellenz die näheren Mitteilungen über Zeit und Ort der Gestellung zugehen zu lassen.

v. Schjerning

An
den Königlichen Generalarzt à la suite des Sanitätskorps mit dem Range als Generalmajor, Wirklichen Geheimen Rat, Herrn Professor Dr. Koch,
Exzellenz.

Hinn.

Bild 93. Einberufung des Schwerkranken wenige Wochen vor dem Tode zum Militärdienst

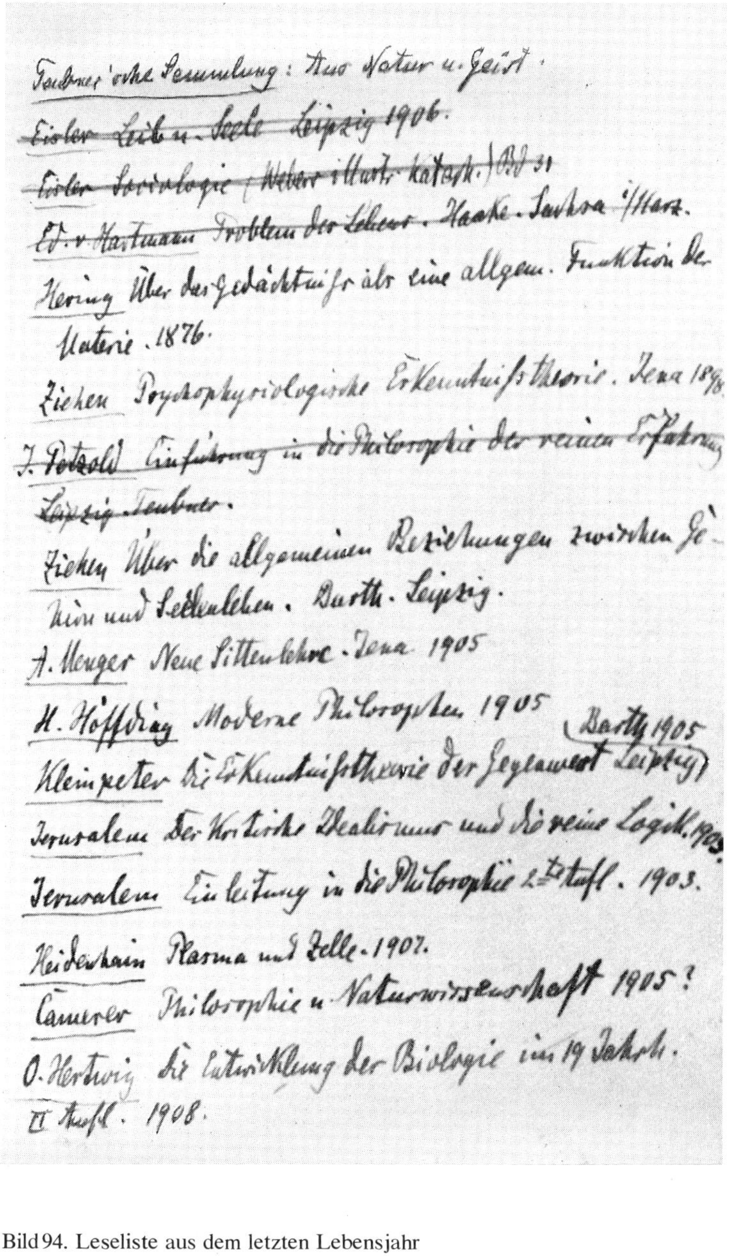

Fechner'sche Sammlung: Aus Natur u. Geist.

~~Eisler Leib u. Seele Leipzig 1906.~~

~~Eisler Soziologie (Weber u. Werk. Kataph.) Bd 31~~

~~Ed. v. Hartmann Problem der Seele. Haake. Sachsa i/Harz.~~

Hering Über das Gedächtnis als eine allgem. Funktion der
Materie. 1876.

Ziehen Psychophysiologische Erkenntnistheorie. Jena 1898.

~~J. Petzold Einführung in die Philosophie der reinen Erfahrung.
Leipzig. Teubner.~~

Ziehen Über die allgemeinen Beziehungen zwischen Ge-
hirn und Seelenleben. Barth. Leipzig.

A. Menger Neue Sittenlehre. Jena 1905

H. Höffding Moderne Philosophen 1905 (Barth 1905)

Kleinpeter Die Erkenntnistheorie der Gegenwart Leipzig)

Jerusalem Der kritische Idealismus und die reine Logik. 1905

Jerusalem Einleitung in die Philosophie 2te Aufl. 1903.

Heidenhain Plasma und Zelle. 1907.

Camerer Philosophie u. Naturwissenschaft 1905 ?

O. Hertwig Die Entwicklung der Biologie im 19. Jahrh.
II Aufl. 1908.

Bild 94. Leseliste aus dem letzten Lebensjahr

Ebbinghaus Systematische Philosophie („Kultur der Gegenwart" I. 6.) (Repräsentiert die Schule der strengen und konsequenten Rationalisten). (Teubner. Leipzig)

Ebendaselbst: Wundt Metaphysik

A. Riehl Philosophischer Kritizismus II Aufl. 1908. ?

Stein Sozialer Optimismus. 1905

Windelband Präludien. Tübingen Mohr 1907 III Aufl.

O. Külpe Die Philosophie der Gegenwart in Deutschland III Aufl. 1905. Teubner (Standpunkt der Wirklichkeitsphilos.)

Külpe Kant. Leipzig Teubner 1907.

(Thomas 1907
Zur Grundzüge einer realistischen Weltanschauung Leipzig

v. Lyon Der Philalephist als Organ der mathematischen Sinne für Raum u. Zeit (Berlin. Springer 1908)

H. James Pragmatismus. Übersetzt von W. Jerusalem.
Bd I der von stollo ... bei Klinkhardt in Leipzig herausgegebenen Sammlung: Philos.- soziolog. Bücherei 1908)
Mach Erkenntnis u. Irrtum 2 Aufl. 1907

Ostwald Naturphilosophie (Systematische Philosophie der Kultur der Gegenwart I. 6. 1907)
(Grundriss der Naturphilosophie. Leipzig. Reclam 1908

Wasmann Leib u. Seele. Der Entwicklungsgedanke in der gegenwärtigen Philosophie 62¢. Leipzig 1909

Gesammelte Werke

von

Robert. Koch

Unter Mitwirkung

von

Prof. Dr. G. GAFFKY   und   **Prof. Dr. E. PFUHL**
Geh. Ober-Med.-Rat in Berlin   General-Ober-Arzt a. D. in Berlin

herausgegeben

von

Prof. Dr. J. SCHWALBE
Geh. San.-Rat in Berlin

ERSTER BAND

Mit 9 Textabbildungen, 29 teils farbigen Tafeln und dem Porträt Robert Kochs

LEIPZIG 1912

VERLAG VON GEORG THIEME

Bild 95. Postume Veröffentlichung der gesammelten Werke

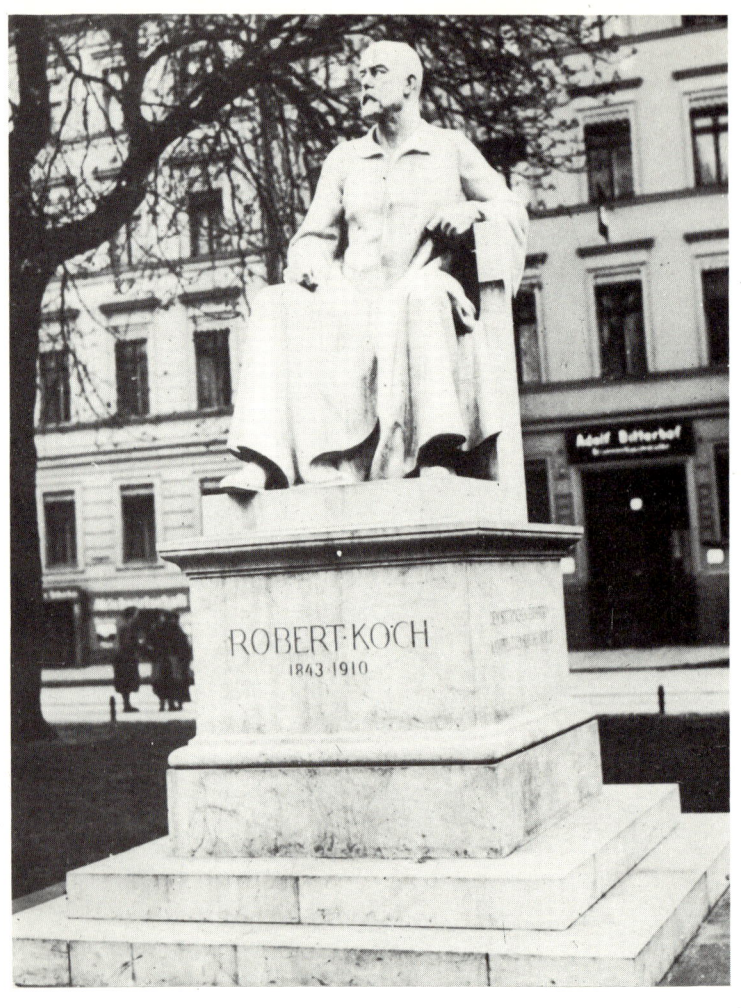

Bild 96. Robert-Koch-Denkmal in der Hauptstadt der DDR

Pflichtbewußtsein getragenen Zielstellungen für die ihm noch verbleibenden Lebensjahre: „Ich werde jedoch die immer schwerer werdende Last der Verwaltung eines großen Instituts abgeben, aber dieser Schritt hat nicht die Bedeutung, als wolle ich unserer Wissenschaft untreu werden. Nein, meine Herren, ich verspreche Ihnen im Gegenteil, soweit und solange meine Kräfte reichen, mit Ihnen und für Sie tätig zu sein.

Lassen Sie uns fest zusammenstehen und wie bisher alles aufbieten, unsere Wissenschaft ihren Zielen näherzuführen!" Diese Worte setzte Robert Koch sehr bald in die Tat um. Frei von allen hinderlichen Verwaltungsaufgaben und Behördenstreitereien vermochte er nun, im „Ruhestand" seine Forschungen nach eigenem Ermessen zu planen und durchzuführen.

Kurz nach seinem 61. Geburtstag begab er sich trotz des angegriffenen Gesundheitszustandes wieder nach Afrika und traf am 14. Januar 1905 in Daressalam ein. Er hatte die Absicht, das Küstenfieber der Rinder zu untersuchen. Doch kurz nach seiner Ankunft erhielt er die Mitteilung vom Ausbruch einer pestverdächtigen Krankheit im Landesinneren. Diese alarmierende Nachricht veranlaßte ihn, sich sofort, ungeachtet der bevorstehenden großen körperlichen Strapazen, auf den gefahrenreichen Weg zum Krankheitsherd im Rubehugebirge zu begeben.

Robert Koch kannte für sich keine Schonung, wenn es darum ging, Menschenleben zu retten. Er durchquerte im Fußmarsch nahezu undurchdringliches, hohes Schilfgras, erklomm, ungeachtet seiner Herzbeschwerden, steile Berge und durchdrang unter Lebensgefahr in Einbäumen reißende Flüsse. Glücklicherweise erwies sich das gemeldete Rattensterben nicht als Pest, so daß Robert Koch beruhigt den Rückmarsch antreten konnte. Nach strapazenreichen Monaten war er Ende Juni wieder in Daressalam. Hier setzte er die Erforschung der Spirochäten, der Erreger des auch für Menschen gefährlichen Rückfallfiebers fort. Sie waren bereits 1868 von Otto Obermeier (1843–1873) beschrieben worden; Koch gelang es darüber hinaus, eine spezielle Zeckenart als Überträger zu ermitteln und mit praktischen Empfehlungen die Infektionsgefahr zu vermindern. Daneben trieb er Studien über die Tsetsefliegen, verlegte aber, da Daressalam sich dafür als ungeeignet erwies, seine Arbeitsstelle nach der biologischen Station Amani im Ostusambaragebirge. Von hier ging Robert Koch, um sich über die Schlafkrankheit zu informieren, nach Uganda. Mit reichem Forschungsmaterial versehen, trat er im Oktober 1905 die Heimreise an und stellte seine neuen Forschungsergebnisse über Küstenfieber der Rinder, Rückfallfieber und Trypanosomenkrankheit in Publikationen und Vorträgen der Öffentlichkeit zur Verfügung.

Anfang Dezember 1905 reiste er nach Stockholm zur Verleihung des Nobelpreises, der höchsten Ehrung, die ihm zuteil werden konnte.

Der bescheidene Wissenschaftler war nicht für große Feiern geschaffen. Am liebsten hätte er den Preis stillschweigend entgegengenommen und sich wieder seiner Arbeit gewidmet. Viel Freude bereiteten ihm die Festlichkeiten, wie ein Reisebericht aus Stockholm zeigt, offensichtlich nicht: „Sie wissen ja, daß ich kein Freund von vielen Festen mit der Notwendigkeit, zu essen und zu trinken, wenn man nicht hungrig und nicht durstig ist, bin, aber meiner Frau hat es ausnehmend gut gefallen, sie schwelgte förmlich in den angenehmen Eindrücken, welche der Aufenthalt in Stockholm uns bot."

Es war nicht nur eine charakterliche Eigenart, die Robert Koch von Feiern und Festlichkeiten fernhielt. Ihm waren offizielle Geselligkeiten, auf denen der preußische Kastengeist dominierte, zutiefst zuwider. Hier fühlte er sich auf Grund seiner Herkunft als Fremder. Er hatte nichts gemein mit jenem speichelleckenden Kriechertum obrigkeitshöriger Beamter, die sich bis zur Selbsterniedrigung in lächerlichen Ehrerbietungen ergingen. Minister und höhere Beamte wurden nach wie vor nahezu ausschließlich vom Adel gestellt, wobei nicht Können, sondern Herkunft über die Vergabe dieser führenden Positionen entschieden. Voller Borniertheit und Arroganz wußten diese Personen den „geduldeten Eindringlingen" in ihre Kreise ihre kaum verhehlte Mißachtung fühlen zu lassen. Wissenschaftler blieben bei derartigen Geselligkeiten, da meist mit dem Makel des „Bürgerlichen" behaftet, Randerscheinungen. Während ein Portepee als Zeichen standesgemäßer Ehre hochgeachtet wurde, war ein Diplom als Ergebnis stubenhockenden bürgerlichen Fleißes anrüchig. Robert Koch, der aus seiner Herkunft keinen Hehl machte und sich seiner mit Entbehrung, Fleiß und Energie erkämpften Entwicklung bewußt war, konnte diese ebenso großspurige wie geistlose Atmosphäre nur verachten und blieb ihr fern.

Seine Nobelpreis-Rede hatte er dem Thema „Über den

derzeitigen Stand der Tuberkulosebekämpfung" gewidmet. Er nutzte dabei diese einmalige Gelegenheit, vor der Welt die sozialen Aspekte der Tuberkulose zu verdeutlichen und Forderungen zur Beseitigung ihrer negativen Einflüsse zu stellen. Als entscheidende Voraussetzungen dafür nannte er die gesetzliche Anzeigepflicht von Erkrankungen, die Errichtung von Heilstätten und Krankenhäusern sowie ein System der Fürsorge und Betreuung.

Wenn es möglich wäre, alle Fälle offener Tuberkulose „in Krankenhäusern unterzubringen und dadurch relativ unschädlich zu machen, dann würde die Tuberkulose sehr rasch abnehmen. Aber daran ist wenigstens zur Zeit gar nicht zu denken. Die Zahl der Tuberkulösen, für welche Krankenhausbehandlung erforderlich sein würde, ist beispielsweise für Deutschland auf mehr als 200 000 berechnet. Es würde unerschwinglicher Mittel bedürfen, um eine derartige Zahl der Kranken in Anstalten unterzubringen. Nun ist es aber auch gar nicht notwendig, daß sofort alle Tuberkulösen in Krankenhäuser gebracht werden. Wir dürfen auf eine Abnahme der Tuberkulose, wenn auch eine langsamere, rechnen, wenn ein erheblicher Bruchteil dieser Kranken Aufnahme in geeigneten Anstalten findet ... Auf diese Maßregel, nämlich die Unterbringung der Schwindsüchtigen in geeigneten Anstalten, [ist] im Kampfe gegen die Tuberkulose der größte Nachdruck zu legen, und man sollte noch viel mehr als bisher dafür sorgen, daß die Schwindsüchtigen nicht in ihren Wohnungen sterben, wo sie sich überdies meistens in hilfloser Lage und ohne ausreichende Pflege befinden. Wenn nicht mehr wie bisher die Schwindsüchtigen als Unheilbare von den Krankenhäusern zurückgewiesen werden, sondern wir ihnen die denkbar beste und unentgeltliche Pflege anbieten, in einzelnen Fällen sogar noch Heilung in Aussicht stellen können, wenn ferner für ihre Familien während der Krankheit gesorgt wird, dann wird nicht der geringste Zwang nötig sein, um noch viel mehr dieser unglücklichen Kranken zu veranlassen, die Krankenhäuser aufzusuchen, als es jetzt schon geschieht." [17, S. 615–616]

Das System der Fürsorge stellte sich Robert Koch wie folgt vor: „Der Kranke wird in seiner Wohnung aufgesucht, ihm und seinen Angehörigen wird Belehrung und Rat in bezug auf Reinlichkeit und Behandlung des Auswurfs erteilt. Wenn die Wohnungsverhältnisse schlecht sind, dann werden Geldmittel bewilligt, um durch Mieten eines passenden Raumes oder selbst die Beschaffung einer anderen, geeigneteren Wohnung durchführen zu können und auf solche Weise den gefährlichen Kranken zu einem relativ ungefährlichen Kranken zu machen. Auch sonst werden arme Familien durch Gewährung von zweckmäßigen Nahrungsmitteln, Heizmaterial usw. unterstützt." [17, S. 617]

Große Bedeutung hatte nach Robert Kochs Auffassung auch die medizinische Aufklärung der Bevölkerung: „Dazu rechne ich", so stellte er fest, „in erster Linie alle die Bestrebungen, welche darauf gerichtet sind, durch populäre Schriften, Vorträge, Ausstellungen und sonstige derartige Mittel Belehrung über die Tuberkulosegefahr in das Volk zu tragen und das Interesse der breiten Volksschichten für die Tuberkulosebekämpfung wachzuhalten."

Robert Koch mußte sich jedoch von der Skizzierung des von ihm gewünschten Zustandes wiederum der damit im krassen Widerspruch stehenden Wirklichkeit zuwenden:

„Wir dürfen es uns nicht verhehlen, daß die Tuberkulosebekämpfung ganz bedeutende Geldmittel erfordert" und die entscheidende Erkenntnis: „Sie ist im Grunde genommen nur eine Geldfrage. Je mehr Freibetten für Schwindsüchtige in gut eingerichteten und geleiteten Heil- und Pflegeanstalten gestiftet, je ausreichender die Familien der Tuberkulösen unterstützt werden, so daß die Kranken nicht durch die Sorgen um ihre Angehörigen abgehalten werden, in die Krankenanstalten zu gehen, und je mehr Fürsorgestellen errichtet werden, um so schneller wird die Tuberkulose als Volkskrankheit abnehmen. Da aber kaum zu erwarten ist, daß die Gemeinden, welche vielfach schon jetzt reichliche Opfer für ihre Tuberkulösen bringen, schon in nächster Zeit allen Anforderungen in dieser Beziehung gerecht werden können, so ist die Hilfe, welche von privater Seite kommt, sehr erwünscht. Aber es ist dafür zu sorgen, daß die Mittel, welche von den Gesellschaften und Vereinen aufgebracht werden oder welche von einzelnen Wohltätern zur Verfügung gestellt werden, nicht für nebensächliche Dinge Verwendung finden, sondern daß sie den am meisten wirksamen Maßregeln, in erster Linie den Anstalten zur Unterbringung der Kranken und den Fürsorgestellen zugute kommen." [17, S. 618]

Diese Appelle fanden in einem Staat, dessen Hauptziel die

Gewährleistung des kapitalistischen Profits war, kein Gehör. In unserer Gesellschaft wurden Robert Kochs Forderungen nicht nur in vollem Umfang realisiert, dank der großzügigen Fürsorge unseres Staates wurde die Tuberkulose als Volkskrankheit beseitigt. An diesem Beispiel zeigt sich überzeugend, wie das humanistische Erbe Robert Kochs in der sozialistischen Gesellschaft bewahrt, fortgesetzt und vollendet wurde.

Große Schlafkrankheitsexpedition in Ostafrika

Nach der Rückkehr aus Schweden leitete Robert Koch Vorbereitungen zu einer Schlafkrankheitsexpedition ein, deren Leitung ihm übertragen wurde. Kurz vor der Abreise hatte er wieder unter erheblichen Herzbeschwerden zu leiden. Die voraussichtlich längere Dauer der Expedition mußte ihn befürchten lassen, die Rückkehr möglicherweise nicht mehr zu erleben. Er wollte deshalb sehr gern vor der Abreise seine treuesten Mitarbeiter und Freunde sprechen. So schrieb er am 10. März 1906 an Flügge: „Ich bin schon stark mit dem Zurüsten und Packen für die Expedition beschäftigt; denn das Schiff, welches die Ausrüstungen mitnehmen muß, wird Ende dieses Monats von Hamburg abgehen. Wir, d. h. meine Frau, ich, Stabsarzt Kleine (der mit mir in Rhodesia war) und Professor Beck vom Gesundheitsamt treffen das Schiff in Neapel, von wo es am 16ten April weiterfährt.

Ich würde mich sehr freuen, wenn ich Sie vor meiner Abreise noch einmal sehen könnte, wer weiß, ob ich noch einmal zurückkomme. Anderthalb bis zwei Jahre sind in meinem Alter eine recht lange Zeit ..."

Ende Mai war Robert Koch nach ruhiger Seefahrt wieder in Ostafrika eingetroffen, das bereits zu seiner zweiten Heimat geworden war.

Die Schlafkrankheit, der nun seine intensiven Forschungen galten, wurde durch den Stich der Tsetsefliege übertragen. Unbemerkt für den infizierten Menschen nahm die heimtückische Krankheit ihren Verlauf. Erst relativ spät zeigten sich als erste Krankheitssymptome Kopf- und Gliederschmerzen neben allgemeinen Schwächeerscheinungen. Im zweiten Stadium der Krankheit, wenn die im Blut schmarotzenden Trypanosomen (trypanon – Bohrer, soma – Leib, griech.) bereits in das Gewebe eingedrungen waren, begannen die Lymphknoten, besonders im Nacken, anzuschwellen, und es stellten sich Fieberanfälle ein. Im dritten Stadium, wenn die Trypanosomen in das Zentralnervensystem eindrangen, begann ein unaufhörlicher geistiger und körperlicher Verfall der Patienten. Infolge Schwäche und Gliederzittern waren sie nicht mehr in der Lage zu laufen. Die zunehmende Schlafsucht steigerte sich zu einem ständigen tiefen Schlaf- und Schwächezustand, der mit einer allgemeinen Abmagerung verbunden war und schließlich zum Tode führte.

Im Jahre 1894 hatte David Bruce (1855–1931) bei der Erforschung der Nagana, einer der Schlafkrankheit ähnlichen Tierseuche, Trypanosomen im Blut der erkrankten Tiere entdeckt und die Tsetsefliege als Krankheitsüberträger ermittelt.

Bis zur Jahrhundertwende nahm man an, daß die Trypanosomen Menschen nicht befallen. Erst 1901 wies Joseph Everett Dutton (geb. 1874) die Erreger im Blut eines Patienten nach, der unter Malariaverdacht stand, und es gelang ihm, die Ätiologie der afrikanischen Trypanosomiasis zu sichern. Von diesem Wissensstand ausgehend, begann Robert Koch im Mai 1906 seine Forschungen in Ostafrika. Die Krankheit hatte sich von der Westküste Afrikas aus verbreitet und fand ihr Zentrum im Norden und Nordosten des Victoria-Njanza-Gebietes, wo sie in wenigen Jahren mehr als zweihunderttausend Opfer forderte.

Um die Krankheit wirksam zu bekämpfen, war Robert Koch bemüht, ihren Ursprungsherd zu finden. So machte die Expedition einen langen beschwerlichen Weg der Suche von Tanga in das Ostusambaragebirge, von dort weiter nach Mombasa und schließlich nach Muanza, am Südufer des Victoria-Sees. Da sich nach mehrwöchigem Aufenthalt auch dieses Gebiet nicht als das geeignete Forschungszentrum erwies, zog die Expedition weiter auf die Sese-Inseln im Victoria-See, wo die Schlafkrankheit die Bevölkerung um nahezu ein Drittel reduziert hatte. Hier war der Aufenthalt nicht nur sehr beschwerlich, sondern auch voller Gefahren, so daß Robert Koch seine Frau, die ihn bis hierher begleitet hatte, bitten mußte, die Heimreise anzutreten, was sie nach langem Zögern auch tat. Es fiel ihr außerordentlich schwer, ihren Mann, der, wie sie wußte, so dringend ihrer Hilfe und Aufmunterung bedurfte, zurückzulassen. Doch die für eine Frau kaum zu bewältigenden Bedingungen der Expedition ließen ihr schließlich keine andere Wahl. Ständige Regengüsse und unzählige Moskitos machten den Aufenthalt zur Qual.

Die Expedition hatte sich das Ziel gestellt, mit der Erforschung der Lebensbedingungen der Stechfliegen (Glossinen) als Krankheitsüberträger das Unheil bei der Wurzel zu fassen. Doch angesichts Tausender Hilfloser, die den sicheren qualvollen Tod vor Augen hatten, widmeten sich Robert Koch und seine Mitarbeiter nun in großem Umfang auch den Kranken. In einem in aller Eile behelfsmäßig errichteten Barackenlager fanden mehr als tausend von ihnen Unterkunft. Voller Vertrauen kamen immer mehr, deren letzte Hoffnung Robert Koch war. So wurden in geradezu übermenschlicher Anstrengung mehr als 800 Patienten betreut. Robert Koch widmete sich in erster Linie den Schwerkranken, die von ihren Angehörigen zu ihm getragen wurden. Vom frühen Morgen bis in die Nacht war er bei seinen Patienten, und wenn sich die anderen Expeditionsteilnehmer erschöpft einige Stunden schwer verdienter Ruhe gönnten, führte er seine mikroskopischen Untersuchungen durch, um so nicht nur den Patienten zu helfen, sondern das eigentliche Ziel, die Beseitigung der Krankheit selbst, weiterzuverfolgen.

Über seinen Aufenthalt auf den Sese-Inseln schrieb er seiner Tochter: „Endlich hat das Wanderleben aufgehört, und ich sitze nun fest auf den Sese-Inseln im Victoria-Nyanza. Hier gibt es mehr Schlafkranke, als wir brauchen können. Da kann ich die Schlafkrankheit nach allen Richtungen studieren, und das geschieht denn auch gründlich. Meine Herren Assistenten und ich selbst sind von des morgens früh, wenn die Sonne aufgeht bis abends, wenn es anfängt dunkel zu werden, an der Arbeit. Da müssen Hunderte von Kranken untersucht und behandelt werden, und viele mikroskopische Untersuchungen sind auszuführen. Bis jetzt geht alles gut, eigentlich über Erwarten gut, und wenn es dabei bleibt, dann ist es möglich, daß ich viel früher fertig werde, als ich gedacht habe.

Wir leben hier weit ab von aller Kultur. Ich wohne im Zelt, über das ich mir eine Grashütte habe bauen lassen, um gegen Wind und Regen etwas besser geschützt zu sein. Unser Lager liegt auf einer Anhöhe nahe dem Ufer des Sees ... Zu Ausflügen in die Umgegend und nach benachbarten Inseln bin ich nur wenig gekommen, da ich zu viel anderweitig beschäftigt bin ... Mit der Verpflegung sieht es auf den Sese-Inseln traurig aus. Viel Bananen und halbwilder Kaffee wächst hier ... Für Kaffeeschwestern wäre hier gut zu leben, aber ich kann nicht nur von Bananen und Kaffee leben. So bleibt also nichts übrig, als sich an Konserven zu halten. Frisches Fleisch liefern Ziegen und Hühner, die man sich beide sehr bald zuwider ißt. Es war mir deswegen sehr angenehm, als die Fleischkonserven ankamen, die Dein Mann mir geschickt hat. Sie schmecken ausgezeichnet. Ich lasse ihm vielmals danken, und ich würde mich sehr freuen, wenn er noch eine solche Sendung schicken wollte."

Der schönste Lohn für seine selbstlose aufopferungsvolle Tätigkeit waren die Erfolge, die er erzielen konnte. In einem seiner Briefe heißt es: „Es ist doch eine wunderbare Sache, wenn man Menschen, die unrettbar dem Tode verfallen sind, diesem Schicksal entreißen kann. Da macht es wirklich Freude, Arzt zu sein. Es scheint wirklich so, daß das Mittel gefunden ist, mit dem man die Schlafkrankheit heilen kann."

Angesichts des unsagbaren Elends in den ausgebeuteten Kolonien ist seine Feststellung, daß es durchaus möglich wäre, diese Gebiete von der Geißel der Seuchen zu befreien, „aber es fehlt am besten, am Geld, wie so oft oder eigentlich immer in unseren Kolonien, und so bleibt denn alles beim alten", eine furchtbare Anklage. Der Staat, namentlich die „Deutsche Kolonialgesellschaft", hatte sich bereits in Vorbereitung der Expedition mehrfach von Robert Koch über deren Ziele unterrichten lassen. Der Reichstag hatte schließlich dafür 185 000 Mark bewilligt, doch sollten diese nicht für therapeutische Zwecke Verwendung finden, sondern um bessere Voraussetzungen für die Ausbeutung der Kolonien zu schaffen.

Robert Koch stellte sich als Humanist andere Aufgaben. Er sah in erster Linie den Menschen, für dessen Wohl er sich mit ganzer Kraft einsetzte. Mit Erbitterung mußte er feststellen, daß die von ihm erbetenen notwendigen Medikamente ausblieben, da die Regierung nur die Beseitigung der Seuchenherde, nicht aber die kostspielige Heilung der Kranken im Sinne hatte. Mit seinen eindringlichen Forderungen und Appellen machte sich Robert Koch schließlich unbeliebt und verdächtig. Während der Expedition führte er gewissenhaft ein Tagebuch, das ihm die Materialgrundlage für seine ausführlichen Berichte war. Eine eingehende, allgemeinverständliche und reichhaltig illustrierte Schilderung seiner Expedition legte er als selbständige Buchveröffentlichung 1909 vor. In dieser kennzeichnete er die notwendigen Maßnahmen zur Bekämpfung der Schlafkrankheit: „Der Kampf gegen die Schlafkrankheit hat sich gegen einen der beiden Faktoren zu richten, durch deren Zusammenwirken die Seuche zustande kommt, nämlich gegen die im Blute der Schlafkranken kreisenden Trypanosomen oder gegen die Vermittler der Infektion, die Glossinen, welche die Trypanosomen vom Kranken auf den gesunden Menschen übertragen. Am besten wird es sein, gegen beide Faktoren zugleich vorzugehen." [20, S. 632]

Entgegen der bisherigen Ansicht einer rein mechanischen Übertragung der Krankheit durch den Stich hatte Robert Koch ermittelt, daß die Trypanosomen in den Glossinen einen Entwicklungszyklus durchlaufen, und nach Möglichkeiten gesucht, die Infektionsketten zu durchbrechen.

Um die Tsetsefliege zu vernichten, schlug er eine bereits erfolgreich erprobte indirekte Methode vor: Das Abholzen der Bäume, die als Brutstätten dienten, sowie das Töten der Krokodile, von deren Blut sich die Stechfliegen ernährten.

Zur Heilung der Kranken empfahl er das Abtöten der Erreger durch Atoxyl, ein arsenhaltiges Präparat. Hierbei hatte er bereits gute Erfolge erzielt. Doch darf dabei nicht übersehen werden, daß einem wirklichen Erfolg die Tatsache entgegenstand, daß zwar etwa 25 % der Kranken geheilt wurden, aber als Nebenwirkung etwa 1,5 % aller mit Atoxyl behandelten Patienten erblindeten.

So sehr die Arbeit Robert Koch auch beanspruchte, nahm er sich doch auch die Zeit für anthropologische Studien, eine Freizeitbeschäftigung, der er sich schon als junger Arzt mit Vorliebe gewidmet hatte. Während seines Aufenthalts im Gebiet des Victoria-Sees notierte er eine Vielzahl anthropologische und ethnologische Beobachtungen, die sich letztlich auch als wertvolle Unterstützung seiner ärztlichen Arbeit erwiesen.

Diese Beschäftigung vertiefte sein Verständnis für den afrikanischen Menschen, dem seine Fürsorge galt. Um die Verständigung mit den Patienten zu verbessern, betrieb er ausführliche Studien des Kisuaheli, der Sprache des Bantustammes der Suaheli, die als Umgangssprache in weiten Teilen Ostafrikas verbreitet war. Dabei lernte er, wie die Notizen aus seinem Vokabelheft zeigten, vor allem ganze Redewendungen, die er häufig benutzte. Sie lauteten zum Beispiel: „Habe keine Angst" damit begrüßte er seine Patienten und gab ärztliche Anweisungen. Oder: „Wie heißt jener Ort" — wenn er in unbekannte Gebiete kam. Aber auch: „Ich habe meinen Stiefel verloren, ich bin sehr traurig darüber" — was von den Schwierigkeiten, denen er ausgesetzt war, zeugt.

Nach 18monatigen Forschungen hatten seine Ergebnisse einen Stand erreicht, daß er im Oktober 1907 die Heimreise antreten konnte. Er sollte das letzte Mal in Afrika, seiner zweiten Heimat, gewesen sein. —

Robert Kochs Berichte legen von der erneuten heroischen Ruhmestat des betagten Forschers Zeugnis ab, der auch während dieser Expedition infolge der schweren Belastungen und Anstrengungen mehrere Wochen schwer erkrankt war und selbst in dieser Zeit seine Arbeiten weitergeführt hatte.

Stürmisch wurde Robert Koch nach der Rückkehr gefeiert und von seinen Fachkollegen als einer der größten zeitgenössischen Ärzte hoch geehrt. In seinem Dank wies er voller Bescheidenheit einen besonderen Ruhm für seine Leistungen zurück und wollte sie nur als Beitrag im Erkenntnisfortschritt der Menschheit verstanden wissen:

„Es war dies ein großer Fortschritt, aber wir dürfen darüber doch nicht die früheren Bestrebungen zur Bekämpfung der Seuchen mit Geringschätzung betrachten. Sie entsprachen den damaligen unvollkommenen Kenntnissen vom Wesen der Infektionskrankheiten. Erst nachdem die Krankheitserreger selbst bekannt geworden waren, konnte sich der Kampf direkt gegen dieselben richten, wie wir es jetzt tun. Wir gehen jetzt von der Anschauung aus, daß jeder Mensch, welcher die Krankheitserreger in sich trägt, eine Gefahr für seine gesunde Umgebung ist und daß er unter Verhältnisse gebracht werden muß, welche diese Gefahr beseitigen. Sei es, daß man ihn isoliert, oder daß man die Wege, auf denen der Infektionsstoff vom Kranken zum Gesunden gelangt, abschneidet, oder daß man die Krankheitserreger im Menschen selbst durch Medikamente vernichtet.

Dabei kommt natürlich alles darauf an, daß wir für die betreffenden Seuchen ganz zuverlässige Methoden zum Nachweis der Krankheitserreger besitzen. Insbesondere gilt dies für diejenigen Kranken, welche sich im frühesten Stadium der Krankheit befinden, und für die sogenannten Bazillenträger, weil diese beiden Kategorien von Kranken erfahrungsgemäß am meisten zur Verschleppung der Seuchen beitragen. Auf jeden Fall bildet eine sichere Diagnose gewissermaßen den Schlüssel für die moderne Seuchenbekämpfung.

Mit solchen Grundsätzen ist es nun schon zu wiederholten Malen gelungen, Deutschland vor einer Überschwemmung mit Cholera zu behüten. Und dasselbe Prinzip hat sich mit Erfolg auf den Typhus und sogar auf eine Protozoenkrankheit, die Malaria, anwenden lassen. Auch die Schlafkrankheit, die bekanntlich ebenfalls eine Protozoenkrankheit ist, wird, nachdem es gelungen ist, ein sicheres diagnostisches Verfahren zu finden, nach denselben Grundsätzen bekämpft werden.

Es handelt sich also hier nicht um eine vom Zufall begünstigte Entdeckung, sondern um die zielbewußte Anwendung schon vorhandener Erfahrungen auf einen bestimmten Fall. Darin liegt aber auch die wissenschaftliche Bedeutung der Ergebnisse der Schlafkrankheits-Expedition ...

Daß es wiederum gelungen ist, das wichtige allgemeine Prinzip der Seuchenbekämpfung in der Praxis zur Anwendung zu bringen, das muß uns mit Genugtuung erfüllen, und diesem Erfolg gilt, wie ich annehmen darf, das heutige Fest.

Aber, meine Herren, ich möchte einen Schritt weiter gehen. Ich habe die feste Zuversicht, daß der Zeitpunkt kommt, wo man sich entschließen wird, nach denselben Grundsätzen auch die schlimmsten Geißeln der Menschheit, die Tuberkulose und die Syphilis, zu bekämpfen. Ich selbst werde das wohl kaum noch erleben, aber es erfüllt mich doch mit freudigem Stolz, den Grundstein dazu gelegt zu haben."

Auf einer Internationalen Konferenz zur Bekämpfung der Schlafkrankheit übermittelte Robert Koch am 9. März 1908 in London der Fachwelt seine wertvollen Erkenntnisse. Einer seiner Mitarbeiter während der Schlafkrankheitsexpedition würdigte das Wirken seines großen Lehrers: „Wie jener Robert Koch in der Geschichte fortleben wird, der in Wollstein mit primitiven Behelfen dem Milzbrandbazillus nachspürte und dann von Erfolg zu Erfolg schritt, so wird es auch jener, der in zähem Mühen dem dunklen Erdteil seine Geheimnisse zu entreißen suchte, der Zelt und Grashütte nicht zu gering, Fußmarsch und Bootsfahrt nicht zu beschwerlich fand, wo es galt, das Ziel zu erreichen, das er sich gesetzt."

Obwohl der Schlafkrankheitserreger bereits vor mehr als acht

Jahrzehnten entdeckt wurde, ist seine Züchtung in einer Nährlösung erst jetzt gelungen. Damit wurde durch ein Wissenschaftlerkollektiv in Nairobi die Möglichkeit zur Entwicklung eines verbesserten Impfstoffes geschaffen, mit dem den 35 Millionen geholfen werden kann, die in Äquatorial- und Südafrika im Brutbereich der Tsetsefliege leben. Jährlich sind noch immer mehr als 10000 Menschen dieser heimtückischen Krankheit zum Opfer gefallen. Es bedarf der internationalen Zusammenarbeit, um den Kampf um die Ausrottung tropischer Seuchen in den Entwicklungsländern zu führen.

Eine kurze „Weltreise"

Nachdem Robert Koch seinen Auftrag erfüllt hatte, hoffte er, auch einmal an sich selbst denken zu können. Seit seiner Jugend war eine Weltreise ein großer, unerfüllter Traum. Konnte er ihn jetzt am Lebensabend in Begleitung seiner geliebten Frau endlich realisieren? Ende März 1908 fuhr das Ehepaar mit einem Zwischenaufenthalt in den USA, der es Robert Koch ermöglichte, nach vielen Jahren seinen Bruder wiederzusehen, nach Japan. Auch in Amerika schlug dem Humanisten eine Welle der Sympathie und Ehrung entgegen, die den bescheidenen, zurückhaltenden Wissenschaftler fast erschreckte:

„Wenn ich alles zusammenfasse, was zu meinem Lobe heute gesagt worden ist, und die große Auszeichnung, die Sie mir zuteil werden ließen, in Betracht ziehe, dann entsteht in mir ein Bedenken, ob ich auch wirklich berechtigt bin, mich so feiern zu lassen. Manches von dem, was mir Rühmliches nachgesagt wird, kann ich, wie ich glaube, mit gutem Gewissen akzeptieren. Aber ich habe nichts anderes getan, als was sie jeden Tag tun, nämlich gearbeitet, was ich konnte, und meine Pflicht und Schuldigkeit getan. Wenn etwas mehr dabei herausgekommen ist, so liegt das daran, daß ich auf meinen Wanderungen durch das medizinische Gebiet auf Strecken stieß, wo das Gold noch auf dem Wege lag. Es gehört allerdings Glück dazu, das Gold von dem Unedlen scheiden zu können, das ist aber kein besonderes Verdienst."

Am 12. Juni 1908 wurde Robert Koch aufs herzlichste von seinem ehemaligen Schüler und Mitarbeiter Kitasato in Japan empfangen und auf einer mehr als 40tägigen Reise durch das

Land begleitet. Diese Fahrt war ein einziger Triumphzug — ein Umstand, der Robert Koch hoch ehrte, aber sein eigentliches Anliegen, Erholung und Entspannung zu suchen, schmälerte, wie ein Brief an Georg Gaffky zeigt: „Seit einem Monat befinde ich mich in Japan, dem Ziel meiner Reise; aber während dieser ganzen Zeit war ich so durch Begrüßungen, Empfangsfeierlichkeiten, Besuche, Besichtigungen usw. in Anspruch genommen ... Die Japaner sind so liebenswürdig und herzlich in ihren Beweisen von Gastfreundschaft, daß man gar nicht ausweichen kann. So hat sich denn eine ganze Flut von Festlichkeiten und Ehrenbezeugungen über mich ergossen."

Bei dem von der Vereinigung wissenschaftlicher Gesellschaften Japans am 16. Juni 1908 veranstalteten großen Empfangsfest feierten mehr als 1300 Gäste, unter ihnen der Premierminister, der Unterrichtsminister und zahlreiche Universitätspräsidenten den deutschen Gast. Man ehrte Robert Koch als eine Persönlichkeit, die sich um die moderne japanische Medizin außerordentlich verdient gemacht hatte.

Die Absicht, alle fachlichen Belange während der Reise völlig außer acht zu lassen und sich nur seinen Eindrücken zu widmen, vermochte er nicht zu verwirklichen. Zufällig traf er auf der Durchreise in Honolulu einen Leprakranken, der ihn veranlaßte, sich mit den Lepraverhältnissen der Hawaii-Inseln zu beschäftigen und eine Leprakolonie zu besichtigen. Mit dem Blick des Forschers sammelte er auch in Japan Erfahrungen zur Weiterführung seines Kampfes gegen die Infektionskrankheiten.

Das Vorhaben, von Japan nach China weiterzureisen, um von dort aus die Fahrt fortzuführen, scheiterte. Noch in Japan erreichte ihn der Auftrag, als Delegierter am Internationalen Tuberkulosekongreß im September 1908 in Washington teilzunehmen. Das Pflichtbewußtsein ließ Robert Koch nicht zögern, so schwer es ihm, nicht zuletzt auch wegen der für seine Frau damit verbundenen Enttäuschung, fiel. Am 24. August beendete er seine „Weltreise" und nahm Kurs auf Amerika.

Am ärgerlichsten aber war es, daß, wie er feststellen mußte, seine Teilnahme an dem Kongreß alles andere als unabdingbar war. Er hatte vielmehr seine lang gehegten persönlichen Wünsche einer formalen nationalen Prestigerepräsentation opfern müssen.

Robert Koch nahm zwar die Gelegenheit wahr, auf dem

Kongreß in einem Referat erneut, wie bereits auf dem britischen Tuberkulosekongreß 1901, seine Auffassung über „Das Verhältnis zwischen Menschen- und Rindertuberkulose" darzulegen — doch wäre das durchaus auch publizistisch möglich gewesen.

In seinem Vortrag zog er erneut die Schlußfolgerung, daß die „Maßnahmen zur Bekämpfung der Tuberkulose mit allen Mitteln in erster Linie gegen die Tuberkelbazillen des humanen Typus" zu richten seien. Nach Beendigung des Kongresses kehrte Robert Koch mit seiner Frau am 21. Oktober 1908 nach Berlin zurück.

Bis zum Lebensende im Dienste des Menschen

Ohne sich die Zeit zu einer weiteren Erholung zu gönnen, widmete er sich unverzüglich wieder seinem großen Ziel, das er so lange Zeit zurückstellen mußte, der Weiterführung seiner Tuberkulosearbeiten, besonders der Vervollkommnung des Tuberkulins. Unermüdlich experimentierte er mit neuen Präparatvarianten und betreute die Patienten der Infektionsabteilung, die mit Tuberkulin behandelt wurden. Das Problem der Tuberkuloseheilung ließ ihm keine Ruhe. Diese sich selbst gestellte Lebensaufgabe wollte er unbedingt lösen. Doch seine Kräfte ließen nach; er arbeitete bis zum völligen körperlichen Zusammenbruch.

Am 7. April 1910 hielt er in der Akademie der Wissenschaften noch einen Vortrag „Über die Epidemiologie der Tuberkulose" und zog darin ein Resumé seines jahrzehntelangen Kampfes gegen die Krankheit. In seinen Ausführungen heißt es: „Diese Betrachtungen zeigen, daß die Abnahme der Schwindsucht in neuerer Zeit durch verschiedene Faktoren bedingt wird, von denen die beiden wichtigsten die Krankenfürsorge mit Isolierung der Phtisiker in Krankenanstalten und die Verbesserung der Wohnverhältnisse, insbesondere des Schlafraumes sind. Es geht daraus hervor, welche ungeheuren Hindernisse noch überwunden werden müssen, ehe es gelingen wird, die Schwindsuchtmortalität immer weiter herabzusetzen." Als Vermächtnis seines unermüdlichen Wirkens legte er den Anwesenden die Notwendigkeit der sozialen Fürsorge für die unbemittelten Kranken ans Herz.

Am 9. April arbeitete Robert Koch noch bis zum Abend im

Labor und ließ die Unterlagen entgegen seinem sonstigen Verhalten offen liegen. Es mußte ihn ein Problem gefesselt haben, das er am kommenden Tag sofort weiter verfolgen wollte. Dazu aber sollte es nicht mehr kommen. Er hatte seine Wirkungsstätte für immer verlassen. In der Nacht zum 10. April erlitt er einen schweren Herzanfall, den er mit äußerster Energie so weit überwand, daß es ihm möglich war, nach zwei Wochen Bettruhe wieder aufzustehen. Doch selbst in dieser Zeit konnte er nicht von der Arbeit lassen. Sein Assistent mußte ihn über neue Bücher und Zeitschriftenbeiträge informieren und über die Forschungen am Institut berichten. Als es ihm wieder etwas besser ging, diktierte Robert Koch als letzte Arbeit noch ein Gutachten über die Errichtung eines Tuberkulosekrankenhauses in Berlin, in der Hoffnung, noch zur Errichtung dieser so wichtigen Einrichtung einen Beitrag leisten zu können.

Am 20. Mai erlaubte es ihm sein Zustand, mit seiner Frau nach Baden-Baden zu reisen, wo er sich von einem Sanatoriumsaufenthalt weitere Besserung versprach. Noch am 27. Mai konnte der behandelnde Arzt in einem Brief an den Schwiegersohn Robert Kochs diese Hoffnung im Ergebnis seiner Untersuchungen bestätigen. Um so überraschender war deshalb der plötzliche Tod des großen Humanisten, der am Abend des 27. Mai 1910 eingetreten war.

Mit Robert Koch hatte die medizinische Wissenschaft nicht nur einen ihrer bedeutendsten Vertreter verloren, mit ihm hatte zugleich ein zutiefst aufrechter, selbstloser Mensch, der sein ganzes Wirken in den Dienst der Menschheit gestellt hatte, sein Leben vollendet.

Auf Wunsch Robert Kochs wurde auf alle offiziellen Trauerfeierlichkeiten verzichtet. In aller Stille fand die Totenfeier im engsten Kreise statt. Die sterblichen Überreste fanden in seiner letzten Wirkungsstätte, dem Institut für Infektionskrankheiten, eine würdige Aufnahme.

Die Schüler Robert Kochs

Der Tod hatte das unermüdliche Schaffen des großen Humanisten beendet. Sein Werk aber blieb unsterblich und wirkt in seiner Größe in unserer Gegenwart fort.

Wenn die Leistung eines hervorragenden Wissenschaftlers auch dadurch charakterisiert wird, in welchem Maße es gelang, aus dem Kreise seiner Mitarbeiter und Schüler durch Anregung und Ansporn Gelehrte zu entwickeln, die nicht nur sein Werk fortsetzen, sondern durch eigene schöpferische Leistungen die Wissenschaft vorantreiben, dann hat Robert Koch auch in dieser Hinsicht Überragendes vollbracht.

Robert Koch hatte es verstanden, in seinem Arbeitsbereich eine Atmosphäre wissenschaftlichen Denkens und Forschens zu schaffen, deren Ausstrahlungskraft ein Kollektiv formte, das, inspiriert durch die Impulse seines Leiters, zu Höchstleistungen befähigt wurde.

Robert Koch stellte die Aufgaben und gab Anregungen. Er gab aber seinen hochbegabten Mitarbeitern, an die er höchste Anforderungen stellte, die Freiheit, einen eigenschöpferischen Lösungsweg zu suchen. Damit schaltete er die Gefahr der Bevormundung und des Epigonentums aus, obwohl er durchaus mit der von ihm neu entwickelten Forschungsmethodik in der Bakteriologie und seiner Arbeitsweise den Stil der Forschung seiner Mitarbeiter prägte.

Kennzeichnend für das Arbeitsklima seines Wirkungsbereiches war auch ein für die damalige Zeit durchaus nicht üblicher Gedanken- und Informationsaustausch der Mitarbeiter, die untereinander und zu ihrem Chef ein gutes Verhältnis hatten.

So blieben die Erfolge nicht aus, die den von Robert Koch geleiteten Instituten Ausstrahlungskraft in alle Welt verliehen, so daß auch Wissenschaftler des Auslandes zu Robert Koch kamen, um von ihm zu lernen. Neben all diesen subjektiven Voraussetzungen war die Hinwendung der Forschung zu echten Bedürfnissen des Alltags die objektive Grundlage für die triumphalen Erfolge der Kochschen Schule, die somit Ausdruck einer Kombination von gesellschaftlichen Erfordernissen mit persönlichen Fähigkeiten sind.

Aus der Schule Robert Kochs ist eine solche Vielzahl bedeutender Wissenschaftler hervorgegangen, daß wir uns auf einige wenige beschränken müssen, die auf die weitere Entwicklung der Medizin großen Einfluß ausübten:

Der erste Mitarbeiter Robert Kochs war Friedrich Loeffler (1852–1915), der 1879 an das Kaiserliche Gesundheitsamt kam. Seine hervorragendsten Leistungen waren die Entdeckung des Diphtherieerregers (1883) und gemeinsam mit Schütz die Erforschung der Rotzkrankheit und des Schweinerotlaufes. Die Entdeckung des Erregers der Maul- und Klauenseuche fundierte seinen Ruf als Begründer der Virusforschung. Von 1888 bis 1913 war er Ordinarius für Hygiene in Greifswald und wurde anschließend nach Gaffky Direktor des Robert-Koch-Instituts.

Als zweiter Assistent war Georg Gaffky (1850–1918) 1880 zu Robert Koch an das Gesundheitsamt gekommen. Er begleitete Robert Koch nach Ägypten und Indien zur Erforschung der Cholera und wurde nach dessen Berufung auf den Lehrstuhl für Hygiene sein Nachfolger im Gesundheitsamt. Ab 1888 wirkte er als Ordinarius für Hygiene in Gießen und leitete 1897 bis zum Eintreffen Robert Kochs die Pestexpedition in Indien, 1904 wurde er auf Vorschlag Robert Kochs zum Direktor des Instituts für Infektionskrankheiten in Berlin ernannt. Gaffky gelang 1884 erstmals die Züchtung von Typhusbazillen in Reinkultur.

Richard Pfeiffer (1858–1945) wirkte seit 1887 gemeinsam mit Robert Koch und war Teilnehmer an dessen Pest- (1897) und Malariaexpedition (1898). Seine hervorragendsten Leistungen sind seine grundlegenden Arbeiten zur Immunität, sein Anteil bei der wissenschaftlichen Begründung der Choleraschutzimpfung sowie die Entdeckung der Influenzabakterien (1891).

Paul Ehrlich (1854–1915) war seit 1891 freier wissenschaftlicher Mitarbeiter Robert Kochs. Ehrlich schuf die Grundlagen der Technik des Immunisierens, war Begründer der experimentellen Chemotherapie zur Bekämpfung von Infektionskrankheiten und Mitbegründer der Serumtherapie. 1908 erhielt er den Nobelpreis für die gemeinsam mit dem Japaner Hata vorgenommene Entwicklung des Salvarsan als Heilmittel gegen Syphilis.

Einer der bedeutendsten Schüler Robert Kochs war Emil von

Behring (1854–1917), der von 1889 bis 1894 bei ihm als Assistent arbeitete. 1890 hatte Behring gemeinsam mit Kitasato eine grundlegende Arbeit über die Diphtherie-Immunität abgeschlossen. Darauf aufbauend, entwickelte er das Heilserum gegen Diphtherie, das ihn als „Retter der Kinder" weltbekannt machte. Ein weiteres epochales Werk Behrings war gemeinsam mit Kitasato die Entdeckung des Tetanustoxins.

Wie bereits dargelegt, ergaben sich seit seinen späteren Tuberkuloseforschungen wissenschaftliche Meinungsverschiedenheiten mit seinem Lehrer Robert Koch, die sich leider immer mehr als unüberwindbar erwiesen. In einer Reihe von Prioritätsstreitigkeiten vertrat Behring in recht egozentrischer Weise seine Interessen. Wie A. Beyer in einer interessanten Studie über Behring darstellt, bestand zwischen den hervorragenden wissenschaftlichen Leistungen und den menschlichen Qualitäten Behrings ein erheblicher Widerspruch. Offensichtlich wirkten sich die unerfreulichen negativen Einflüsse des kapitalistischen Profit- und Konkurrenzstrebens aus, in dessen Sog Behring durch seine frühe Verbindung zu den Höchster Farbwerken geraten war. 1901 erhielt er als erster Arzt den Nobelpreis.

Aus Japan war Shibasaburo Kitasato (1856–1931) 1884 zur wissenschaftlichen Weiterbildung nach Berlin geschickt worden, wo er sieben Jahre bei Robert Koch arbeitete. Es gelang ihm 1888 die erste Reinzüchtung des Tetanusbazillus. Gemeinsam mit Behring begründete er die Heilserumtherapie. Er entdeckte den Ruhrbazillus und etwa zur gleichen Zeit wie der unabhängig von ihm forschende Franzose Yersin auch den Pesterreger. Nach seiner Rückkehr nach Japan baute er nach dem Vorbild des von ihm hoch verehrten Lehrmeisters Robert Koch hier das erste bakteriologische Institut auf.

Die Bakteriologie, der Pasteur zum Durchbruch verholfen und die Robert Koch als Wissenschaft begründet hatte, wurde in aller Welt weiterentwickelt.

Bei einer Reihe von Infektionskrankheiten, wie Kinderlähmung, Masern, Hepatitis, blieben zunächst alle Versuche, dem Erreger auf die Spur zu kommen, erfolglos. Auch hier machten die Mitarbeiter Kochs, Friedrich Loeffler und Paul Frosch, die bahnbrechende Entdeckung, daß diese Krankheiten offensichtlich durch kleinste Mikroorganismen verursacht wurden, die mit dem üblichen Bakterienfilter nicht zu erfassen waren und auch mit den vorhandenen Mikroskopen nicht sichtbar gemacht werden konnten. Damit bahnten sie den Weg für die Virologie, deren Aufschwung seit den 30er Jahren in Verbindung mit der Elektronenmikroskopie erfolgte.

Ausblick

Was ist 100 Jahre nach der Entdeckung des Tuberkelbakteriums und 70 Jahre nach dem Tod Robert Kochs aus seinem Werk geworden? Hunderttausende von Forschern und Ärzten in aller Welt haben es übernommen, erweitert, haben neue Erkenntnisse in der Breite und Tiefe hinzugefügt. Viele der Krankheiten, die zu Kochs Zeiten die Menschen der gesamten Welt bedrohten, sind praktisch beseitigt worden. In Afrika sind es nicht mehr die Seuchen, die die ökonomische Entwicklung der Länder und das Leben der Menschen bedrohen; Hunger und Not, noch immer als Folge der kolonialen Ausbeutung, aber auch durch das schnelle Wachstum der Bevölkerungsziffern durch Verminderung der Kindersterblichkeit und längere Lebenserwartung bedingt, sind zu den begrenzenden Faktoren der Entwicklung für eine „Gesundheit aller" geworden.

Aus der Bakteriologie ist die Mikrobiologie geworden. Virologie, Mykologie, Parasitologie und Immunologie haben sich hinzugefügt. Die Hygiene hat ihren Aufgabenbereich erweitert. Robert Koch hat mit außerordentlichem Weitblick die wichtigsten wissenschaftlichen Grundlagen für die chemische und physikalische Desinfektion, mit Desinfektionsmitteln, Hitze und strömendem Dampf bearbeitet. Neue Methoden der Keimfreimachung von Geräten und Wäsche mit Gasen und γ-Strahlen (Co^{60}) sind neben vielen chemischen Präparaten hinzugekommen.

Die Technik der Antisepsis und Asepsis hat einen hohen Stand erreicht, so daß der Chirurg nicht mehr fürchten muß, daß durch septische Infektionen der Wunde sein Werk zunichte gemacht wird. Die Chirurgie hat dadurch einen hohen Aufschwung genommen (Herz-, Neuro-, Transplantationschirurgie). Die Bakterien sind in ein umfassendes System von Abteilungen, Arten, Familien klassifiziert. Die Erforschung der Lebensvorgänge der Bakterien und der höheren Organismen der Pflanzen- und Tierwelt hat erkennen lassen, daß sie auf gleichen oder ähnlichen

Grundprozessen beruhen. Elektronenmikroskopie und Molekulargenetik haben die Strukturen und Funktionen auch in diesem Bereich des Lebens erforscht. Bakterien sind nicht nur Feinde des Menschen. Sie sind für das Leben der höheren Organismen unerläßlich. Der Mensch hat sie sich in vielen Bereichen der Produktion dienstbar gemacht.

Durch die gewaltigen Fortschritte der Molekularbiologie, in weitem Umfang an Bakterien gewonnen, der Erkenntnisse über den Aufbau und die Funktion des Zellkerns, die in ihm enthaltenen Chromosomen und die diese bildenden Gene wurden auch tiefere Einblicke in die Entwicklung und Vermehrung der Bakterien und Viren gewonnen.

Mit Hilfe gentechnischer Methoden (genetic engeneering) ist es heute möglich, Gene oder Genabschnitte experimentell aus einem Organismus in einen anderen zu übertragen. Auf diese Weise können Erbinformationen verschiedener Organismen kombiniert werden.

Bei Bakterien wird die Genübertragung schon seit längerer Zeit mit Erfolg durchgeführt und kommerziell genutzt. So gelingt es, mit Hilfe der genetisch veränderten Bakterien wichtige Arzneimittel zu produzieren wie Insulin und Interferon.

Zur Herstellung wirksamer Impfstoffe gegen gefährliche und weitverbreitete Krankheiten werden international zunehmend gentechnische Erkenntnisse genutzt. Aus den Bakterien und Viren und ihren Bestandteilen werden immer sicherere Impfstoffe gewonnen, mit denen es gelungen ist, einige Infektionskrankheiten bei umfassender Anwendung weitgehend zu beseitigen (Pocken, Poliomyelitis, Diphtherie) oder erheblich zu reduzieren (Masern, Mumps, Keuchhusten). Es besteht die Aussicht, daß mit Hilfe der Gentechnik auch Impfstoffe gegen bisher kaum angreifbare Infektionskrankheiten wie die Malaria und die Hepatitis B gewonnen werden. Gewaltige Perspektiven eröffnen sich hier noch für die Zukunft.

Trotz der intensiven Erforschung der Mikroorganismen und der von ihnen erzeugten Krankheiten stehen vor allem auf dem Gebiete der Virologie noch viele offene Probleme; noch in letzter Zeit sind neue Keime gefunden worden, wie z. B. die Legionella pneumophila, der Erreger von Pneumonien, der gar nicht so seltene Erreger von Lungenentzündungen. Der Keim kann nur in einer mit Kohlendioxid angereicherten Atmosphäre angezüchtet werden. Mit immunologischen Methoden kann die durch ihn ausgelöste Krankheit identifiziert werden. Durch zwei Antibiotika, Erythromyzin und Rifampizin, kann die zum Teil sehr schwer verlaufende Krankheit gut behandelt und geheilt werden.

All diese Auswirkungen der Arbeit Robert Kochs einzuschätzen ist kaum mehr möglich. Sie betreffen praktisch alle Bereiche der Medizin.

Zu welchen Ergebnissen ist man 100 Jahre nach der Entdeckung des Tuberkelbakteriums für das Gebiet der Tuberkulose gekommen? Robert Koch hatte nicht recht, als er sagte, daß für den Staat nicht viel im Kampf gegen die Tuberkulose zu tun übrigbliebe, sondern daß das der Initiative von karitativen Unternehmen, Vereinen und reichen Leuten überlassen werden könnte. Dazu war er zu sehr in den Anschauungen seiner Zeit befangen und hatte auch noch nicht voll die tiefen Wurzeln erkannt, mit denen die Tuberkulose in der Gesellschaft und ihrer Ordnung verankert war. Am Ende seines Lebens ist ihm einiges davon bewußt geworden, ohne daß er schon die Probleme definieren konnte, die den Stand der Tbk in den einzelnen Ländern und Gebieten, gesellschaftlichen Schichten, seine Beeinflussung durch Verkehr, ökonomische Struktur und sozial-ökonomische Faktoren bedingen.

Er schätzte nicht das Wort „Disposition" zur Erklärung all der noch ungeklärten Reaktionen und Verhaltensweisen des Makroorganismus auf die tuberkulöse Infektion und der möglichen Entwicklung der Krankheit, und trotzdem mußte er es verwenden, weil noch zu viele Fragen ungelöst waren. Er forderte, daß in diesem Punkte weiter geforscht wird. Mit der Konzeption von Saat und Boden, womit er die Rolle der Virulenz, Pathogenität und Dosis der Keime und der Güte des Nährbodens, den der Makroorganismus darstellt, hat er Wege gewiesen zur weiteren Bearbeitung der offenen Fragen. Viel ist aber auch heute noch zu klären.

Noch immer ist man nicht fertig mit der Erforschung der Mykobakterienarten. Die Taxonomie der Mykobakterien zeigt eine große Familie von Bakterien, deren Eigenschaften und Bedeutung für den Menschen noch immer nicht voll aufgeklärt sind und deren Einwirkung auf den Menschen sich anscheinend mit dem Rückgang der Bedeutung des Mycobacteriums tuberculosis und Mycobacteriums bovis verändert. Die BCG-Impfung, im Grunde aufbauend auf den Versuchen Robert Kochs, hat weltweit zur erfolgreichen Bekämpfung der Kindertuberkulose beigetragen. Miliartuberkulose und tuberkulöse Hirnhautentzündung sind bei BCG-geimpften Kindern selten geworden.

Die diagnostische Anwendung des Tuberkulins in epidemiologischen Untersuchungen hat es möglich gemacht, die Größe des Tuberkuloseproblems in den einzelnen Ländern oder an bestimmten Orten einzuschätzen und durch Auswertung wiederholter Untersuchungen an Hand des Trends der jährlichen Infektionsrate die Wirksamkeit von Bekämpfungsmaßnahmen zu bewerten und die zukünftige Tuberkuloseentwicklung vorauszusagen.

In dem Maße, wie die tuberkulösen Infektionen zurückgehen, kann die Tuberkulinreaktion auch zur Diagnostik und Differentialdiagnostik unklarer Befunde verwendet werden.

Robert Koch hatte schon 1908 gefordert, die Tbk-Situation eines Landes nicht nur durch die Sterblichkeit, sondern auch durch die Zahl der bazillären Tuberkulosen einzuschätzen und dadurch die Zahlen verschiedener Länder vergleichbar zu machen und die Diagnose Tuberkulose auf Grund des Tuberkelbakteriennachweises zu stellen und zu bestätigen. Jetzt wird diese Forderung auf Empfehlung der Weltgesundheitsorganisation und der Internationalen Union gegen die Tuberkulose in den meisten Ländern der Welt durchgesetzt.

Der Kampf gegen die Tuberkulose wird jetzt weltweit nach Programmen durchgeführt. In den einzelnen Ländern ist er eine Aufgabe des Staates geworden, der ihn plant, organisiert, finanziert und seine Durchführung in die Hand von spezialisierten Organisationen legt, die aus den Dispensären Calmettes und den Fürsorgestellen Pütters hervorgegangen sind. Mit dem Rückgang der Tuberkulose könnten ihre Aufgaben zum Vorteil auch der Tuberkulosebekämpfung zur Betreuung anderer Lungenkrankheiten erweitert und vervollkommnet werden.

Entscheidend hat sich der Kampf gegen die Tuberkulose verändert, nachdem die am Tuberkelbakterium direkt angreifenden Mittel entdeckt wurden und man erkannt hatte, wie sie am zweckmäßigsten und rationellsten angewandt werden müssen, um dauernde Erfolge ohne Rückfälle zu erzielen. Es ist jetzt eine große Zahl von antituberkulösen Mitteln bekannt. Einige sind in der Kombination so wirksam, daß es gelingt, die Tuberkelbakterien auch im Organismus zu vernichten. Isoniazid (INH), Streptomyzin, Rifampizin, Ethambutol und Pyrazinamid sind die jetzt wichtigsten Präparate. Mit der Chemotherapie werden auch die Vorstellungen Robert Kochs verwirklicht, die er mit dem Tuberkulin anstrebte. Es ist nicht mehr notwendig, die therapeutischen Möglichkeiten des Tuberkulins weiter zu ergründen, so gewaltig ist die Wirkung der antituberkulösen Mittel. Ihre Wirkung und Anwendungsweise wurde in großen Trials in Indien, Afrika, Südostasien, aber auch in Europa und Amerika untersucht; diese Untersuchungen ähneln in ihrer Anlage und Durchführung den Kochschen Feldversuchen zur Bekämpfung von Tier- und Menschenseuchen in Afrika und Asien.

Wo all diese Methoden — planmäßige Bekämpfungsprogramme, systematische Erfassung, Untersuchung und Behandlung der Kranken, medizinische und soziale prophylaktische Maßnahmen sowie dispensäre Betreuung — angewandt werden konnten, stellten sich spektakuläre Erfolge im Kampf gegen die Tuberkulose ein. Das ist in den entwickelten Industrieländern tatsächlich der Fall, wenn auch in unterschiedlichem Tempo, in Abhängigkeit von den gesellschaftlichen Bedingungen.

Wo aber diese Bedingungen nicht bestehen, wo vor allem nicht die Mittel und Möglichkeiten vorhanden sind, Armut, Hunger, eine unzureichende sozialökonomische Entwicklung besteht, und das ist in den sogenannten Entwicklungsländern der Fall, da ist die Tuberkulose noch immer ein bedrohliches, bisher kaum oder nur wenig beeinflußtes gesundheitliches Problem. Die Leiterin der Internationalen Union gegen die Tuberkulose, Frau Annik Rouillon, schätzt, daß es in der Welt, d. h. praktisch in diesen Entwicklungsländern, noch 15 bis 20 Millionen Tuberkulöse gibt, von denen 7 bis 10 Millionen Bazillen aushusten und die Krankheit verbreiten. Und jedes Jahr sterben 3 Millionen Menschen an Tuberkulose. Sie stellt fest: Zu Beginn des Jahres 1982 stellt die Tuberkulose für unsere Welt einen Skandal, einen Widerspruch in sich und ein Dilemma dar.

Sie ist ein Skandal, weil eine solche Situation geduldet wird, in der Millionen an dieser Krankheit sterben, leidend sie weiterverbreiten, und all das ganz überflüssigerweise.

Sie stellt ein Paradoxon — einen Widerspruch in sich — dar, weil wir gegenwärtig wirksame Mittel zur Verhütung, Fallfeststellung und zur vollständigen Heilung besitzen. Und sie ist ein Dilemma deshalb, weil vielerorts keine systematische Bekämpfung durchgeführt, sondern nur eine gezielte Behandlung weniger Kranker vorgenommen werden kann. Es gibt einfach zu viele finanzielle und organisatorische Probleme und dazu noch eine Reihe menschlicher Faktoren, die im Augenblick unüberwindliche Hindernisse zur umfassenden Anwendung unserer Erkenntnisse sind.

So ist der Sieg über diese Krankheit 100 Jahre nach der Entdeckung des Tuberkelbakteriums noch eine die Welt intensiv in Anspruch nehmende Aufgabe. Das wurde auch in der Weltgesundheitsversammlung 1983 festgestellt.

In der Deutschen Demokratischen Republik hat die Tuberkulosebekämpfung nach den schweren Belastungen, Anforderungen und Opfern in den Jahren nach dem 2. Weltkrieg zu großen Erfolgen geführt, weil unsere Regierung und Gesellschaft von dem festen Willen beseelt war, diese Krankheit mit ihren gesellschaftlichen Wurzeln zu beseitigen.

Im Jahre 1949 war in der DDR die Tuberkulosesterblichkeit in Auswirkung des 2. Weltkrieges nahezu so hoch wie im Jahre 1910, als Robert Koch starb. Im Jahre 1949 wurden den Bürgern der DDR durch den frühzeitigen Tod an Tuberkulose 602 153 Lebensjahre und darunter 375 046 produktive Jahre geraubt. Im Jahre 1978 waren es nur noch 3 765 Lebensjahre insgesamt und darunter 824 produktive Jahre. Etwa 25 000 Kinder erkrankten im Jahre 1949 an Tuberkulose, es starben 1 256. Im Jahre 1979 erkrankten nur noch 25 Kinder im Alter von 0 bis 15 Jahren. In den Jahren 1975 bis 1979 starb kein Kind mehr an dieser Krankheit.

Noch ist der Kampf gegen diese Krankheit nicht zu Ende. Wie zu Kochs Zeiten bleibt sie gefährlich, wo man ihr nicht energisch begegnet. In vielen Teilen der Welt ist sie noch immer eine Gefahr, die ihre Opfer noch in großer Zahl fordert.

Doch der Zeitpunkt ist nicht mehr ferne, wo diese Krankheit beseitigt sein wird. Darum hat Robert Koch durch sein Werk entscheidende und unsterbliche Verdienste. Der Amerikaner Carnegie pries seine Arbeit und den Beitrag für die Menschheit im Jahre 1908 mit den Worten: „Der wahre Held der Zivilisation ist nicht derjenige, der tötet, sondern der seinen Mitmenschen dient und sie rettet."

Literaturauswahl

Werke von Robert Koch
(Auswahl in chronologischer Folge ihrer Entstehung)

[1] Die Ätiologie der Milzbrandkrankheit, begründet auf die Entwicklungsgeschichte des Bacillus Anthracis. 1876 (Beiträge zur Biologie der Pflanzen. Hrsg. von F. Cohn. Bd. II, und Ges. Werke Bd. I).

[2] Verfahren zur Untersuchung, zum Conservieren und Photographieren der Bakterien. 1877 (Beiträge zur Biologie der Pflanzen. Hrsg. von F. Cohn, Bd. II, und Ges. Werke Bd. I).

[3] Untersuchungen über die Ätiologie der Wundinfektionskrankheiten. Leipzig 1878 (Ges. Werke Bd. I).

[4] Zur Untersuchung von pathogenen Organismen (Mittheilungen aus dem Kaiserl. Gesundheitsamte Bd. I, Berlin 1881, und Ges. Werke Bd. I).

[5] Zur Ätiologie des Milzbrandes (Mittheilungen aus dem Kaiserl. Gesundheitsamte Bd. I, Berlin 1881, und Ges. Werke Bd. I).

[6] Versuche über die Verwertbarkeit heißer Wasserdämpfe zu Desinfektionszwecken (Mittheilungen aus dem Kaiserl. Gesundheitsamte Bd. I, Berlin 1881, und Ges. Werke Bd. I). Gemeinsam mit Gaffky und Loeffler erarbeitet.

[7] Über die Ätiologie der Tuberkulose (Verhandlungen des Kongresses für innere Medizin. Wiesbaden 1882, und Ges. Werke Bd. I).

[8] Die Ätiologie der Tuberkulose (Mittheilungen aus dem Kaiserl. Gesundheitsamte Bd. II, Berlin 1884, und Ges. Werke Bd. I).

[9] Über die Cholerabakterien (Deutsche med. Wochenschr. 1884 Nr. 45, und Ges. Werke Bd. II, 1).

[10] Berichte über die Tätigkeit der zur Erforschung der Cholera im Jahre 1883 nach Ägypten und Indien entsandten Kommissionen (Mittheilungen aus dem Kaiserl. Gesundheitsamte Bd. III, Berlin 1887, und Ges. Werke Bd. II, 1).

[11] Über bakteriologische Forschung (Verhandlungen des X. Internationalen Medizinischen Kongresses 1890 Bd. I, Berlin 1891, und Ges. Werke Bd. I).

[12] Reiseberichte über Rinderpest, Bubonenpest in Indien und Afrika, Tsetse- oder Surrakrankheit, Texasfieber, tropische Malaria, Schwarzwasserfieber. Berlin 1898 (Ges. Werke Bd. II, 2).

[13] Zusammenfassende Darstellung der Ergebnisse der Malariaexpedition (Deutsche med. Wochenschr. 1900, Nr. 49–50, und Ges. Werke Bd. II, 1).

[14] Die Bekämpfung der Tuberkulose unter Berücksichtigung der Erfahrungen, welche bei der erfolgreichen Bekämpfung anderer Infektionskrankheiten gemacht sind. Vortrag, gehalten auf dem Britischen Tuberkulosekongreß (Deutsche med. Wochenschr. 1901, Nr. 33, u. Ges. Werke Bd. I).

[15] Über die Trypanosomenkrankheiten. Vortrag, gehalten in der Berliner Medizinischen Gesellschaft am 26.10.1904 (Deutsche med. Wochenschr. 1904, Nr. 47, und Ges. Werke Bd. II, 1).

[16] Vorläufige Mitteilungen über die Ergebnisse einer Forschungsreise nach Ostafrika (Deutsche med. Wochenschr. 1905, Nr. 47, und Ges. Werke Bd. II, 1).

[17] Über den derzeitigen Stand der Tuberkulosebekämpfung. Nobelvorlesung (Deutsche med. Wochenschr. 1906, Nr. 3, Zeitschr. f. Tub. 1906, Bd. 8 H. 12, und Ges. Werke Bd. I).

[18] Über afrikanische Recurrens. Vortrag, gehalten in der Berliner med. Gesellschaft (Berl. med. Wochenschr. 1906, Nr. 7, und Ges. Werke Bd. II, 1).

[19] Über meine Schlafkrankheits-Expedition. Berlin 1908 (Ges. Werke Bd. II, 1).

[20] Bericht über die Tätigkeit der zur Erforschung der Schlafkrankheit im Jahre 1906/07 nach Ostafrika entsandten Kommission. Berlin 1909 (Ges. Werke Bd. II, 1).

[21] Epidemiologie der Tuberkulose. Vortrag, gehalten in der Sitzung der Akademie der Wissenschaften zu Berlin am 7. April 1910 (Zeitschr. f. Hyg. u. Inf. 1910, Bd. 67, und Ges. Werke Bd. I).

[22] Gesammelte Werke. Leipzig 1912.

[23] Ausgewählte Texte. Hrsg. von P. Steinbrück u. A. Thom. Leipzig 1982. (Sudhoffs Klassiker N. F. 2).

(Seitenangabe der Zitatnachweise nach: Gesammelte Werke. Leipzig 1912)

Werke über Robert Koch

[24] Bochalli, Robert: Robert Koch. Stuttgart 1954.

[25] Dolau, Edward F.: Adventure with a microscope: a story of Robert Koch. New York 1964.

[26] Heymann, Bruno: Robert Koch. Teil 1. 1843–1862. Leipzig 1932.

[27] Janowskaja, M.: Robert Koch. Moskau 1962.

[28] Kathe, Johannes: Robert Koch und sein Werk. Berlin 1961.

[29] Knight, David C.: Robert Koch. Father of Bacteriology. London 1963.

[30] Möllers, Bernhard: Robert Koch. Persönlichkeit und Lebenswerk 1843 bis 1910. Hannover 1950.

[31] Petur, Lászlo: A Wollsteini „Fizikus", Robert Koch élete. Budapest 1970.

[32] Vorträge des Robert-Koch-Symposiums vom 6. und 7. Januar 1982 in Berlin. Zeitschr. für d. ges. Hygiene. 28 (1982) 3. S. 145–210; NTM 20 (1983) 1. S. 57–84.

[33] Robert Koch (1843–1910). Hallesches Symposium 1982. Hrsg. von Wolfram Kaiser und Hans Hübner. Halle 1983. Wissenschaftliche Beiträge / Martin-Luther-Universität Halle-Wittenberg 1983/5 (R 80).

Bildquellennachweis

Heymann, Robert Koch (18); Karl-Sudhoff-Institut, Leipzig (18); Autor (12); Robert-Koch-Museum, Berlin (9); Institut für Länderkunde, Leipzig (8); Labor Lichtmikroskopie im Forschungszentrum des VEB Carl Zeiss Jena (5); Bildarchiv der Humboldt-Universität, Berlin (5); Möllers, Robert Koch (9); Koch, Gesammelte Werke (4); Beiträge zur Biologie der Pflanzen (1); Berliner Leben. Hrsg. von R. Glatzer (4); Petur, A Wollsteini „Fizikus" (1); Janowskaja, Robert Koch (1); Akademie der Wissenschaften der DDR (1).

Personenregister

Abbe, Ernst 64, 66
Albrecht, Wilhelm Eduard 14
Althoff, Friedrich 128, 140
Amici, Giovanni-Battista 38
Auerbach, Leopold 52

Bacon, Francis 42
Bassi, Agostino 40
Baumgarten, Paul von 89
Beck 181
Behring, Emil von 144, 145, 167,
    168, 194
Bergmann, Ernst von 104, 130
Biewend, Eduard 9, 12, 22, 26,
    57, 109
Biewend, Heinrich Andreas 8
Billroth, Theodor 46, 48
Bismarck, Otto Fürst von 24,
    131, 152, 153
Bodington, George 91
Boetticher, von 110
Bois-Reymond, Emil Du 44, 87
Brauell, Friedrich August 47
Brehmer, Hermann 95
Brieger, Ludwig 144
Bruce, David 182
Brugsch, Theodor 103, 105

Calaitta 160
Calmette, Albert 199
Campani, Giuseppe 36
Chamberland, Charles-Edouard
    98
Clark, James 95

Cohn, Ferdinand Julius 41, 48,
    51–53, 58, 60–68, 78, 80, 83
Cohnheim, Julius 52, 62, 66, 85,
    93, 129, 146
Conradi, Heinrich 170

Daguerre, Louis-Jacques-Mandé
    9
Dahlmann, Friedrich Christoph
    14
Darwin, Charles Robert 44, 46
Davaine, Casimir Joseph 47
Delafond, Onesime 47
Descartes, René 42
Dettweiler, Peter 95
Dieudonné, Adolf 151
Dolland, John 38
Dönitz, Wilhelm 175
Drigalski, Wilhelm von 170
Dühring, Eugen 136, 137
Dutton, Joseph Everett 182

Eberth, Karl Joseph 110
Ehrenberg, Gottfried Christian
    41
Ehrlich, Paul 62, 89, 144, 193
Emmerich, Rudolf 122–124
Engels, Friedrich 46, 137
Ernst August, König von Hanno-
    ver 14
Ewald, Georg Heinrich A. 14

Ferrán y Clua, Jaime 125
Fischer, Bernhard 110

Flügge, Carl 128, 129, 131, 133, 135, 139, 143, 159
Fraatz, Emmy 9, 10, 23
Fracastoro, Girolamo 36
Freiberg, Hedwig 140, 141, 148
Fritsch, Gustav Theodor 58
Frosch, Paul 160, 176, 194

Gaffky, Georg 75, 110, 111, 124, 151, 170, 171, 176, 189, 193
Gärtner, August 132
Gauß, Carl Friedrich 14
Gervinus, Georg Gottfried 14
Goedicke, Agathe 10
Goethe, Johann Wolfgang von 42
Goßler 128, 129, 130
Graaf, Reignier de 38
Graf, Eduard 127
Graf 140
Grimm, Jacob 14
Grimm, Wilhelm 14
Großer, von 100, 101
Günther 121

Haeckel, Ernst 38, 44
Haffkine, Waldemar Mordecai Wolff 125
Haller, Albrecht von 135
Hartnack, Edmund 39
Hasse, Karl Ewald 16
Hata, Sahachiro 193
Helmont, J.B. van 42
Henle, Jakob 16, 18, 40
Herwegh, Georg 16
Hippokrates 35, 84, 85, 159
Hirsch 121
Hofmann, Adolf 128
Hooke, Robert 36
Humboldt, Alexander von 16

Jakoby, Johann 91
Janisch 59
Janssen, Johannes 36

Janssen, Zacharias 36
Jenner, Edward 40

Kircher, Athanasius 36
Kitasato, Shibasaburo 144, 145, 157, 188, 194
Klebs, Edwin 85
Kleine, Friedrich Karl 171, 173, 181
Klencke, Hermann Philipp 85
Kloniecky, Jan 72
Knechtel, Jozef 33
Knechtel, Walerya 33, 34
Koch, Emmy 27, 28, 31, 32, 59, 60, 125, 145
Koch, Gertrud 27, 59, 60, 115, 134, 135, 173, 174, 183
Koch, Hedwig geb. Freiberg 151, 155, 158, 160, 170, 171, 178, 181, 182, 188, 189
Koch, Hermann 7, 12, 22, 23
Koch, Mathilde 7, 8, 10, 19, 22
Köhler 94, 126
Kohlstock 151
Kolle, Agathe 10
Kolle, Wilhelm 10, 125
Kossel, Hermann 158

Laënnec, René-Théophile-Hya-cinthe 85, 92
Lamarck, Jean Baptiste 44
Lassar, Oskar 62
La Tour, Charles Cagniard de 41
Laveran, Alphonse 159
Leeuwenhoek, Antony van 36, 38, 39, 41
Leubuscher, Rudolf 91
Leyden, Ernst von 95
Libbertz 169
Lichtenberg, Georg Christoph 14
Liebknecht, Wilhelm 137
Liebreich 142
Lightfoot, J. 43
Lister, Joseph 46, 48, 63, 82

Loeffler, Friedrich 75, 88, 167, 193, 194
Lüderitz, Adolf 152

Mayer, Julius Robert 46
Metschnikow, Ilja Iljitsch 145
Miquel, Johannes von 152
Möllers, Bernhard 169

Nägeli, Carl Wilhelm von 61, 62
Naunyn, Bernhard 95
Neccam, Alexander 42
Neisser, Albert 62
Neumann, Salomon 91
Nocard, Edmond-Isidore-Etienne 110

Obermeier, Otto 177
Ollwig 160, 164
Oparin, Alexander Iwanowitsch 44
Owen, Richard 40

Pacini, Filippo 111
Paracelsus, Theophrastus Bombastus von Hohenheim 42
Pasteur, Louis 41–48, 54, 81, 82, 97–101, 110, 132, 145, 194
Perty, Maximilian 80
Peters, Carl 152, 153
Pettenkofer, Max von 34, 118, 119, 120, 123, 124, 129, 142
Pfeiffer, Richard 144, 151, 158, 163, 193
Pfuhl 135
Philip, Robert W. 95
Polle, Adolf 18
Pollender, Aloys 47
Pouchet, F. 43, 44
Proskauer, Bernhard 144
Pütter, Ernst 95, 96, 199

Ross, Ronald 159, 160
Roux, Émile 98, 110, 125, 157

Rubner, Max 143

Salomonsen, Carl Julius 85
Schleiden, Matthias Jakob 45, 46
Schönlein, Johann Lucas 85
Schott, Friedrich Otto 64
Schütz 167, 193
Schwann, Theodor 41, 45
Semmelweis, Ignaz Philipp 40
Skrobacki, Andrzej 33
Smith, Elliot 84
Smith, Theobald 167
Spallanzani, Lazzàro 39, 41
Sticker 150
Straus, Isidore 110
Struck, Heinrich 72–74, 76, 125
Sydenham, Thomas 36
Sylvius, Franz de le Boë 85

Thuillier, Louis 110, 111
Treskow 110
Trudeau, Edward L. 95

Varro, Marcus Terentius 35
Vesal, Andreas 85
Vilemin, Jean-Antoine 85
Virchow, Rudolf 19, 20, 21, 34, 47, 64, 91, 92, 117, 118, 120, 121, 122, 128, 130, 139, 142
Vogel, C.F.W. 66

Waldeyer-Hartz, Wilhelm von 101
Wassermann, August von 144
Weber, Wilhelm Eduard 14
Weigert, Carl 58, 62, 66
Wernich, Albrecht 80, 81
Wöhler, Friedrich 15, 128
Wolffhügel, Gustav 81, 121, 128

Yersin, Alexandre 157, 194

Zeiss, Carl 157, 194
Zupitza 156